ポスト2025年は 2040年問題の出発点

視点❶　団塊世代が75歳以上の後期高齢者となる2025年、その先に訪れる2040年問題

2040年問題は、「高齢者の急増と生産年齢人口の減少同時進行が、健全な社会の維持や経済成長に打撃を与えかねない」という問題です。高齢者率の上昇に伴い医療・介護費の増大が見込まれる中、生産年齢人口すなわち納税者が減少して個々の納税者の負担が増し、社会保障制度を支えきれなくなることが懸念されています。

社会保障費が1.6倍に

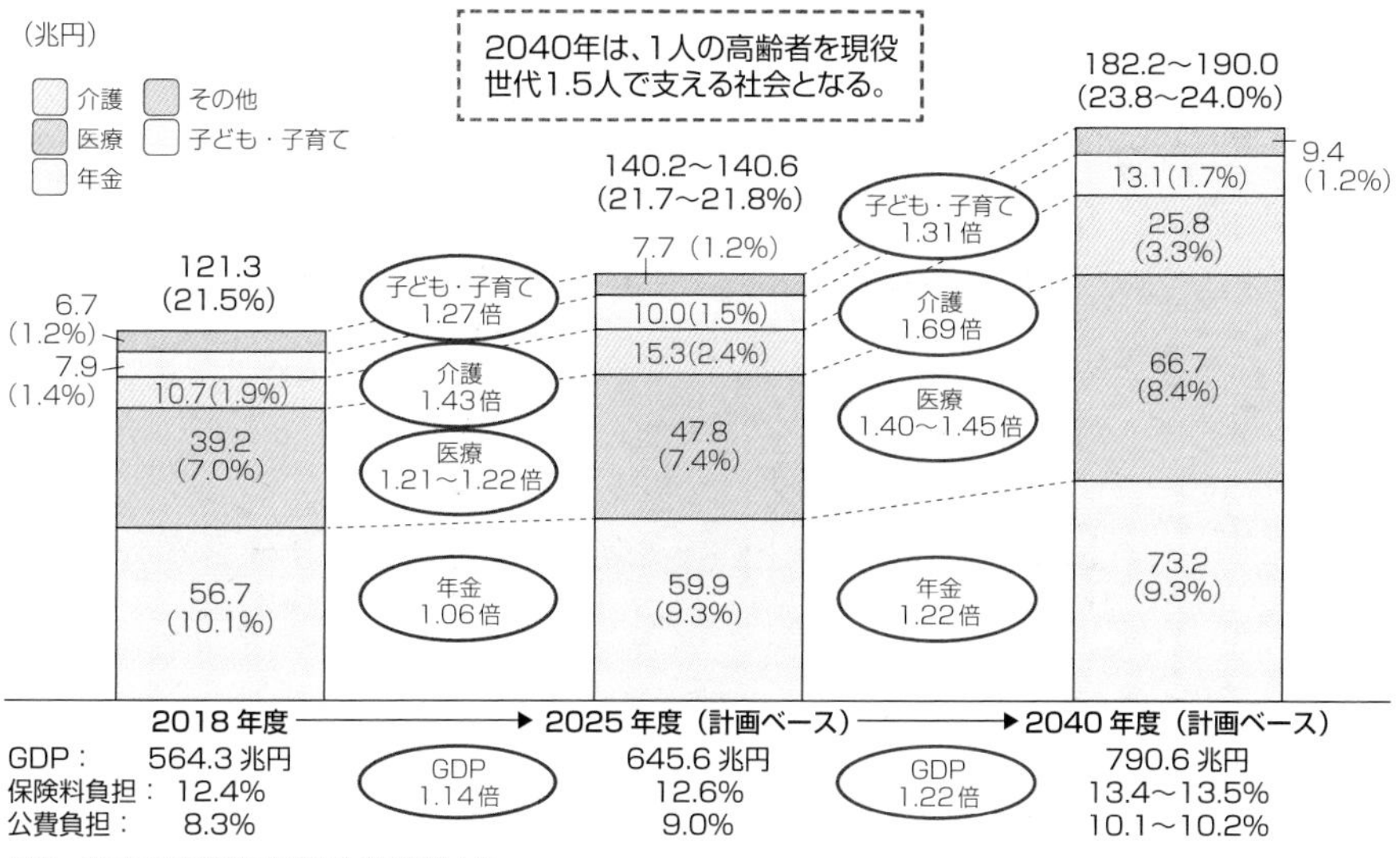

出典：政府の「経済財政諮問会議」資料より。

2040年問題への対応

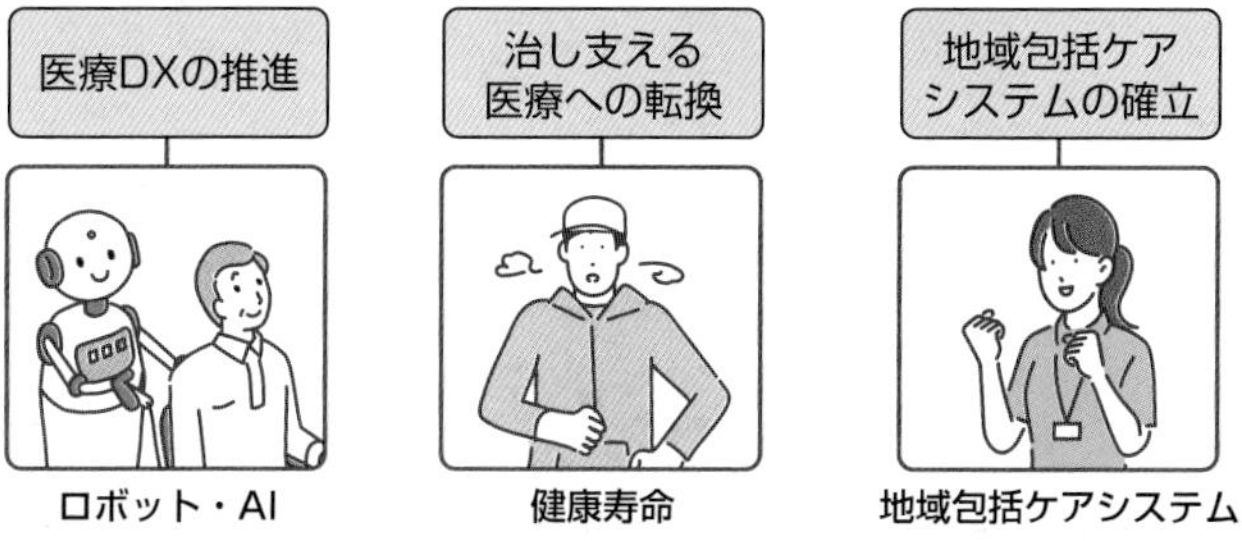

視点❷　2040年に向けた医療提供体制構築のスケジュール

今後の医療提供体制について、「質の高い効率的・効果的な医療提供体制の構築に向けた取り組みを引き続き着実に進めること」、さらに「生産年齢人口の減少に対応するマンパワーの確保や、医師の働き方改革に伴う対応が必要になることを踏まえ、地域医療構想の着実な推進と人口構造の変化への対応を図ること」が必要とされています。

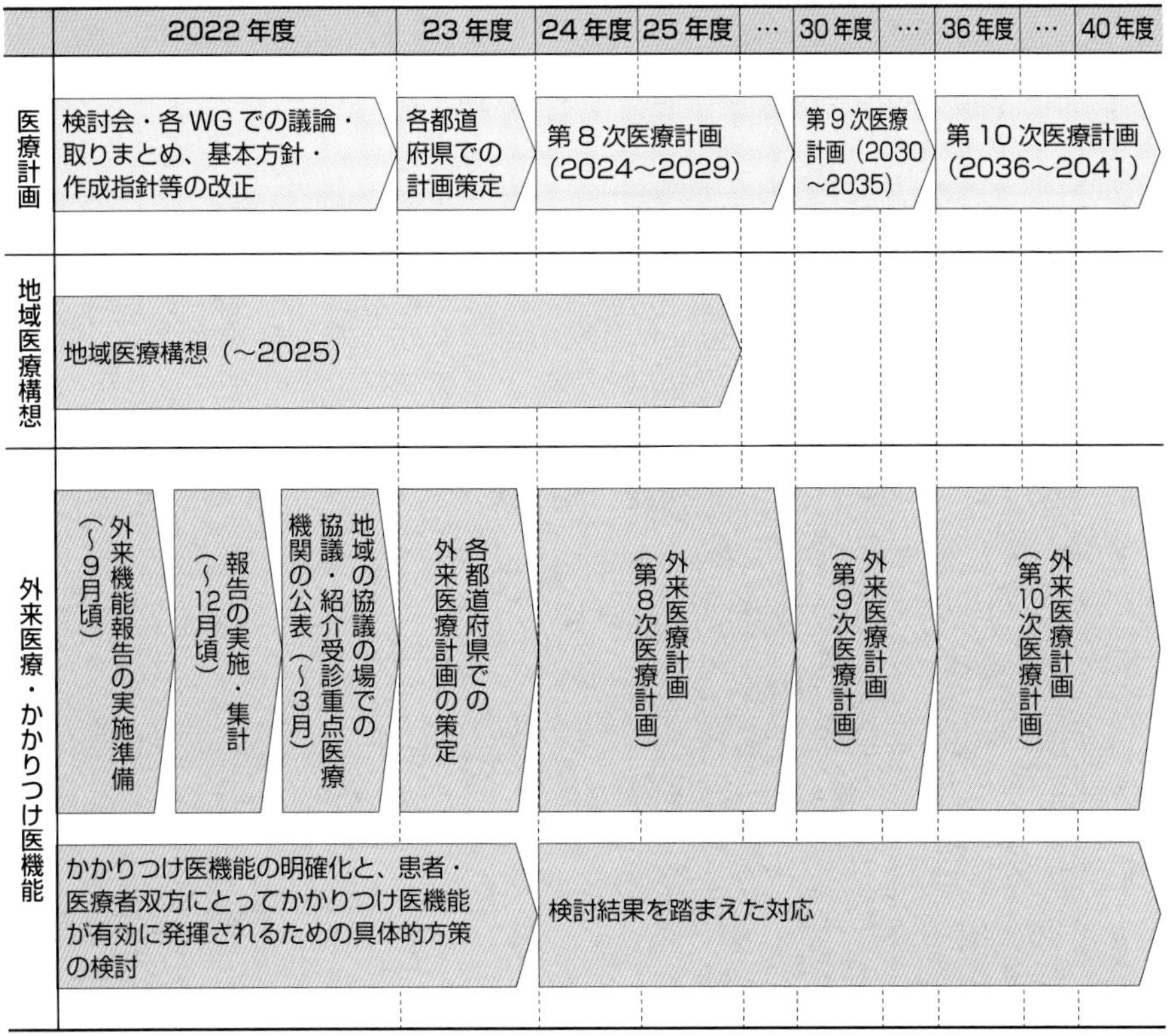

出典：厚生労働省「第7回第8次医療計画等に関する検討」資料より。

医療提供体制をめぐる課題

①新型コロナ対応に関する課題	・人材面をはじめとした高度急性期対応 ・地域医療を面として支える医療機関等の役割分担・連携（情報共有を含む） ・チーム・グループによる対応など外来・在宅医療の強化 ・デジタル化・見える化への対応
②2040年を見据えた人口構造の変化への対応	・生産年齢人口の減少に対応するマンパワーの確保 ・人口減少地域における医療機能の維持・確保や医師の働き方改革に伴う対応 ・超高齢化・人口急減による入院・外来医療ニーズの変化 ・医療介護複合ニーズ・看取りニーズの増加（特に都市部）

視点❸　地域医療構想の推進

病院は、高度な急性期医療とリハビリ、慢性期における医療サービスの施設に分化していきます。

病床機能の分化と連携の推進

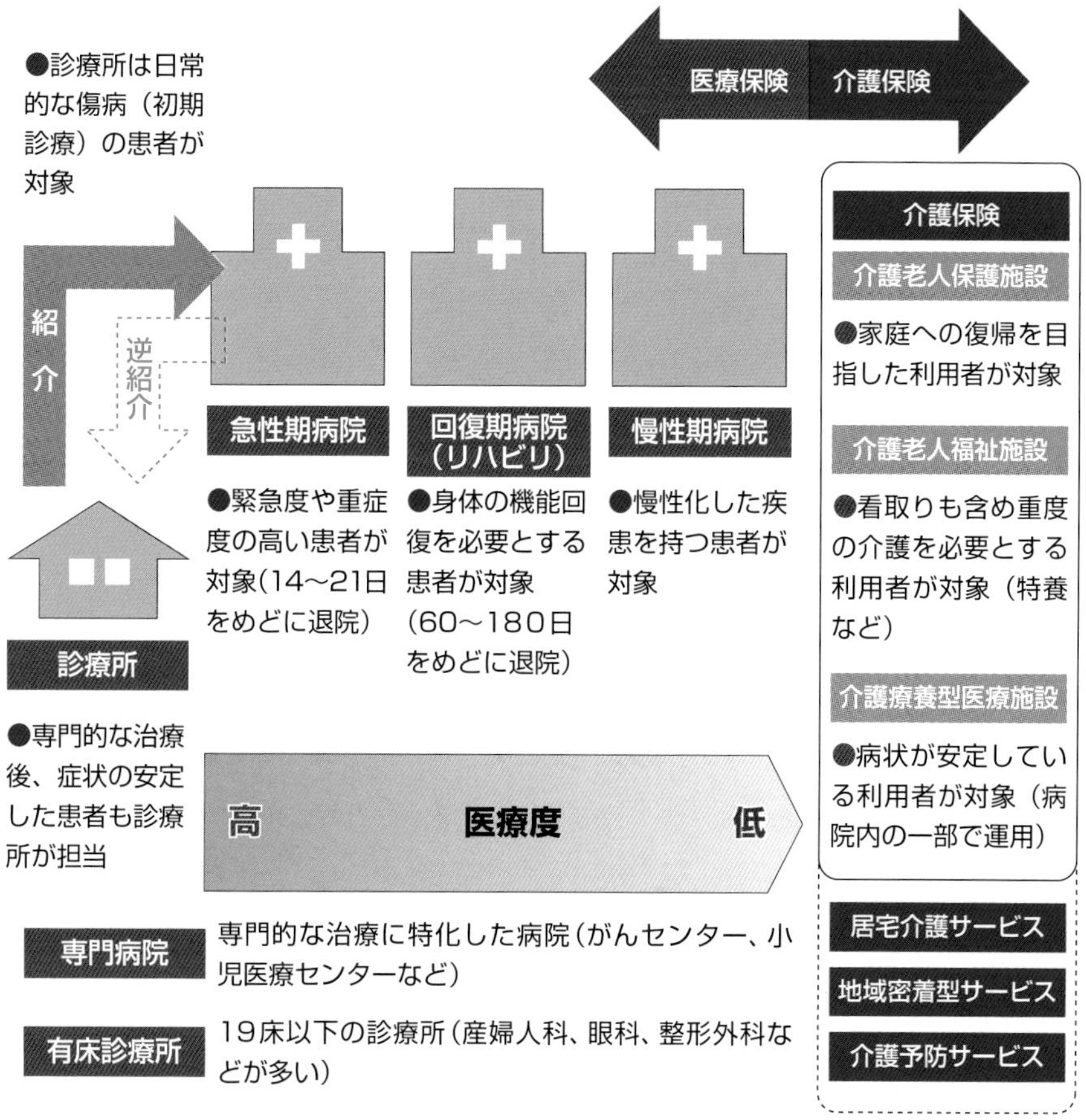

医療保険
介護保険
●診療所は日常的な傷病（初期診療）の患者が対象
紹介
逆紹介
診療所
●専門的な治療後、症状の安定した患者も診療所が担当
急性期病院
●緊急度や重症度の高い患者が対象（14～21日をめどに退院）
回復期病院（リハビリ）
●身体の機能回復を必要とする患者が対象（60～180日をめどに退院）
慢性期病院
●慢性化した疾患を持つ患者が対象
介護保険
介護老人保護施設
●家庭への復帰を目指した利用者が対象
介護老人福祉施設
●看取りも含め重度の介護を必要とする利用者が対象（特養など）
介護療養型医療施設
●病状が安定している利用者が対象（病院内の一部で運用）
高
医療度
低
専門病院
専門的な治療に特化した病院（がんセンター、小児医療センターなど）
有床診療所
19床以下の診療所（産婦人科、眼科、整形外科などが多い）
居宅介護サービス
地域密着型サービス
介護予防サービス

出典：厚生労働省「地域医療構想」に関する資料より。

「地域医療構想」の内容

①2025年の医療需要と病床の必要量	・高度急性期・急性期・回復期・慢性期の４機能のそれぞれについて医療需要と病床の必要量を推計 ・在宅医療等の医療需要を推計 ・都道府県内の構想区域（2次医療圏が基本）単位で推計
②目指すべき医療提供体制を実現するための施策	例）医療機能の分化・連携を進めるための施設・設備、在宅医療等の充実、医療従事者の確保・養成など

視点❹　地域包括ケアシステムの推進と外来医療・かかりつけ医機能の明確化で変わる病院の役割

病院は患者の退院後の生活サポートに努め、住み慣れた地域で日常生活を営むことができるよう、24時間対応の在宅医療の充実に取り組みます。

地域包括ケアシステムの概念

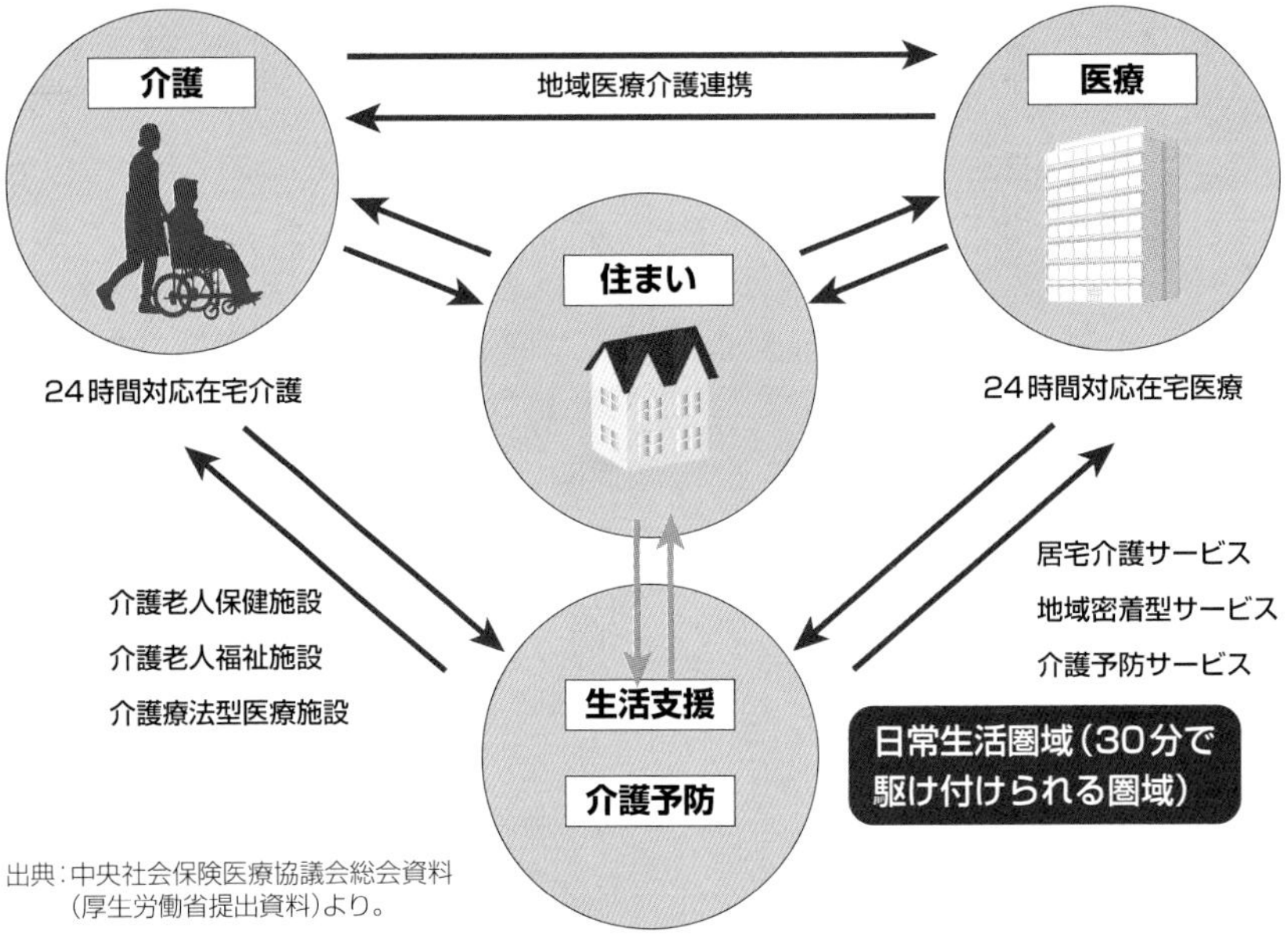

出典：中央社会保険医療協議会総会資料（厚生労働省提出資料）より。

外来医療・かかりつけ医機能の明確化と連携

地域や医療機関内で、多職種が連携しつつ、それぞれの専門性を発揮することにより、地域医療体制を確固たるものにしていくことを目指す。

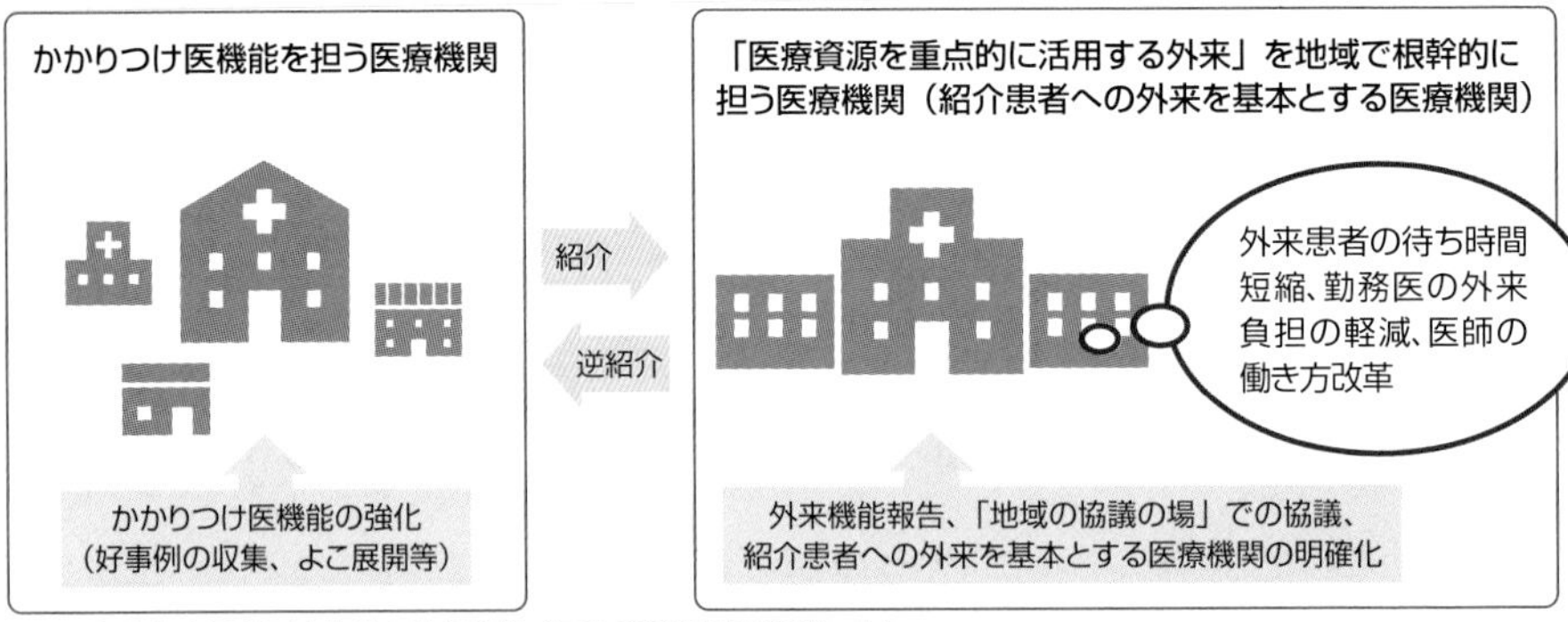

出典：中央社会保険医療協議会総会資料（厚生労働省提出資料）より。

How-nual Shuwasystem Industry Trend Guide Book

図解入門
業界研究

最新 病院業界の動向とカラクリがよ～くわかる本

業界人、就職、転職に役立つ情報満載！

［第4版］

中村 恵二
山口 大樹 著

秀和システム

はじめに

おおむね終息したとはいえ、現在もまだ新型コロナウイルスの感染が継続している状況ではあります。厚生労働省と医療関連団体では、次の感染症拡大への備えを先手先手で実施するため、平時からの新興感染症対応や医療ＤＸの推進など具体的な対策を盛り込んだ計画を「ポストコロナ医療体制充実宣言」として公表しました。

まず新興感染症対応については、いつ出現するか予測できない状況にある中で、引き続きコロナ対応を基本とする新興感染症対応の医療体制の充実に平時から取り組む必要があるとしています。

また、今後、高齢化の進展がピークを迎えるとともに、過疎化の深刻な事態が予測される地方の医療体制について、これまでも発熱外来や自宅療養の支援など重要な役割を担ってきた地方の診療所や病院においては、国による財政支援のほか、「医療現場への情報提供」、「ＰＰＥ（個人防護具）、検査キットなど必要な資機材を適時、十分に供給する」など、医療界の取り組みと国の政策の一体化によってこそポストコロナの医療体制の実効性が確保される、としています。

さらに、コロナ対応の教訓も踏まえ、全国の医療機関・薬局・訪問看護ステーションで、国民一人ひとりの診療情報等を全国的な規模で共有可能とする全国医療情報プラットフォームを構築するなど、医療ＤＸの推進についても宣言に盛り込んでいます。

特に、マイナ保険証の利用を促進することで、感染症危機も含めて、全国のどの医療機関等にいつかかったとしても、切れ目なくより質の高い医療が提供される体制を目指すとしています。

具体的には、電子カルテ情報共有サービス（仮称）の構築や電子処方箋の活用・普及の推進、医療機関におけるサイバーセキュリティの確保に取り組む計画です。電子カルテについては、医療機関の間で情報共有に必要となる標準化への対応を順次進め、厚生労働省としてＦＨＩＲ規格（医療情報共有の国際標準）への対応について支援を行うとともに、クラウドベースの標準型電子カルテの整備を行っていく計画になっています。

サイバーセキュリティについても、厚生労働省が必要な支援を行いながら、医療機関等においては外部ネットワークとの接続の安全性検証やオフライン・バックアップ体制の構築等を順次進める内容になっています。

これまで国と都道府県は、第7次の医療計画などで、団塊世代のすべての人が75歳以上となる２０２５年の医療・介護提供体制づくりに取り組んできました。それを受け継ぐ第８次の医療計画は、２０２４年から始まっています。これからは、団塊ジュニアと呼ばれる世代の全員が65歳以上となる２０４０年頃の超高齢化社会を想定した計画の着手も求められています。

様々な課題を抱えている医療介護サービスと病院経営ですが、社会保障費を含めた国家財政からの支出規模や先端医療技術の市場規模、従事する労働者の数をみれば、病院を含む医療産業はとても大きな数字だといえます。

本書では、病院業界の最新動向、経営を取り巻く諸制度の仕組みと今後の方向性などを多角的に解説しています。病院やその他の医療機関をはじめとして、医療機器メーカー、医療関連サービス業、介護関連サービス業などの関係者やこれらの業界への就職・転職を希望する皆さんに向けて、わかりやすい解説を心がけました。本書が病院業界の全体像をつかむ一助となれば幸いです

２０２４年6月　中村恵二

最新病院業界の動向とカラクリがよ～くわかる本［第4版］

第8章　公立病院と大手医療法人グループの動向

DATA　資料編

第1章

ポスト2025年の医療介護提供と病院経営

3年以上にわたるコロナ禍への対応を通して、地域における医療・介護の提供における様々な課題が浮き彫りとなりました。

同時に、高齢化の進展に対応する日本の医療提供は、これまでの「身体の治療」から「治し、かつ生活の質を支える医療」に重点が移ってきたといわれています。さらには、地域での医療提供も「病院完結型」から「地域完結型」へ、「入院医療」から「在宅医療」へと変わってきました。

本章では「ポスト2025年の医療提供モデル」をテーマに据えて、高齢者人口がピークを迎えるとともに、生産年齢人口も2025年以降に減少ペースが一層速まるという事態に備え、国家としての医療・介護・福祉など社会保障の維持と公衆衛生施策の拡充はどのように進められるのか、そして、ポスト2025年のあるべき医療提供体制と病院の役割などについて解説していきます。

Section

1-1 2025年問題から2040年問題へ

日本の人口は2004年をピークに減少を続けており、25年には**団塊世代***の全員が75歳を超えます。さらに40年頃には**団塊ジュニア世代***も全員が65歳を超えて、日本は超高齢化社会になります。2025年問題が高齢化の「過渡期」の問題であるのに対し、2040年問題は高齢化が「ピークを迎える」ために生じる問題だといわれています。

社会保障費の増大

これまでの高齢化に伴う**社会保障費**の増大をみると、2021年の年間医療費は45兆3599億円（対前年比2兆694億円、4・8%増加）、患者等負担分を除いた給付費は39兆6089億円(同1兆8346億円、4・9%増加)となっています。また、同年度の介護費用は11兆26億円（対前年度比2779億円、2・6%増加）、利用者負担を除いた給付費は9兆8467億円(同2507億円、2・6%増加)になっています。これらに年金と福祉を含めた2021年度の社会保障給付費の総額は138兆7433億円で、対前年比4・9%増となります。2025年には社会保障費が140兆円を確実に超えることが見込まれています。

「病院完結型」から「地域完結型」へ

医療費がこのまま右肩上がりに推移した場合、医療や介護の保険料が一段と上がり、自己負担の割合や額もまた増え続け、その反対にサービス給付は削られる、という事態が避けられなくなります。

消費増税などの財源的な手立てが行われたとしても、現在のような人手不足が続き、病院・介護施設だけでは満足な医療・介護の給付を受けることは困難になっていきます。

そこで考えられたのが医療提供モデルの転換です。これまでの「**病院完結型**」の医療・介護から、自宅や地域でフォローする「**地域完結型**」の医療・介護のシステムへの転換が求められるのです。

Term

団塊世代 1947（昭和22）年から1949（昭和24）年にかけて生まれた世代の人間を指す言葉。終戦後の第1次ベビーブームに生まれた世代で、出生数は約806万人。その前後の世代を合わせて最大の人口集団を形成している。2025年にはそのすべてが後期高齢者（75歳以上）となる。

■病院から在宅へ

かつての病院完結型の医療は、「病院では入院患者に対して、なるべく短期的に集中した治療を行い、回復させてから社会復帰を果たしてもらう」というものでした。

しかし、高齢化の進展により、慢性疾患の患者が増えるとともに、回復には時間がかかり、長期療養が必要な患者が増えてきました。同時に、医療と介護の区分も不明確になってきたことから、医療と介護の一体改革が求められるようになってきたのです。

その切り口の1つとなるのが、地域の病院と在宅医療・介護施設の充実ならびにネットワーク化による、地域完結型の医療・介護への転換です。

地域ごとに、医療・介護・予防に加え、本人の意向と生活実態に合わせて切れ目なく継続的に生活支援サービスや住まいも提供されるネットワークの整備を図ることが急がれています。

さらに、病床の機能分化と連携を進め、発症から入院、回復期（リハビリ）、退院までの流れをスムーズにしていくことで、早期の在宅・社会復帰を可能にする仕組みづくりが求められるようになりました。

2025年の医療モデル

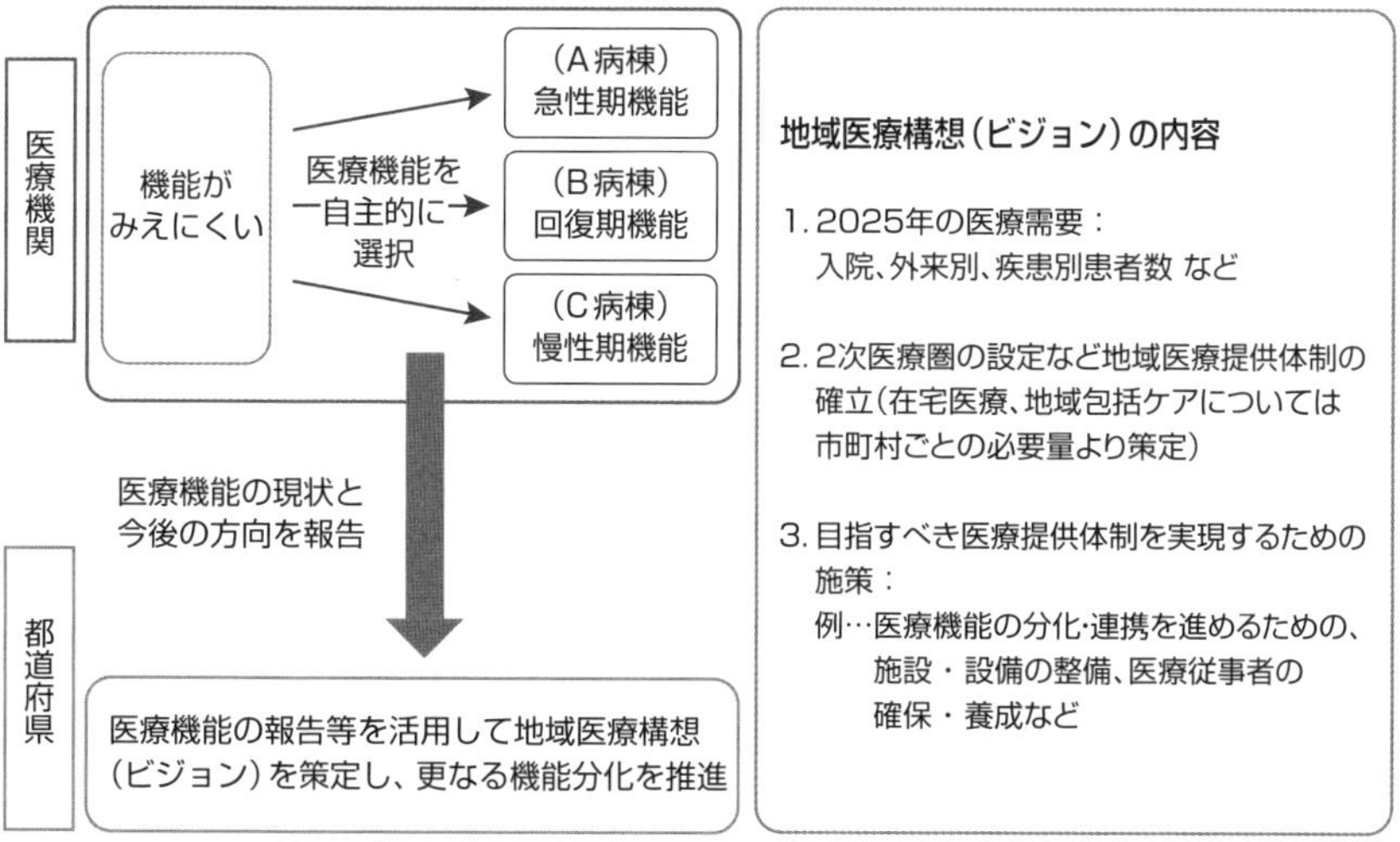

出典：厚生労働省資料より。

団塊ジュニア世代　第2次ベビーブームの1970年代前半に生まれた、いわゆる「団塊世代の子どもたち」と呼ばれる世代。2040年には全員が高齢者（65歳以上）となるため、少子化による人口減少に加えて高齢者の割合が過去最大の約35％となる「2040年問題」といわれる社会になる。

■「治し、支える」医療と介護

2025年問題、そして2040年問題への取り組みとして、医療・介護のみならず年金その他も加えた社会保障全体のモデルとして、患者・利用者・国民のいずれもが安心できる仕組みの確保が求められます。

特に医療と介護においては、これらを提供する主体における連携強化が求められます。「必要なときに『治し、支える』医療と、個別ニーズに寄り添う形での柔軟かつ多様な介護とが、地域で完結して提供される」、「地域に健康・医療・介護等に関して気軽に相談できる専門職やその連携が確保され、さらに相談先を患者・利用者が自ら選べる」という体制づくりが求められています。

多くの国民の気持ちとして、「できる限り、住み慣れた土地で、これまでの日常生活に近い環境の中で暮らし続けたい」という強い想いがあります。それに応えるためにも、病院には、入院医療で「治す」ことに特化した機能だけでなく、在宅医療や外来医療を含む「治し、支える」医療と連携し、かつ介護サービスや住まい、生活面での支援とともに地域で完結して提供される「**地域包括ケアシステム**」の中での中心的役割が求められるのです。

■地域包括ケアシステム

2025年に向けて、現在、入院医療については、高度急性期・急性期・回復期・慢性期の4つの医療機能ごとに推計した病床の必要量を含む地域医療構想を策定し、これに基づいて医療機能の分化・連携の取り組みが進められています。また、外来医療についても、地域における紹介受診重点医療機関の決定など、大病院への外来患者の集中を緩和するための取り組みが進められています。

ポスト2025年の医療提供においても、在宅医療を含め、身近な地域における日常的な医療の提供や健康管理に関する相談等を行うかかりつけ医機能についても、その機能が十分発揮される制度の整備が必要とされています。

また、2025年以降も、**要介護認定率**＊が上昇し、介護給付費が急増するとされる85歳以上人口が、2035年頃まで一貫して増加していくことが予測され、また、一層の増加が見込まれる認知症への対応の成否も、将来への不安の一因となっています。

そのため地域包括ケアシステムも、ポスト2025年を見据え、医療・介護・介護予防ならびに住まいや生活支援等がより一層包括的に確保される仕組みの構築と推進が必要になってきます。

Term

要介護認定率　介護保険の第1号被保険者（65歳以上の人）のうち、要支援や要介護の認定を受けた人の割合を指す。

人的資源の確保と医療ＤＸの推進

　ポスト2025年を見据えたときに、生産年齢人口の急減により、地域の中での必要な担い手の確保という課題への取り組みも重要です。医療・介護サービスの質を確保しつつ、最新テクノロジーも活用しながら、従事者の負担軽減が図られた医療・介護を実現する必要があります。

　医療の質や安全が確保され、持続可能な形で提供されるよう、労務管理の徹底や労働時間の短縮を通じて医師の健康を確保する「医師の働き方改革」を進めるとともに、各職種がそれぞれの高い専門性を十分に発揮するための勤務環境の整備や、**タスク・シフト／シェア**＊が図られ、医療従事者がチームとして医療現場を支える仕組みが構築されなければなりません。オンライン診療等の遠隔医療などＩＣＴの活用を進めていくほか、医師の地域偏在・診療科偏在を是正していくことも必要です。

　さらに、今後の**医療ＤＸ**の基盤にもなる「**全国医療情報プラットフォーム**」のネットワークを発展的に拡充し、レセプト（診療報酬明細書）や特定健診に加え、予防接種、電子処方箋、自治体検診・健診、電子カルテ等の医療（介護を含む）全般にわたる情報について共有・交換できるシステムの構築も求められてきます。

全国医療情報プラットフォームのイメージ

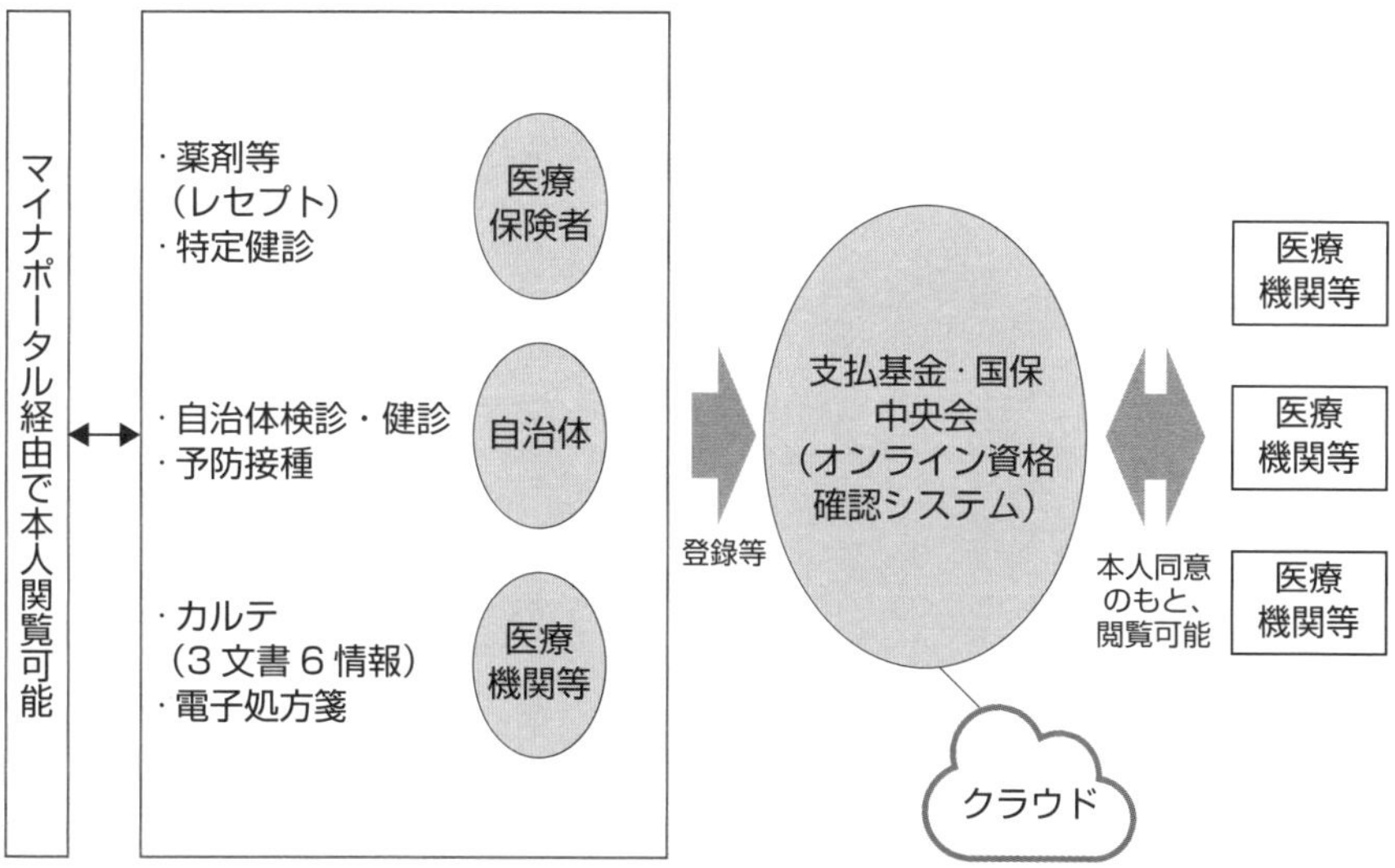

タスク・シフト／シェア　医師の働き方改革の一環として、医師に偏在している業務の一部を移管または共同実施することの総称。看護師や薬剤師などの医療従事者がそれぞれの専門性を活かせるよう業務分担を見直すことで、医師の負担軽減ならびにチーム医療の水準向上を目指している。

Section
1-2 第8次医療計画への反映

これまで5年に一度見直されてきた「医療計画」ですが、新型コロナウイルスの感染拡大により、第7次医療計画の期間が2018～23年度の6年間となり、第8次医療計画も2024～29年度の6年間で、中間年には必要な見直しを実施することになりました。第8次の計画では、新興感染症への対応に関する事項が追加されたほか、第7次計画期間中に追加された「医師確保計画」「外来医療計画」の見直しが行われることになりました。

医療圏の設定

都道府県では医療政策を立案するために、1～3次の医療圏を設定しています。**1次医療圏**は「診療所などの外来を中心とした日常的な医療を提供する区域」であり、原則として市区町村単位です。**3次医療圏**は「重度のやけどの治療や臓器移植など特殊な医療や先進医療を提供する区域」で、北海道を除いて各都府県が1つの単位になります。

さらに、国の医療計画では、1次と3次の間に**2次医療圏***を設けています。2次医療圏は「複数の市町村で構成し、救急医療を含む一般的な入院治療が完結するように設定した区域」となっています。

基準病床数の算定

2次医療圏は、人口や入院患者の流出入の状況に基づいて、通常は複数の市区町村で構成されます。医師の数や病床の数などの計画は、この2次医療圏をベースにしていることから、地域医療政策の基本的な単位ともいえるものになっています。

また、ポスト2025年の医療提供体制においては、医療の高度化や医師偏在化への対応、前述のとおり「病院完結型」から「地域完結型」の医療に体制を移行しようとしている現在、医師の確保策や病院再編の検討も、2次医療圏を軸にして進める必要があります。

Term **2次医療圏** 健康増進・疾病予防から入院治療まで、一般的な保健医療を提供する、複数の市町村からなる地域区分。

■5疾病・6事業と在宅医療

国では、一定の人口規模および一定の患者流入・流出割合に基づく、地域医療政策の指針と2次医療圏の設定の考え方を明示し、促進する計画です。

これまでの医療計画では、がん／脳卒中／心臓病／糖尿病の「4疾病」（2013年度からは新たに精神疾患を加えて「**5疾病**」）、ならびに救急医療／災害時における医療／へき地医療／**周産期医療**＊／小児医療（小児救急医療を含む）の「5事業」に取り組んできました。**第8次医療計画**では新たに「新興感染症発生・まん延時における医療」を加えて「6事業」の取り組みとしています。これは、新型コロナウイルス感染症対応の教訓を踏まえ、新型感染症対応での最大規模の体制を目指し、平時に医療機関の機能および役割に応じた協定締結等を通じて、地域における役割分担を踏まえた新興感染症および通常医療の提供体制の確保を図るものです。

また、「疾病または事業ごとの医療資源・医療連携等に関する現状を把握し、課題の抽出、数値目標の設定、医療連携体制の構築のための具体的な施策等の策定を行い、その進捗状況等を評価し、見直しを行う」という、PDCAサイクルの推進を図るものになっています。

第7～8次医療計画と介護保険事業計画との整備量などの関係

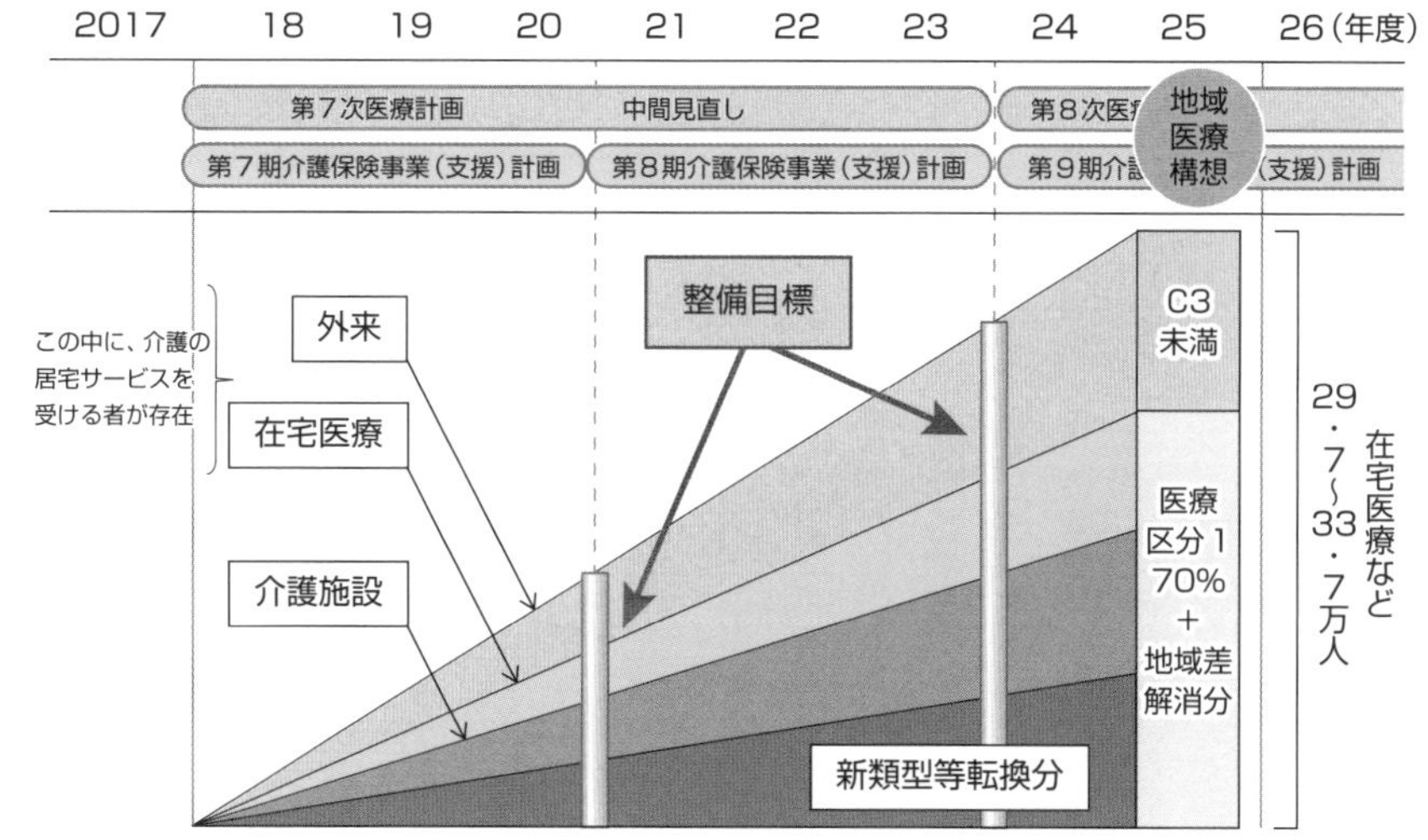

出典：厚生労働省資料より。

周産期医療　「周産期」は、妊娠22週から出生後7日未満までの、合併症妊娠や分娩時の新生児仮死など、母体・胎児や新生児の生命に関わる事態の発生可能性が高くなる期間のこと。突発的な緊急事態に備え、産科・小児科の双方による一貫した総合的な体制が必要であることから、特に「周産期医療」と呼ばれる。

Section

1-3 ポスト地域医療構想

これまでの地域医療構想では2025年をゴールに据えていました。しかし、2040年頃にかけて、高齢化の更なる進行と生産年齢人口の急激な減少への対応が求められるため、国と都道府県では2027年度から「ポスト地域医療構想に向けた医療提供体制改革」をスタートさせるタイムスケジュールを立てています。

■2040年に向けた地域医療構想での課題

2024年3月から始まった、厚生労働省の社会保障審議会（医療部会）での、ポスト地域医療構想に関する議論では、2025年の見込み病床数は**病床必要量**＊に近付いているものの、構想区域ごと／機能ごとにはまだ乖離《かいり》があるとしています。

また、外来や在宅医療等を含む医療提供体制全体の議論はまだ不十分であり、医療・介護の複合ニーズを抱える85歳以上が増大する中、「在宅を中心に入退院を繰り返し、最後は看取りを要する高齢者」を支える医療提供が必要になり、「かかりつけ医機能の確保、在宅医療の強化、介護との連携強化」などが求められるとしています。

■地域で必要な医療提供体制の確保

2040年までの人口変動について、都市部と過疎地等では地域ごとに状況が異なるものの、生産年齢人口の減少や医師の働き方改革に対する取り組みは喫緊の課題だと位置付けられています。地域で必要な医療提供体制の確保のため、2040年頃を見据え、都市部・過疎地など類型ごとの医療需要の変化に対応して、医療DXの推進や遠隔医療等の取り組みなどを反映した医療提供体制モデルの確立を目指すとしています。

また、病床の機能分化・連携の更なる推進や、地域における入院・外来・在宅等を含めた、多角的な医療提供体制の議論も必要になっています。

Point **2025年の病床必要量**　第7次医療計画では、2025年の病床数を121.8万床（2015年から3.3万床減少）とする見込みを立てていた。機能別では、高度急性期＋急性期は4.6万床減少、回復期は6.2万床増加、慢性期は4.9万床減少としていた。

地域包括ケアの更なる深化

第7次の医療計画では、2025年モデルの実現にあたって、重要な柱の1つになるのが**地域包括ケアシステム**の構築でした。これは、「介護が必要になっても、住み慣れた地域で、その人らしい自立した生活を送ることができるよう、医療、介護、予防、生活支援、住まいを包括的かつ継続的に提供するシステム」と定義されています。地域包括ケアの範囲は、人口1万人程度の中学校区が基本で、市町村が中心となって、医療と介護、予防、福祉サービスを含めた生活支援サービスを提供する体制づくりを行います。そして、その中核機関として各地域に存在するのが**地域包括支援センター**＊です。ポスト地域医療構想の検討にあたっては、医療はもとより、介護や介護予防、住まい、生活支援、社会参加などが包括的に確保される地域を、人口・世帯構成や地域社会の変化があっても、各地域の実情に応じて構築し、維持し続けていくことが必要――だと指摘されています。そのために求められているのが、地域包括ケアシステムの更なる進化なのです。

また、今後見込まれる在宅医療の需要の増加に向けた、地域の実情に応じた在宅医療の体制整備も課題になっています。

地域包括支援センターとは

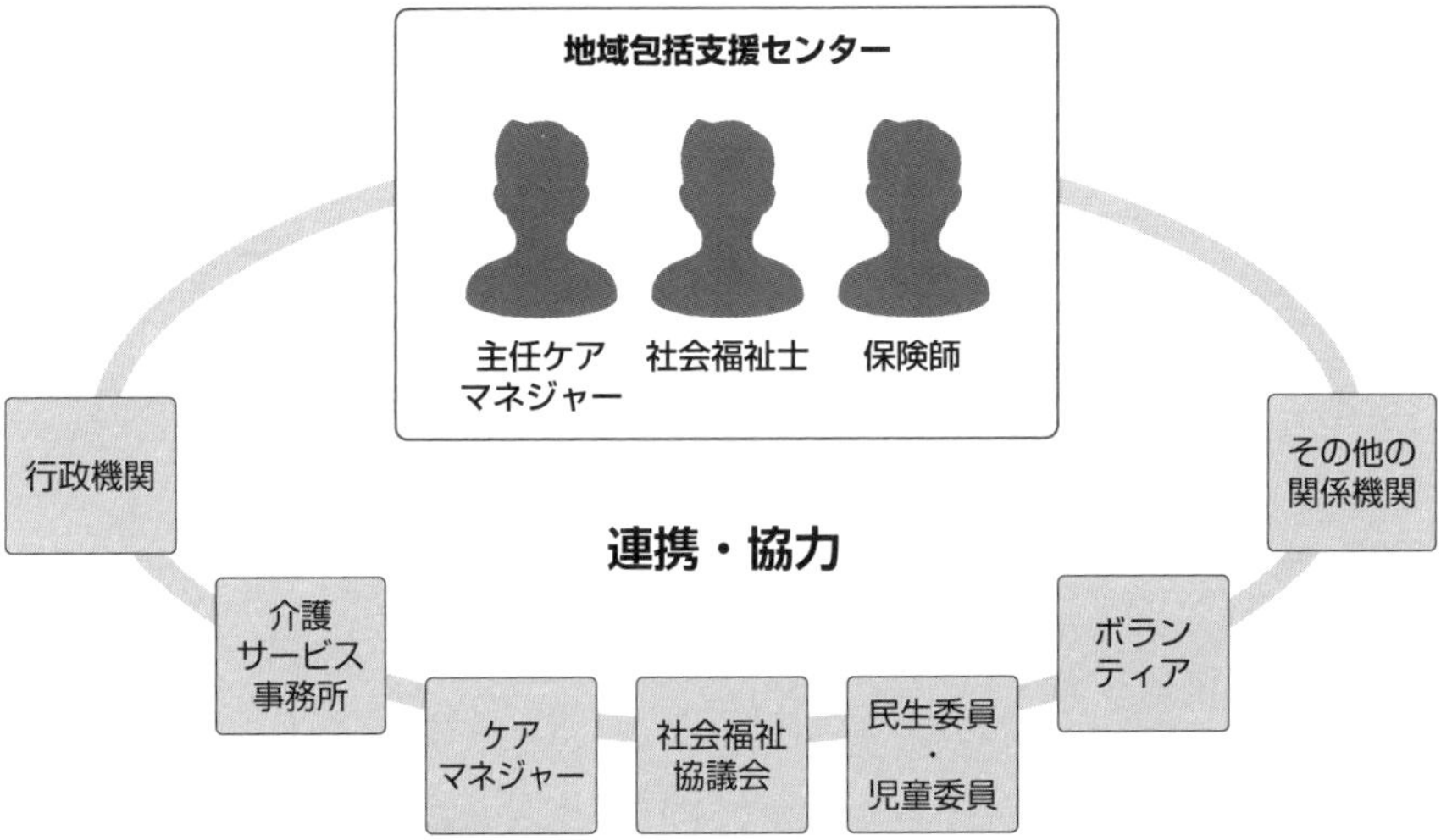

地域包括支援センター　厚生労働省老健局認知症施策・地域介護推進課の調べでは、2023（令和5）年4月末時点で、全国に5431カ所（ブランチ等を含め7397カ所）が設置されている。基本的には人口2万～3万人の日常生活圏域に1カ所設置され、各センターにはそれぞれの担当地域が割り振られている。

Section 1-4

在宅医療のさらなる推進

第8次医療計画では、「在宅医療において積極的役割を担う医療機関」および「在宅医療に必要な連携を担う拠点」の機能・役割を明確にし、適切な在宅医療の圏域を設定することが必要だとしています。また、在宅療養患者の急変時に適切に対応するための情報共有や連携強化も推進するとしています。

■在宅医療の圏域設定について

在宅医療の提供体制に求められる医療機能について、「退院支援」「日常の療養支援」「急変時の対応」「看取り」の4点を掲げています。

これらの機能の確保に向けて、24時間対応体制の在宅医療の提供や他医療機関への支援、医療・介護・障害福祉などの現場での多職種連携の支援などを担う「在宅医療において積極的役割を担う医療機関」、ならびに市町村・保健所・医師会など「在宅医療に必要な連携を担う拠点」の機能や役割を整理しつつ医療計画に位置付けるとともに、「在宅医療・介護連携推進事業」との連携が図れる圏域を設定しながら、在宅医療を推進していく計画になっています。

■急変時／看取り／災害時の体制整備

在宅医療における急変時／看取り／災害時対応に関係する機関として、消防機関および後方支援を行う医療機関を明確化するとともに、地域の在宅医療の協議の場への参加を促すことも計画に盛り込んでいます。

特に災害時においては、各関係機関との連携が重要になることから、前記した「在宅医療に必要な連携を担う拠点」などにおいて平時からの連携を進めるとともに、国が策定した手引きや事業等も活用しながら、**業務継続計画**＊（BCP）の策定を推進するとしています。また、看取りに際して本人・家族の希望に沿った医療・ケアの提供を進めることを掲げています。

Term
業務継続計画　BCP（Business Continuity Plan）の略語。大地震等の自然災害、感染症のまん延、テロ等の事件、大事故、サプライチェーン（供給網）の途絶、突発的な経営環境の変化といった事態が発生しても、事業を中断させない、または中断しても可能な限り短い時間で復旧させるための方針・体制・手順等を示した計画。

■各職種の関わり

在宅医療の提供では、いろいろな職種との連携が求められます。そのうち訪問看護については、退院に向けた医療機関との共同指導や**ターミナルケア***などの機能・役割に着目した整備が求められ、事業所間の連携と業務効率化などについて取り組みが求められます。また、口腔《こうくう》ケアなどでの歯科診療所や後方支援機能を有する歯科医療機関との連携といった、医科歯科連携の体制構築を進めるとともに、歯科衛生士の機能・役割や訪問歯科診療への関わりについても明確化する必要が出てきます。

さらに、多様な病態の患者への対応、ターミナルケアへの参画などの観点から、在宅医療に関わる薬剤師の資質向上を図り、麻薬や無菌製剤の調剤、小児在宅、24時間対応が可能な薬局の整備、在宅医療に必要な医薬品などの提供体制の構築も求められます。

このほか、在宅療養患者が居宅において生活機能の回復・維持を図る観点から、リハビリテーション提供体制の整備が必要です。また、栄養管理のための管理栄養士が配置されている在宅療養支援病院や栄養ケア・ステーションなど、訪問栄養食事指導の体制整備も求められます。

在宅医療に必要な連携体制

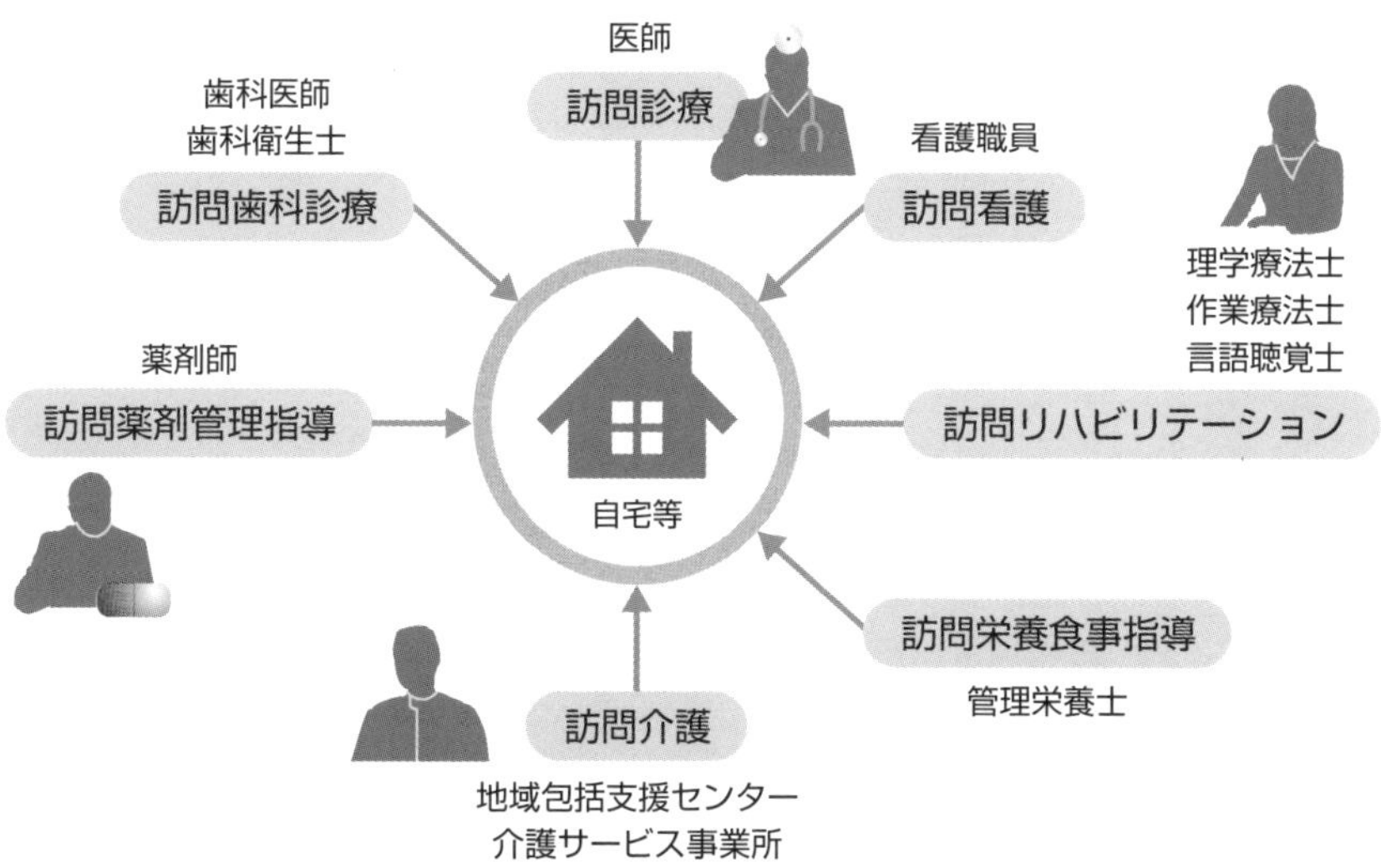

Term　**ターミナルケア**　延命を目的とする治療を諦め、身体的・精神的苦痛を除去して生活の質（QOL）の維持・向上を図るための処置を行う治療のこと。老衰や疾病、障害などの進行によって、あらゆる医療の効果が見込めない状況で、余命が数カ月以内と判断された終末期に施される。

Section

1-5 かかりつけ医機能の充実

コロナ禍では、かかりつけ医機能などの地域医療の機能が十分に作動せず、総合病院に大きな負荷がかかるなどの問題に直面しました。第8次医療計画では、かかりつけ医機能が十分に発揮される制度の整備を含め、地域の医療機関との機能分化と連携を一層重視した医療・介護提供体制の改革を目指すこととしています。

かかりつけ医とは

「かかりつけ医」とは、患者がなんでも相談できて、最新の医療情報も熟知しており、必要なときには専門医や専門の医療機関を紹介でき、身近で頼りになる、地域医療・保健・福祉を担う総合的な能力を有する医師——と定義付けられています。

患者は最初にかかりつけ医を受診し、病状によってはその医師から基幹病院の専門外来を紹介してもらいます。専門外来での治療が一定程度終了したら、再びかかりつけ医への逆紹介をしてもらい、予後の生活指導などを受けます。また、この流れに沿って、**外来医療**との機能分化を推し進めようという位置付けになります。

かかりつけ医の機能

「かかりつけ医」は、日常行う診療においては患者の生活背景などを把握して適切な診療と保健指導を行い、自己の専門性を超えていて診療や指導を自ら行えない場合は地域の病院などの医療機関と必要な情報を共有し、お互いに協力して休日や夜間も患者に対応できる体制を構築しよう——という考え方です。地域住民との信頼関係を構築し、健康相談、健診・がん検診、母子保健、学校保健、産業保健、地域保健といった地域における医療を取り巻く社会的活動との連携、ならびに、保健・介護・福祉関係者との連携を行い、地域の高齢者が少しでも長く地域で生活できるように在宅医療を推進しよう——というものになっています。

Point

外来医療計画　全国的に医師の確保対策や偏在対策が行われてきたものの、地域偏在が未解消であることから、2018（平成30）年の医療法の改正により、国は新たに「外来医師偏在指標」を算出し、外来医療の地域偏在の解消に取り組むこととし、都道府県に対して外来医療計画の策定を求めてきた。

かかりつけ医機能報告制度

2023年の医療法改正で、医療機能情報提供制度の刷新とともに、2025年4月の施行予定で**かかりつけ医機能報告**の創設が行われます。

2024年4月から施行された医療機能情報提供制度は、「医療機関などが毎年度、自院の機能を都道府県に報告し、都道府県はその情報を整理してホームページ上で公開する」という仕組みです。これにより、患者が「具合の悪いときなどに、まず受診するかかりつけ医機能を持つ医療機関」を選択できるようになります。さらに、都道府県では各医療機関に「かかりつけ医機能を保持しているかどうか」の報告を求め、その情報をもとに「地域単位で、かかりつけ医機能の強化を図ろう」という計画になっています。

一方、かかりつけ医機能報告の制度では、例えば慢性疾患を持つ高齢者を対象とする機能であれば、外来医療の提供や休日・夜間の対応、入退院時の支援、在宅医療の提供、介護サービス等との連携といった機能の保有状況や今後の保有意向をかかりつけ医から都道府県へ報告します。都道府県はそれを受けて、地域内での機能の過不足などを資料にまとめ、地域の協議の場に提示して検討しようというものです。

かかりつけ医と病院の関係

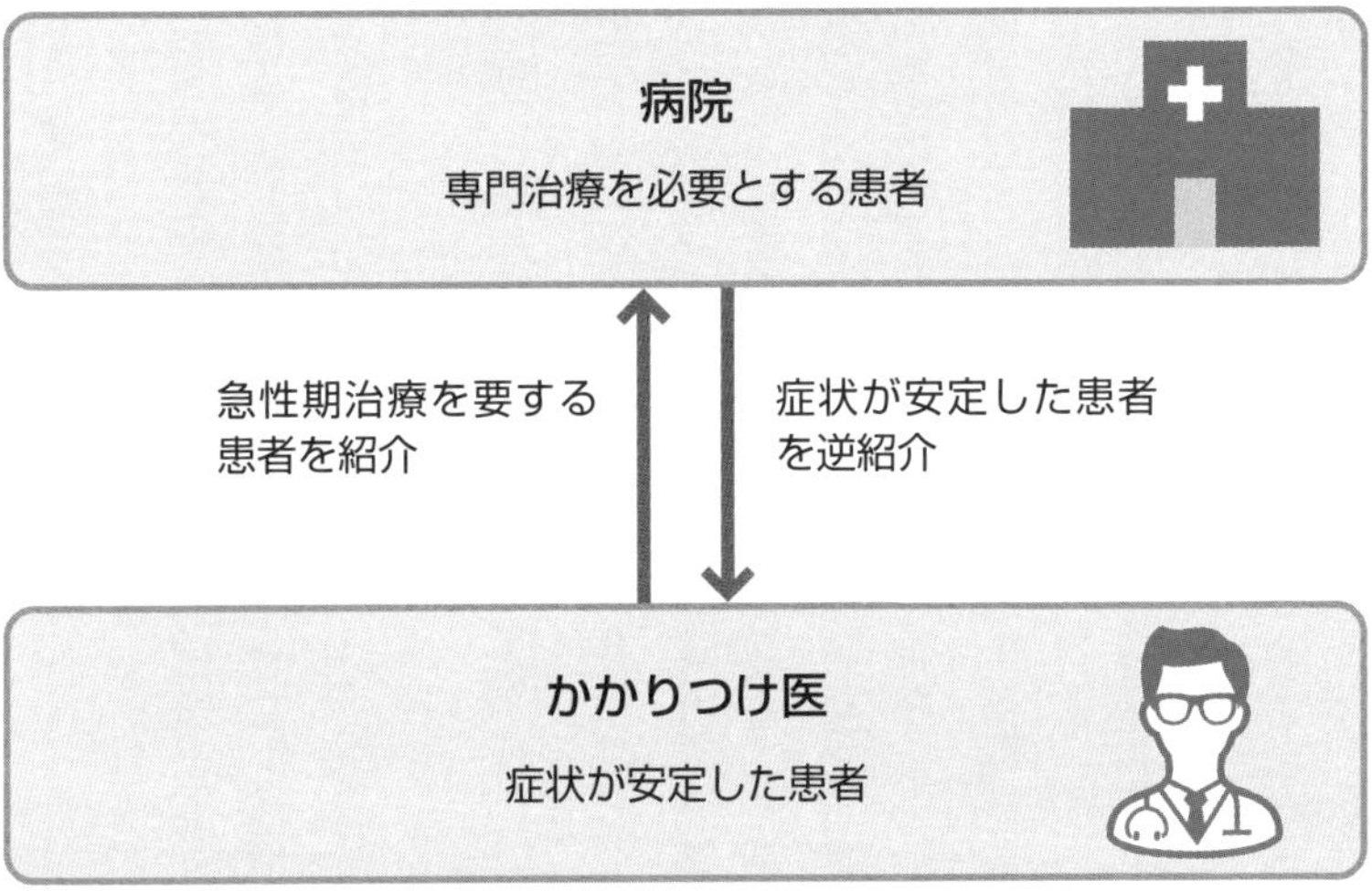

Point

全国統一システムの構築　厚生労働省では、かかりつけ医機能のわかりやすい提供情報として、都道府県の枠を超えた検索が可能な全国統一システム（医療情報ネット）を整備するとともに、病院等から報告された医療機能情報を医療機関等情報支援システム（G-MIS）で公表する計画を進めている。

Section

1-6 診療報酬による制御と誘導

診療報酬は厚生労働省によって全国一律に定められている公定価格で、2年に一度改定されます。改定には、社会情勢や賃金水準を反映させるだけでなく、国が医療政策上充実させたい医療項目の点数を手厚くし、医療機関を誘導する意図もあります。

■物価高騰や賃金上昇への対応

2024年の改定では、基本認識として、物価高騰・賃金上昇、経営の状況、人材確保の必要性、患者負担・保険料負担の影響を踏まえた対応となっています。

また、政府の全世代型社会保障の実現、医療・介護・障害福祉サービスの連携強化、**新興感染症***等への対応など医療を取り巻く課題への取り組み、医療DX、イノベーションの推進などによる質の高い医療の実現、さらには社会保障制度の安定性・持続可能性の確保、経済・財政との調和を図っています。診療報酬の改定には、社会情勢や賃金水準を反映させるだけでなく、国が医療政策上充実させたい医療項目の点数を手厚くし、医療機関を誘導する意図もあるのです。

■人材確保・働き方改革などの推進

改定の具体的方向性としては、医療従事者の人材確保や賃上げに向けた取り組みのほか、各職種がそれぞれの高い専門性を十分に発揮するための勤務環境の改善、タスク・シェアリング／タスク・シフティング、チーム医療の推進や業務の効率化に資するICTの利活用の推進、その他長時間労働などの厳しい勤務環境の改善に向けての取り組みの評価などを掲げています。

さらに、地域医療の確保および機能分化を図る観点から、労働時間短縮の実効性担保に向けた見直しを含め、必要な救急医療体制等の確保や、多様な働き方を踏まえた評価の拡充、医療人材および医療資源の偏在への対応などを図っています。

Term
新興感染症　近年に新しく認知され、局地的あるいは国際的に公衆衛生上の問題となる感染症のこと。新型コロナウイルス感染症やSARS（重症急性呼吸器症候群）、鳥インフルエンザなどが含まれている。

ポスト2025を見据えた対応

このほか、地域包括ケアシステムの深化・推進や、医療DXを含む医療機能の分化・強化・連携の推進のため、医療情報取得加算が新設されて、マイナ保険証の利用による効率的な情報の取得が図られ、また、**医療DX推進体制整備加算***、在宅医療DX情報活用加算などにより、マイナ保険証で取得した情報を用いた訪問診療計画の立案による質の高い在宅診療の推進が図られています。

また、診療報酬と介護報酬の同時改定における対応として、「コロナ禍の経験を踏まえた、地域における協力医療機関に関する体制整備の推進も含む、医療機関と介護保険施設等との連携の強化」、「かかりつけ医とケアマネ等との連携強化」、「障害者支援施設に入所する末期悪性腫瘍患者に対する訪問診療料等の費用を医療保険からの給付とする見直し」、「医療的ケア児（者）に対する入院前支援の評価」なども取り入れています。このほか、入院医療の評価としては、「高齢者の急性疾患の治療とともに、早期退院に向けたリハビリおよび栄養管理等を適切に提供する地域包括医療病棟の新設や急性期医療の機能分化の促進」、「働き方改革も踏まえた特定集中治療室（ICU）管理料の見直しおよび遠隔ICU加算の新設」などが行われます。

医療DX推進体制整備加算の概要

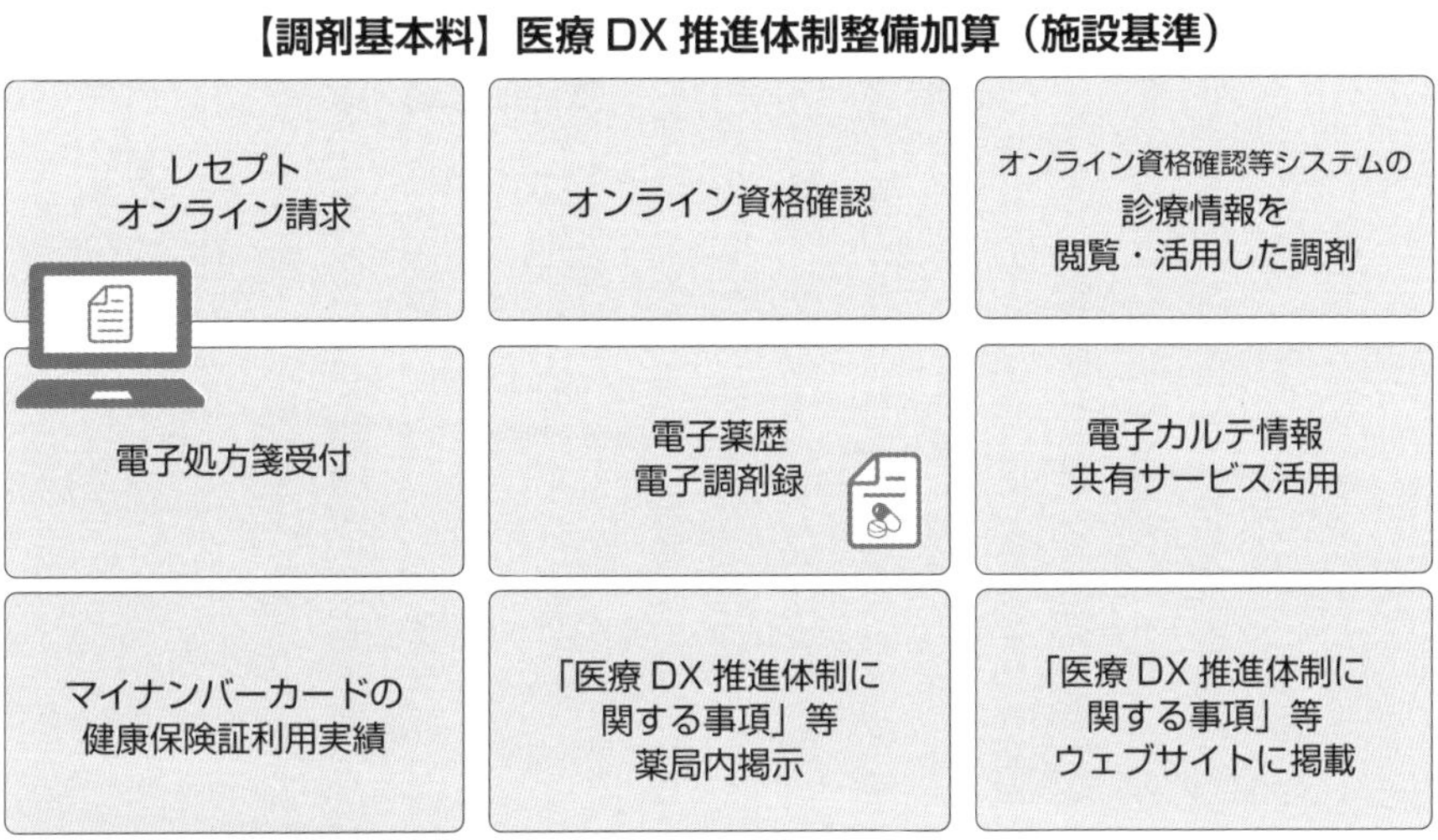

出典：厚労省「社会保障審議会医療部会」資料より

Term **医療DX推進体制整備加算**　「オンライン資格確認により取得した診療情報・薬剤情報を実際に活用できる体制を整備していること」、また「電子処方箋および電子カルテ情報共有サービスを導入し、医療DXに対応する体制を確保していること」を評価する加算のこと。

Section
1-7 地域医療連携推進法人

2015年の医療法改正により、「地域医療連携推進法人」（旧称：非営利ホールディングカンパニー型法人）制度が創設されました。都道府県知事に認定された一般社団法人は、医療法人や介護事業を手がける非営利法人などを傘下に置くことが認められます。

■競合から協調へ

地域内に同じような機能を有する病院が乱立する状態は、医療資源が分散し、非効率です。その解決策として、「競合から協調へ」、「地域連携から地域経営統合へ」の道が模索されてきました。

そこで提唱されたのが、「**地域医療連携推進法人**」（旧称：非営利ホールディングカンパニー）制度です。提唱者の松下幸弘氏（キヤノングローバル戦略研究所）によれば、「急性期ケア病院、診療所、リハビリ施設、介護施設、在宅ケア事務所、地域医療保険会社など、地域住民に医療サービスを提供するために必要な機能を網羅的に有する統合医療事業体」のことです。

■日本版IHN

この新型法人は、アメリカのIHN*（広域医療圏統合医療事業体）をモデルにしたものです。

アメリカには現在、600ほどのIHNがあります。その代表例であるセンタラ・ヘルスケア（バージニア州）は、センタラ・ノースフォーク総合病院を中核とし、半径100キロメートルの中に120の医療関係施設を保有する複合事業体です。中核となる病院が周辺の医療機関を順次、経営統合で傘下に収めながら発展してきました。地元の医科大学や開業医とも連携し、機能の重複を避け、互いに補完し合っています。

Term
IHN　Integrated Healthcare Networkの略。

■地域医療連携推進法人の見直し案

2022(令和4)年4月1日で5年が経過し、またコロナ禍を機に感染症対応の新たな仕組みの構築が求められていることから、「地域医療連携推進法人制度が地域医療構想の達成のために有効に機能しているか」、「地域の医療提供体制に過不足が生じていないか」などについて十分検討し、必要な措置を講ずる動きが出ています。いまの感染症対応の検証結果や救急医療・高度医療の確保の観点も踏まえながら、地域医療連携推進法人制度の活用などによる病院の連携強化や機能強化・集約化の促進などを通じた、将来の医療需要に沿った病床機能の分化・連携の推進です。また、「地域医療構想の推進のため、個人立を含めた医療機関がヒトやモノを融通し合う形での連携を可能とする新類型を設けてはどうか」、あるいは「事務負担の軽減のため、代表理事再任時の手続きを簡略化してはどうか」などの案も出されています。新類型の地域医療連携推進法人のイメージとしては、少子高齢化の進展による医療需要の量と内容の変化ならびに医療の担い手の減少が見込まれる2040年に向けて、個人立医療機関の参加などにより、地域の医療資源の有効活用や地域の医療・介護の連携などを一層促進することが想定されています。

地域医療連携推進法人制度の仕組み

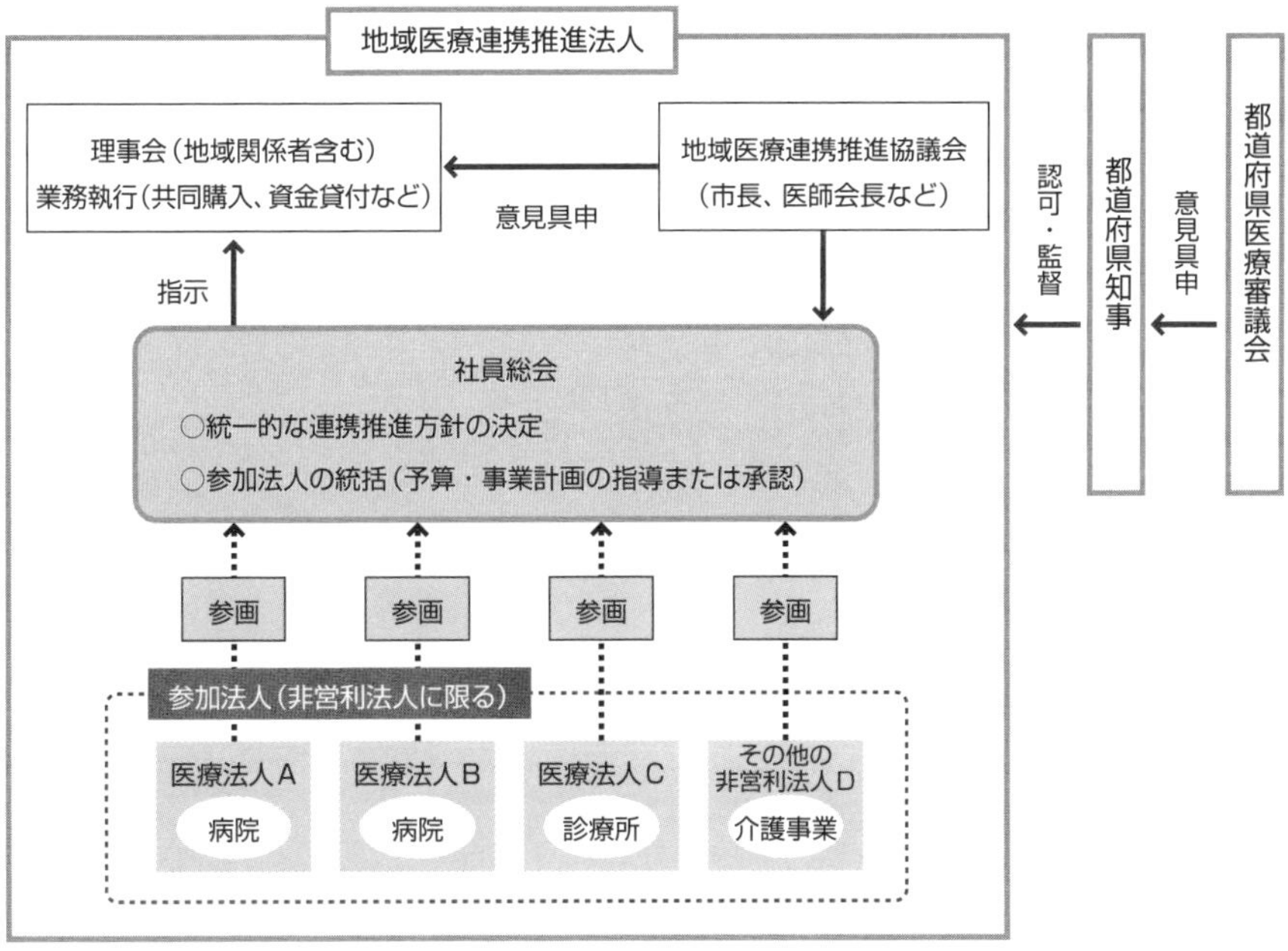

出典：厚生労働白書より

地域連携クリティカルパス

病床機能報告制度や診療報酬の改定によって、医療機関の機能分化が進むことが期待されます。そこで必要となるのが「連携」、つまり、分化した機関をつなぐ仕組みです。分化と連携はセットで進めていかなくてはなりません。

連携の有力なツールとして注目されているのが「**地域連携クリティカルパス**」です。

クリティカルパスとは、患者に最良の医療を提供することを目的として、医療チームが皆で作成する「診療計画表」のことです。この概念を「院内の医療チーム」から「地域」に広げたのが、地域連携クリティカルパスです。急性期から回復期、慢性期まで切れ目のない治療を提供するために、患者の病状や障害の内容、日常生活評価などを医師やリハビリスタッフ、看護師らが書き込み、転院先に渡し、情報を共有します。

2006年の診療報酬改定で、大腿骨頸《だいたいこつけい》部《ぶ》骨折の地域連携クリティカルパスの点数化が認められ、診療報酬が得られるようになりました。さらに2008年には脳卒中、2010年にはがんのパスも認められました。今日では、各地域で様々な連携クリティカルパスがつくられています。

例えば、北海道の脳卒中・心筋梗塞用の地域連携クリティカルパス「あんしん連携ノート」は、NPO法人北海道医療連携ネットワーク協議会が行政と共同で作成・運営しているものです。A5版のノートの形をしていて、お薬手帳や血圧手帳なども収納できるカバーが付いています。患者が携帯し、専門医やかかりつけ医を受診する際に持参。医師らが診療情報を記載していくことで、循環型の連携パスとして機能します。

このノートには、コミュニケーションツールとしてだけでなく、データ収集の役割もあります。ノートに記載された内容は、運営側がまとめてWeb上に登録します。集めたデータを解析し、今後の治療・介護・再発予防につなげていくのが目的です。

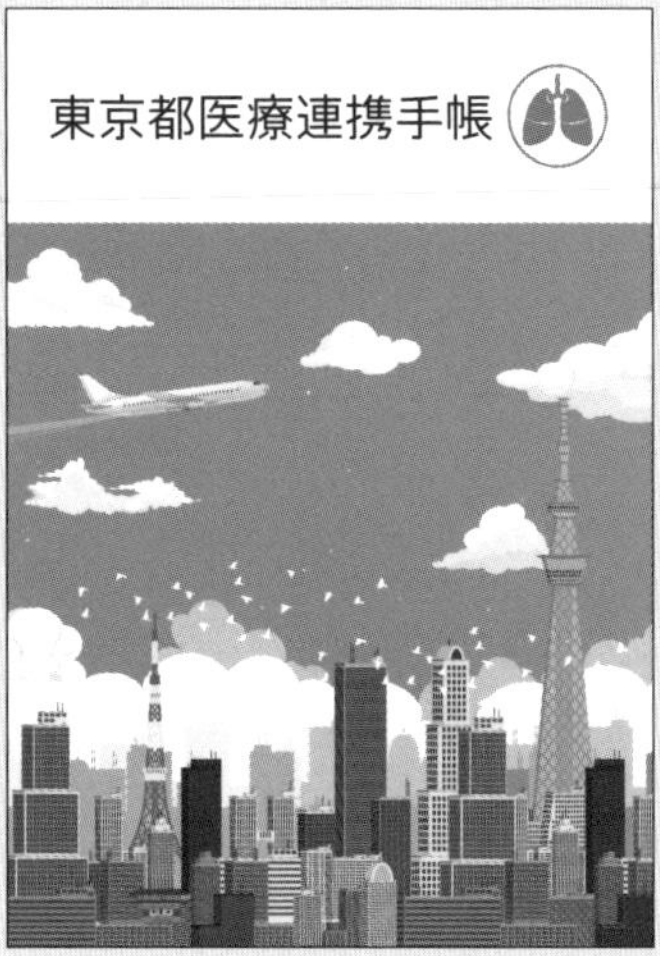

参考：
https://www.hokeniryo.metro.tokyo.lg.jp/iryo/iryo_hoken/gan_portal/chiryou/critical_path.html

第2章

データと事例で読み取る病院経営の現在《いま》

高齢化が進む日本において、2025年には団塊世代の約700万人が全員75歳以上になります。

超高齢社会が続く中で従来の体制を変えずにいては、医療と介護を両立させつつ提供し続けていくことが困難になるため、国の主導で都道府県による地域医療構想の策定と医療・介護制度の改革が進められています。

2023年度の病院を取り巻く経営環境については、日本病院会と全日本病院協会、日本医療法人協会の3団体が合同で実施している「病院経営定期調査」でも、収益環境の厳しさが報告されています。本章では、国民医療費の推移やその内訳、医療従事者の数、病院経営の調査結果など、具体的なデータをもとに病院経営の現状を解説します。

Section

2-1 医療施設の種類と運営主体

2022（令和4）年10月1日現在、全国の医療施設の総数は18万3364施設で、このうち「休止中」「1年以上休診中」の施設を除いた「活動中の施設」は18万1093施設で、医療施設総数の98・8％になっています。前年に比べ697施設増加しています。このうち「病院」は8156施設で、前年に比べ49施設減少しています。

■医療施設の種類

厚生労働省の「医療施設（動態）調査・病院報告の概況」では、医療施設を「**病院**」「**一般診療所**」「**歯科診療所**」の3つに分類。「病院」は「医師又は歯科医師が医業又は歯科医業を行う場所であって、患者20人以上の入院施設を有するもの」、「一般診療所」は「医師又は歯科医師が医業又は歯科医業を行う場所（歯科医業のみは除く）であって、患者の入院施設を有しないもの又は患者19人以下の入院施設を有するもの」、「歯科診療所」は「歯科医師が歯科医業を行う場所であって、患者の入院施設を有しないもの又は患者19人以下の入院施設を有するもの」と定義し、病院を「**精神科病院**」と「**一般病院**」に区分しています。

■増加している「無床」の一般診療所

病院を施設の種類別にみると、「精神科病院」は1056施設で前年から3施設増加し、「一般病院」は7100施設で52施設減少しています。また、一般病院のうち「療養病床を有する病院」は3458施設あり、病院総数の42・4％で、前年に比べ57施設減少しています。

一般診療所は、「**有床**」が5958施設で一般診療所総数の5・7％を占め、前年から211施設減少し、このうち「療養病床を有する一般診療所」は586施設で前年から56施設減少しています。一方、「**無床**」は9万9224施設で94・3％を占め、前年から1101施設増加しています。

医療法人　病院、医師や歯科医師が常勤する診療所、介護老人保健施設または介護医療院の開設・所有を目的とする法人。規定根拠は医療法第6章（旧第4章）で、その39条において社団と財団の2種類が認められている。社団である医療法人を医療法人社団、財団である医療法人を医療法人財団と呼ぶ。

Term

■開設・運営の主体

病院を開設している経営主体は様々ですが、個人の医師や**医療法人**＊が経営する**民間病院**および**公的病院**の2つに大別されます。公的病院の経営主体としては、国（独立行政法人運営の病院や**国立高度専門医療センター**＊など）、地方自治体（都道府県立病院や市町村立病院）、そして地方独立行政法人、日赤、健康保険組合、済生会、厚生連などがあります。さらに、社会保険関係団体として、健保組合や共済組合とその連合会や国民健康保険組合などがあります。一方、公立病院以外の公益・医療・学校・社会福祉法人や医療生協、個人が開設する病院が、民間病院に位置付けられています。

開設者別の病院数では、「医療法人」が5658と最多で、病院総数の69・4％を占めています。次いで「公的医療機関」が1195で14・7％を占め、「その他」814、「国」が316、「個人」126となっています。

対前年比では、49施設の減少のうち、「医療法人」による病院の減少が23施設、次いで「その他」12施設、「個人」11施設、「国」の病院も4施設減少しています。日本には病院が全国に8156施設ありますが、そのうち約2割が公的病院で、8割が民間病院になっています。

医療機関の種類

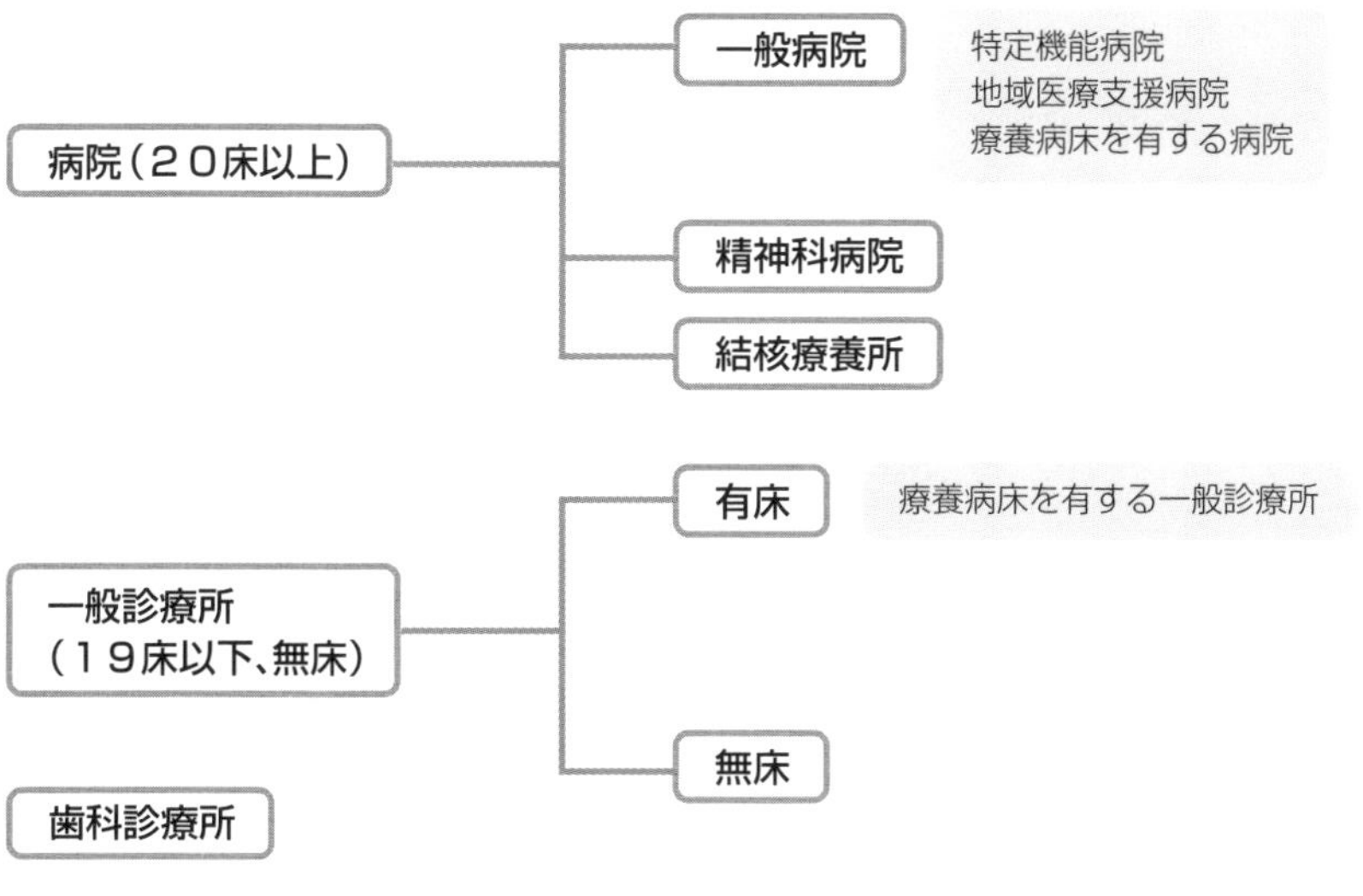

Term **国立高度専門医療センター**　国立がん研究センター、国立循環器病研究センター、国立精神・神経医療研究センター、国立国際医療研究センター、国立成育医療研究センター、国立長寿医療研究センターの6法人の総称。

Section

2-2 診療科目と病床の規模・種類

診療科名の標ぼうをわかりやすい表示に改めることで、患者は自分の病状から病院を選びやすくなりました。全体の7割が中小病院の日本の医療機関。医療費抑制政策のために規制が始まった病床数でも様々な問題が出ています。

■診療科目別施設数

医療法の一部改正（2008年）により、医療機関が看板や広告などに記載できる**診療科目**は以前よりも増加しました。患者が自分の病状と照らし合わせてどの病院に行けばいいか容易に判断できるよう、わかりやすい診療科名を表示することが求められたのです。

22年10月1日現在の一般病院の施設数を診療科目別にみると、「内科」のあるところは6581施設で、一般病院総数の92・7%を占めています。次いで「リハビリテーション科」の5630施設、「整形外科」の4866施設。対前年比では、「腎臓内科」が46施設増、「糖尿病内科（代謝内科）」も46施設増、「乳腺外科」が34施設増となっています。また、精神科病院でも「心療内科」などが増加しています。

■病床の規模

地域で必要とされる**基準病床数**（病院の入院ベッドの総数）は、都道府県が5年ごとに策定する地域保健医療計画で決められています。老人医療費の無料化で病床数が急増し、医療費も増大したために、1985年から病床数制限規制が始まりました。2022年10月1日現在の医療施設の病床数をみると、全病床数は157万3451床で前年から1万332床減。このうち病院は149万2957床で前年から7100床減です。病院の規模は病床数で表しますが、最多は病床数50～99規模で24・5%、次いで100～149床17・5%、150～199床16・7%と続き、全体の約8割が200床未満の中小病院で占められます。

Term

ICU　Intensive Care Unitの略。通常の医療設備では十分管理できない重症疾患や大手術後の患者を対象として、24時間連続監視のもと、必要に応じて迅速な救急処置を講じうるように、病院内の一区域に設定された特殊治療施設のことで、集中治療室、集中監視施設などと呼ばれている。

■病床の種類

病院の病床は、一般病床のほか、慢性期の療養病床、特定疾病用の精神病床、結核病床、感染症病床という5つに分類されています。そのうち「**一般病床**」が88万6663床で、病院の全病床数の59・4%を占めています。「**精神病床**」は32万1828床で同21・6%、「**療養病床**」は27万8694床で同18・7%になっています。

全国で約6割を占めているのが一般病床ですが、この中には集中治療を行う**ICU**＊や**NICU**＊、がんの末期などの穏やかな療養を目的としたホスピスや緩和ケアの病床などが含まれます。

また、32万床以上ある精神病床は精神科の患者が、3863床の**結核病床**と1909床の**感染症病床**はそれぞれの疾病の患者が入院するための病床となっています。

全国に27万8694床ある療養病床は、主に高齢者や難病患者など、病状が安定していたり長期入院が必要な患者が入院するための病床です。「医療型」と「介護型」があり、15年度の介護報酬改定で「療養機能強化型A」と「療養機能強化型B」「その他」に分けて残されたものの、24年3月で介護療養型医療施設は廃止され、介護医療院へ役割が移行されました。

5種類の病床

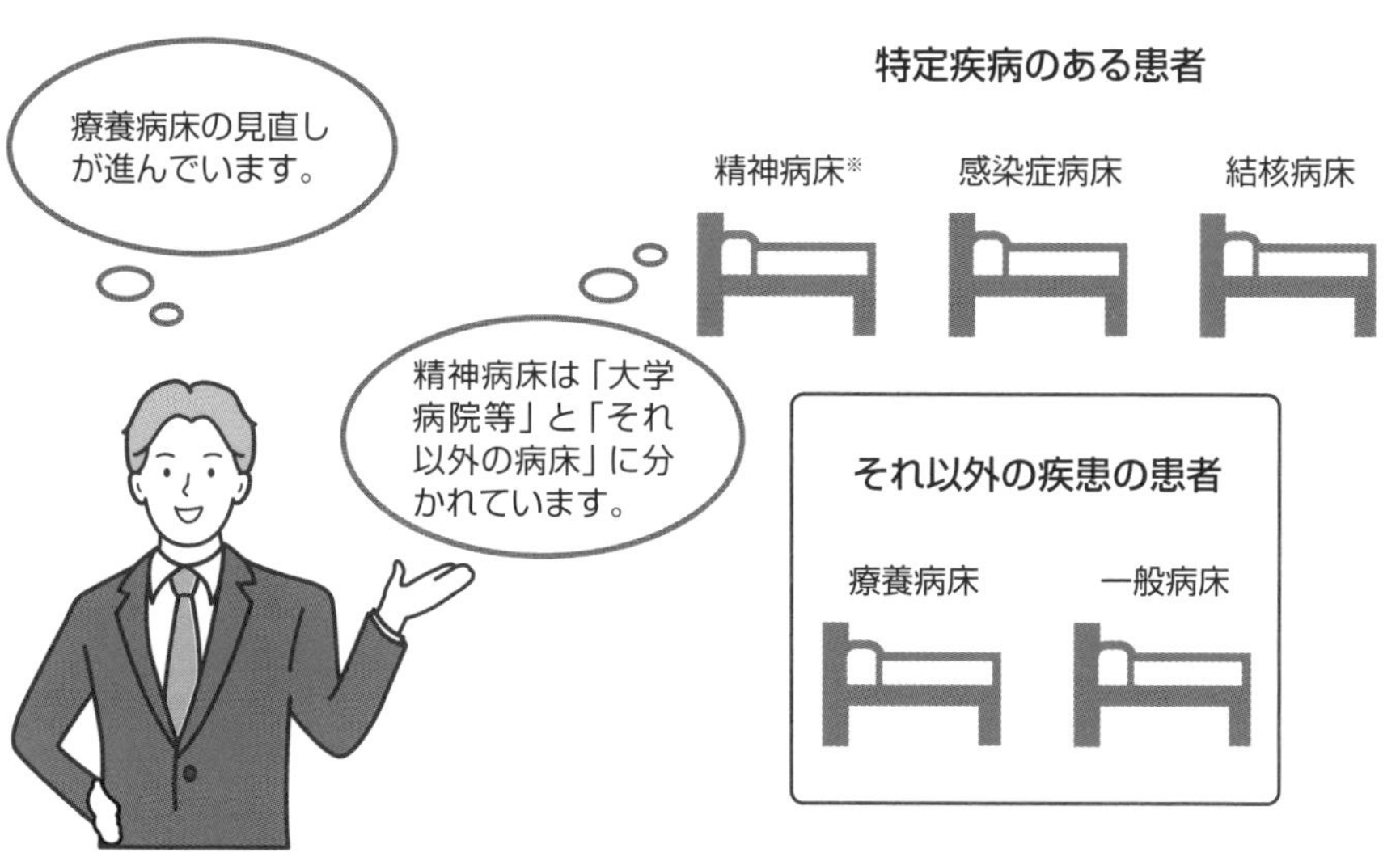

NICU　Neonatal Intensive Care Unitの略。新生児集中治療室。低体重児や先天性のハイリスクの疾患がある新生児に対応できる設備と医療スタッフを備えた集中治療室のこと。

Section
2-3 国民医療費の現状

年々増加傾向にあった国民医療費は、2013年度に40兆円を超え、その後も右肩上がりに上昇し、21年には過去最高額となる45兆359億円になりました。対前年比4・8%の増加です。また、人口1人当たりの国民医療費も35万8800円と、対前年比5・3%の増加となっています。後期高齢者医療給付分は2・9%増でした。

■国民医療費の範囲

「**国民医療費**」は、当該年度内の医療機関などにおける保険診療の対象となりうる傷病の治療に要した費用を推計したものです。この費用には、医科診療や歯科診療にかかる診療費のほか、薬局調剤医療費、入院時食事・生活医療費、訪問看護医療費などが含まれます。また、保険診療の対象とならない評価療養（先進医療〈高度医療を含む〉など）、選定療養（特別の病室への入院、歯科の金属材料など）、不妊治療における生殖補助医療などに要した費用は含まれません。さらに、正常な妊娠・分娩に要する費用や健康診断、予防接種などに要する費用、身体障害のために必要とする義眼や義肢などの費用も含みません。

■推計にあたって

国民医療費を制度区分別にみると、医療保険制度などによる給付や後期高齢者医療制度、公費負担医療制度による給付と、これに伴う患者の一部負担などによって支払われた医療費を合算したものになっています。

公費負担としては「公費負担医療給付分」と、「医療保険等給付分」および「後期高齢者医療給付分」の当該年度内の診療についての支払確定額と、それに伴う患者等負担分、全額自費で支払った費用などから推計されます。

このほか、財源別国民医療費、診療種類別国民医療費、年齢階級別国民医療費、傷病分類別医科診療医療費、都道府県別国民医療費など各種調査割合を用いて推計されます。

Point

後期高齢者医療給付分　後期高齢者医療給付の種類としては、療養の給付、入院時食事療養費、入院時生活療養費、保険外併用療養費、療養費、訪問看護療養費、特別療養費、移送費、高額療養費および高額介護合算療養費があり、その他の給付として葬祭費が支給される。

■後期高齢者医療給付分が3割以上

医療費の国内総生産（GDP）に対する比率でも8・18％で、対前年比0・19％増でした。国民所得（NI）に対する比率は11・38％で、対前年比0・06％減と微減したものの、相変らず高い水準になっています。

ちなみに、統計が始まった1954年度の国民1人当たりの国民医療費は2400円でした。

21年度の国民医療費の内訳を制度別にみると、医療保険等給付分が45・7％（対前年6・2％増）、**後期高齢者医療給付分**＊が34・9％（同2・9％増）、公費負担医療給付分が7・4％（同6・1％増）、患者等負担分が12・1％（同4・5％増）になっています。後期高齢者医療給付分が相変わらず3割以上を占め、増加傾向にあることが注目されます。

財源別にみると、保険料が50・0％（事業主21・6％、被保険者28・3％）、公費は38・0％（国庫25・3％、地方12・7％）で、患者負担は11・6％となっています。

国民医療費の年次推移

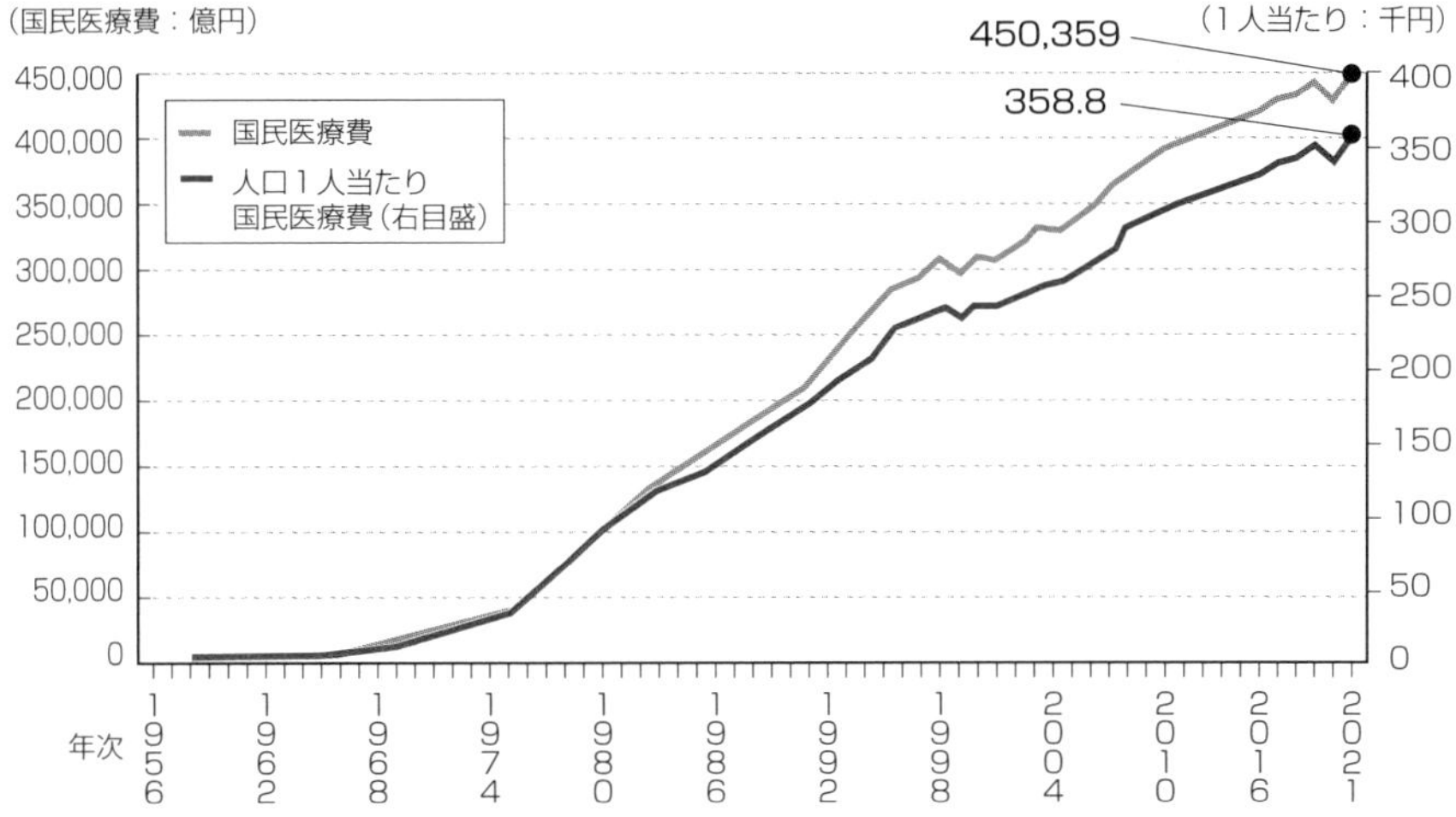

●診療種類別国民医療費（2021年度）

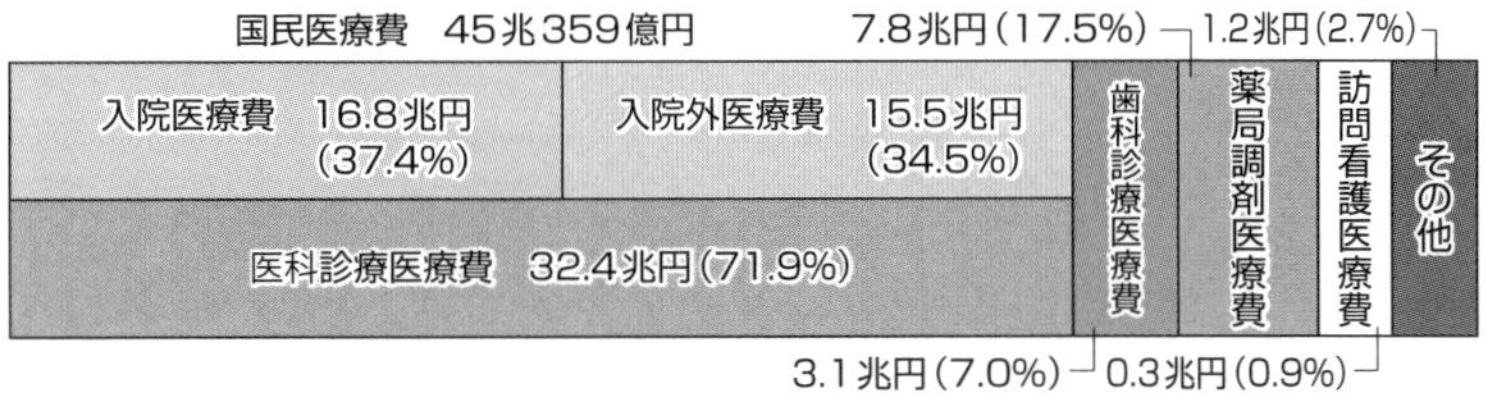

出典：厚生労働省「令和3（2021）年度 国民医療費の概況」より。

■薬局調剤医療費も増加

診療種類別にみると、医科診療医療費が71・9%を占めており、その内訳は入院医療費37・4%、**入院外医療費**＊34・5%と、ほぼ同じ割合となっています。歯科診療医療費は7・0%、薬局調剤医療費は17・5%、入院時食事・生活医療費は1・6%、訪問看護医療費は0・9%、療養費等は1・0%になっています。

対前年度増減率をみると、医科診療医療費は5・3%増、歯科診療医療費は4・9%増です。薬局調剤医療費も3・0%増となっていますが、これは、医薬分業の徹底化が図られながらも、院外薬局の単価などが上がったことによるものと思われます。

また訪問看護医療費は、全体に占める割合こそ少ないものの、対前年比20・7%と大きく増加しています。在宅医療の推進で、今後ますます増加することが予測されます。

医科診療医療費は全体に増加傾向ですが、一般診療所の入院医療費は0・1%の減少になっています。また、入院時食事・生活医療費は1・2%減でした。

■75歳以上が3分の1以上

年齢階級別に構成割合をみると、0～14歳が5・4%、15～44歳が11・9%、45～64歳が22・1%、65歳以上は60・6%となっていました。また、75歳以上は全体の38・3%と、4割近くを占めるようになりました。

人口1人当たりの国民医療費をみると、65歳未満は19万8600円、65歳以上は75万4000円、75歳以上は92万3400円でした。内訳をみると、医科診療医療費では65歳未満が13万3900円、65歳以上が56万4700円、75歳以上は70万900円。また、歯科診療医療費では65歳未満が2万1200円、65歳以上が3万4600円、75歳以上が3万5200円となっています。薬局調剤医療費では、75歳以上が14万7500円となっていました。

医療費総額の対前年度増減率をみると、65歳未満は8・2%の増加、65歳以上も2・8%の増加、75歳以上も2・4%の増加と、総じて増加傾向にあります。

Point **入院医療費**　入院時にかかる基本料や診察料、看護料のほか、医療環境の提供費用も含まれる。治療費と同様、公的医療保険の適用対象となるため、診療報酬の改定時には基本料も改定される。2024年の改定では、急性期一般入院料などの見直しや重症度、医療・看護必要度の評価項目・施設基準の見直しが行われる。

■循環器系の疾患がトップ

医科診療医療費を主傷病による傷病分類別にみると、「循環器系の疾患」6兆1116億円（構成割合18・9％）が最も多く、次いで「新生物〈腫瘍〉」4兆8428億円（同14・9％）、「筋骨格系及び結合組織の疾患」2兆6076億円（同8・0％）、「損傷、中毒及びその他の外因の影響」2兆4935億円（同7・7％）、「腎尿路生殖器系の疾患」2兆3143億円（同7・1％）となっています。

年齢階級別にみると、65歳未満では「新生物〈腫瘍〉」1兆6288億円（同13・6％）が最も多く、65歳以上では「循環器系の疾患」4兆8670億円（同23・8％）が最も多くなっています。また、性別にみると、男では「循環器系の疾患」（同20・3％）、「新生物〈腫瘍〉」（同16・3％）、「腎尿路生殖器系の疾患」（同8・1％）が多く、女では「循環器系の疾患」（同17・4％）、「新生物〈腫瘍〉」（同13・6％）、「筋骨格系及び結合組織の疾患」（同10・2％）が多くなっています。

性別にみた傷病分類※1 別の医科診療医療費の構成割合（上位５位）

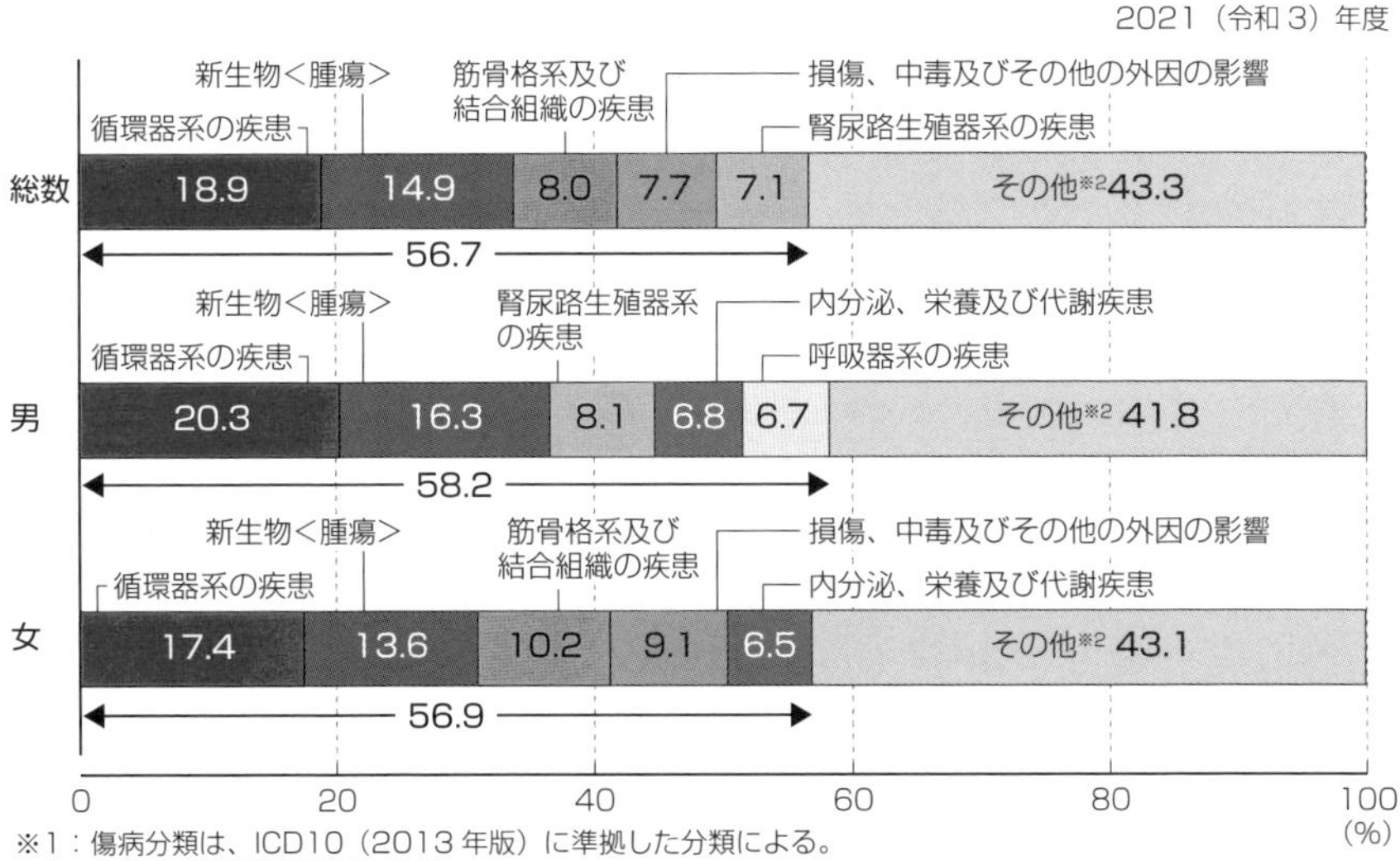

※1：傷病分類は、ICD10（2013年版）に準拠した分類による。
※2：上位５傷病以外の傷病である。

Term **入院外医療費**　外来医療費のほか、入院時の健康保険適用外の医療費、先進医療等費や差額ベッド代といった全額自己負担分などを指している。

Section
2-4 赤字の拡大が続く病院経営

日本病院会と全日本病院協会、日本医療法人協会が公表した2023年度の「病院経営定期調査」によれば、病院経営は2021年度から22年度にかけて大幅に悪化し、病床100床当たりでみると、22年度にはコロナ補助金を加えても多くの病院が「赤字」になっています。さらに、23年度にも引き続き状況の悪化が続いています。

調査にあたって

3団体が行った調査報告では、「新型コロナウイルス感染拡大が病院経営に大きな影響を及ぼしたために、2021年度と22年度の比較では評価が不十分」だとして、感染拡大前の19年6月から拡大後の23年6月までの5年連続同月比較、ならびに18年度から22年度に至る5年連続の年度比較を実施しています。

また、調査では前年度調査に続いて「**コロナ関連緊急包括支援事業補助金***」や「コロナ関連の補助金を除く経常利益」を調査項目に加え、さらには電気料金をはじめとする水道光熱費等の高騰問題に対応するため、医業損益の科目に水道光熱費などを追加して比較しています。

7割を超える赤字病院の割合

2021年度と22年度の「稼働病床100床当たり」の医業損益比較では、21年度に1億6670万円の赤字だった医業損益が、22年度には1億9966万円の赤字となり、赤字幅の拡大が続いています。また、赤字病院の割合は2年続けて60%を超え、22年度は72・8%にのぼっています。コロナ関連の補助金等により経常利益は黒字に転化したものの、黒字額が縮小し、補助金を除いた損益では依然赤字基調が続いています。

コロナ禍前の2018年度との比較でも、111の病院の追跡調査では、赤字病院の割合が18年度の64・0%から22年度の83・8%まで拡大していました。

Term **コロナ関連緊急包括支援事業補助金**　新型コロナウイルス感染症緊急包括支援交付金（医療分）として、対応従事者慰労金交付事業や医療機関・薬局等における感染拡大防止等支援事業の交付金などがある。

10％超える医業赤字

厚生労働省が公表した「第24回医療経済実態調査（医療機関等調査）報告」でも、2022年度の医療機関等経営状況では、一般病院の経営状況の悪化が報告されています。

一般病院（全体）の利益率では、2021、2年度の**医業利益率**＊は、コロナ報酬特例などコロナの影響を除いた場合の医業利益率でもそれぞれ0・1％程度減少しているとしています。

また、2023年度においても、コロナの類型見直しによる補助金などの廃止に伴う収益減や物価の高騰、賃金上昇などの影響を踏まえて推計すると、「医業利益率」および「コロナ報酬特例等を除いた医業利益率」は、10％程度減少しているという見込みを立てています。

2023年度の医業収益の内訳では、入院費2・7％、外来診察費3・8％の増収を見込んでも、医業費用においては経費が11・2％の増加で、このうち水道光熱費38・8％、医薬品費5・7％の増加となっています。

さらに、全国公私病院連盟が毎年6月に実施している調査では、2023年6月1カ月分の黒字・赤字病院の数の割合では、黒字病院の割合が23・1％、赤字病院の割合は76・9％になっています。

病院の赤字比率

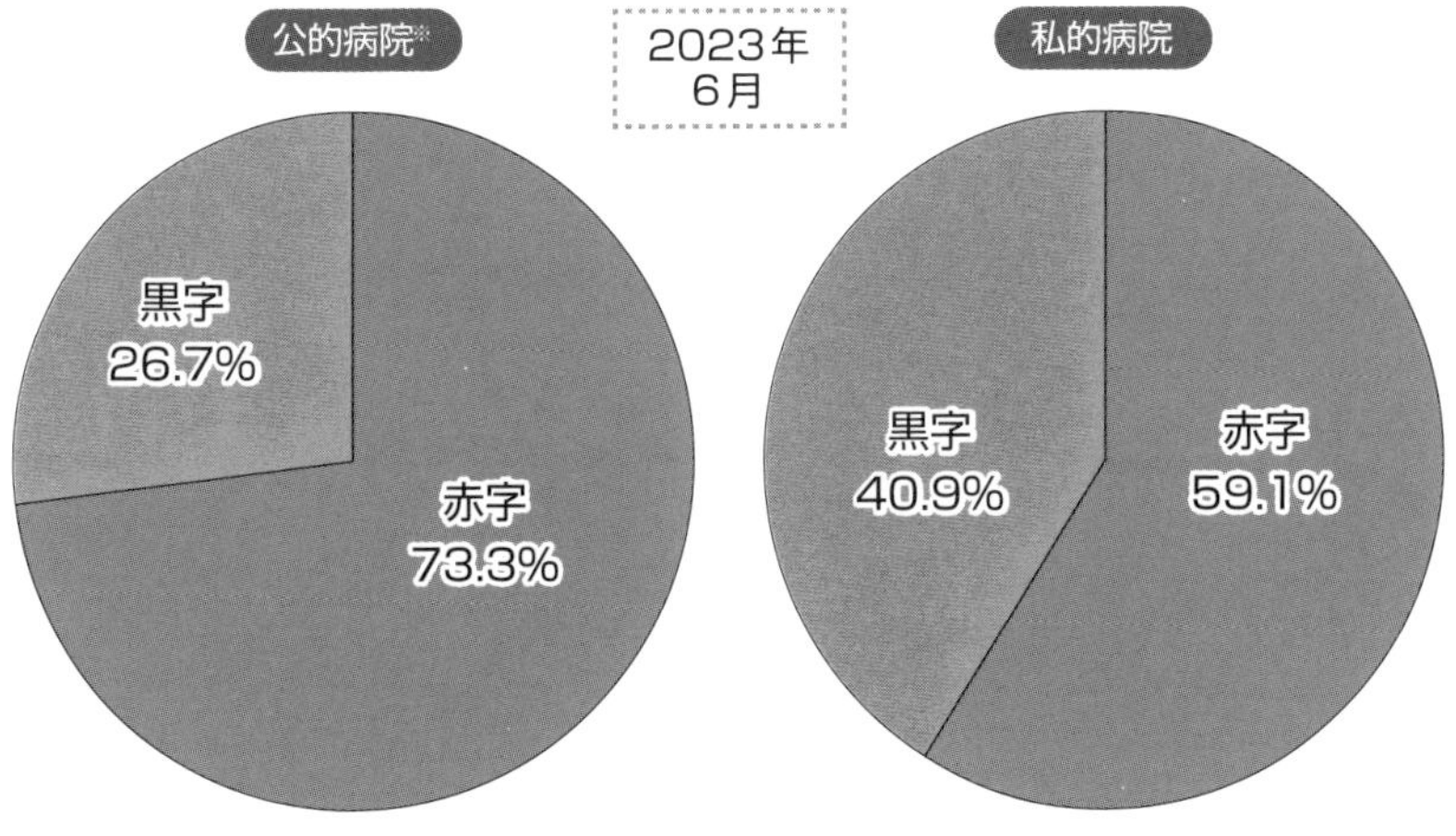

※自治体以外の日赤、済生会などが開設している病院
出典：全国公私病院連盟「病院経営実態分析調査」より

Term **医業利益率**　病院経営指標として用いられるもので、「医業利益率＝（医業収入－医業支出）／医業収入×100」により算出される。医業支出には医療材料、人件費、減価償却費、教育・管理費がある。

Section

2-5 深刻さを増す病院医師の偏在

2000年代半ばより医師不足が社会問題となり、国は医学部の定員を増やしてきました。その成果もあって、近年、医師数は増えています。しかし、医師不足の本質は絶対数よりも地方での偏在にある、との意見もあり、偏在解決への道が模索されています。

■医師数の推移

厚生労働省の医師・歯科医師・薬剤師調査によれば、2022年12月31日現在の届け出医師数は34万3275人でした。2000年以降のデータをみると、医師数は毎年約3％前後の割合で増加しており、人口10万人当たりの医師数も増えています。

このほか、「歯科医師」は10万5267人、「薬剤師」は32万3690人となっています。

施設の種別にみると、「病院（医育機関附属の病院を除く）」16万426人と最も多く、次いで「診療所」10万7348人、「医育機関附属の病院」5万9670人。年次推移でみても、1986年以降は「病院（医育機関附属の病院を除く）」が最も多くなっています。

■診療科別医師数

医師について従事する主たる診療科別にみると、「臨床研修医」を除き、「内科」が6万1149人（18・7％）と最も多く、次いで「整形外科」が2万2506人（6・9％）、「小児科」が1万7781人（5・4％）となっています。

また、主たる診療科の構成割合を性別にみると、「男」は「内科」（19・9％）が最も多く、次いで「整形外科」（8・5％）、「消化器内科（胃腸内科）」（5・2％）。また「女」は「臨床研修医」を除くと「内科」（14・7％）が最も多く、次いで「小児科」（8・4％）、「眼科」（6・9％）となっています。

また、主たる診療科別に平均年齢をみると、「肛門外科」が60・5歳と最も高く、「救急科」が41・9歳と低くなっています。

Point

医学部定員の推移 2010年に8846人、2011年8923人、2012年8991人と推移し、2013年には9000人を超えて9069人にまで増加している。さらに、2017年以降は9300～9400人台で推移し、2023年の定員は9384人となっている。

■問題は絶対数よりも偏在

前記したように2000年代半ばから医師不足が指摘されてきましたが、国による医学部定員増員策や診療報酬によるインセンティブが一定の成果を上げているようです。しかし、都道府県（従業地）別に全国の医師偏在指標をみてみると、最も高いのが東京都の332・8人、次いで京都府の314・4人、福岡県の300・1人。最も低いのが岩手県と新潟県の172・7人で、多い県と少ない県で実に約2倍ほどの差がありました。2004年に新臨床研修制度がスタートして以降、研修医が出身大学の枠にとらわれず自由に研修先を選べるようになったため、都市部の病院に研修医が集中し、地域医療の崩壊に拍車をかける結果となりました。

現状の医師不足の本質は、医師の地域・診療科偏在であり、これらの解消が喫緊の課題だとした上で、解決策として、医師不足の地域での勤務経験を医療機関の管理者要件に組み込んだり、医学部のある各大学に**「医師キャリア支援センター***」を設置するなどの策を提言する内容となっています。

都道府県別医師偏在指標

都道府県	医師偏在指標	都道府県	医師偏在指標	都道府県	医師偏在指標	都道府県	医師偏在指標
全国	239.8	千葉県	197.3	三重県	211.2	徳島県	272.2
北海道	224.7	東京都	332.8	滋賀県	244.8	香川県	251.9
青森県	173.6	神奈川県	230.9	京都府	314.4	愛媛県	233.1
岩手県	172.7	新潟県	172.7	大阪府	275.2	高知県	256.4
宮城県	234.9	富山県	220.9	兵庫県	244.4	福岡県	300.1
秋田県	186.3	石川県	272.2	奈良県	242.3	佐賀県	259.7
山形県	191.8	福井県	233.7	和歌山県	260.3	長崎県	263.7
福島県	179.5	山梨県	224.9	鳥取県	256.0	熊本県	255.5
茨城県	180.3	長野県	202.5	島根県	238.7	大分県	242.8
栃木県	215.3	岐阜県	206.6	岡山県	283.2	宮崎県	210.4
群馬県	210.9	静岡県	194.5	広島県	241.4	鹿児島県	234.1
埼玉県	177.1	愛知県	224.9	山口県	216.2	沖縄県	276.0

資料：2020年8月31日 第35回医療従事者の需給に関する検討会 医師需給分科会

※都道府県の医師確保計画の策定スケジュールを踏まえ、各都道府県の医師偏在指標が確定する前の段階において、その時点の指標に基づき、指標の値を最も大きいものから並べて1/3の閾値を244.8、指標の値を最も小さいものから並べて1/3の閾値を215.3と設定した。そのため、上記の「都道府県の医師確保計画に用いられている医師偏在指標」においては、当該閾値に該当する都道府県数が、必ずしも総数の1/3と一致しない場合がある。

Term

医師キャリア支援センター　医学部がある大学などに設置された組織。大学に勤務する医師・研究者、教職員、在学生（学部、大学院）などを対象としたキャリア支援や育児支援などが行われている。

Section

2-6 病院の休廃業・解散の動向

帝国データバンクの調査によると、医療機関（病院・診療所・歯科医院）経営事業者の休廃業・解散が急増しています。２０２３年度は、倒産件数の12・9倍となる７０９件の休廃業・解散が確認され、過去最多を更新しました。

■競争の激化と後継者難

休廃業・解散は10年前と比較して2・3倍に増えています。その要因としては、経営者の高齢化や後継者不在の問題があります。業態別では、「病院」の19件（構成比2・7％）に対し、「診療所」が一番多くて５８０件（同81・8％）、「歯科医院」１１０件（同15・5％）で、「診療所」と「歯科医院」が過去最多を更新しました。倍率では、「病院」6・3倍、「診療所」20・7倍、「歯科医院」4・6倍で、「診療所」の数値が突出して高くなっています。中でも診療所は総数がコンビニの2倍近くもあり、人口減少の中で競争が熾烈《しれつ》になってきています。背景には、深刻な段階となっている後継者難や経営者の高齢化があります。

■倒産件数も過去最多

２０２３年度の倒産は55件となり、これまで最多だった09年度（52件）を3件上回っています。業態別では「病院」が3件、「診療所」28件、「歯科医院」24件で、診療所が22年度（22件）、歯科医院が13年度と17年度（各17件）を上回って、それぞれ過去最多となりました。

今後とも、休廃業・解散の増加とともに、高齢経営者の健康問題などがきっかけとなって法的整理に踏み切る診療所・歯科医院が増加することも予想され、医療機関の倒産件数も引き続き高水準で推移するとみられています。

Point

通所・短期入所介護事業　「通所介護（デイサービス）」と「短期入所生活介護（ショートステイ）」は施設の利用時間が異なるほか、ショートステイが生活系の「短期入所生活介護」サービスなのに対し、デイサービスは医療系であり、その系統の短期滞在型サービスには「短期入所療養介護」がある。

■老人福祉事業者の倒産件数は過去最高水準続く

また、東京商工リサーチの調査では、長引くコロナ禍や物価高などが影響し、2022年の「老人福祉・介護事業」倒産は介護保険制度が始まった2000年以降で最多の143件（対前年比76・5％増）を記録した、とのことです。

コロナ関連倒産が対前年比5・7倍の63件と急増。介護報酬によるサービス料金が固定されている一方で、光熱費や食材などの価格上昇を転嫁できないまま経営が悪化するケースもみられ、コロナ関連の支援縮小も背景にあるといわれています。業種別では、**「通所・短期入所介護事業＊」**が69件（前年17件）と急増したほか、**「訪問介護＊」**も50件（同47件）と増加しました。「有料老人ホーム」は12件（同4件）で、大型投資を回収できず資金繰りに行き詰まるケースも出ています。

「老人福祉・介護事業」の倒産が増えている背景には、介護報酬のマイナス改定や人手不足、競争激化などもあり、コロナ感染拡大で利用控えが広がったことも影響しています。23年に入り、倒産件数は減少に転じたものの、22年からはコスト上昇分を介護サービス料金に転嫁できず、人手不足なども追い打ちをかけました。

医療機関の倒産件数推移（2004～18年）

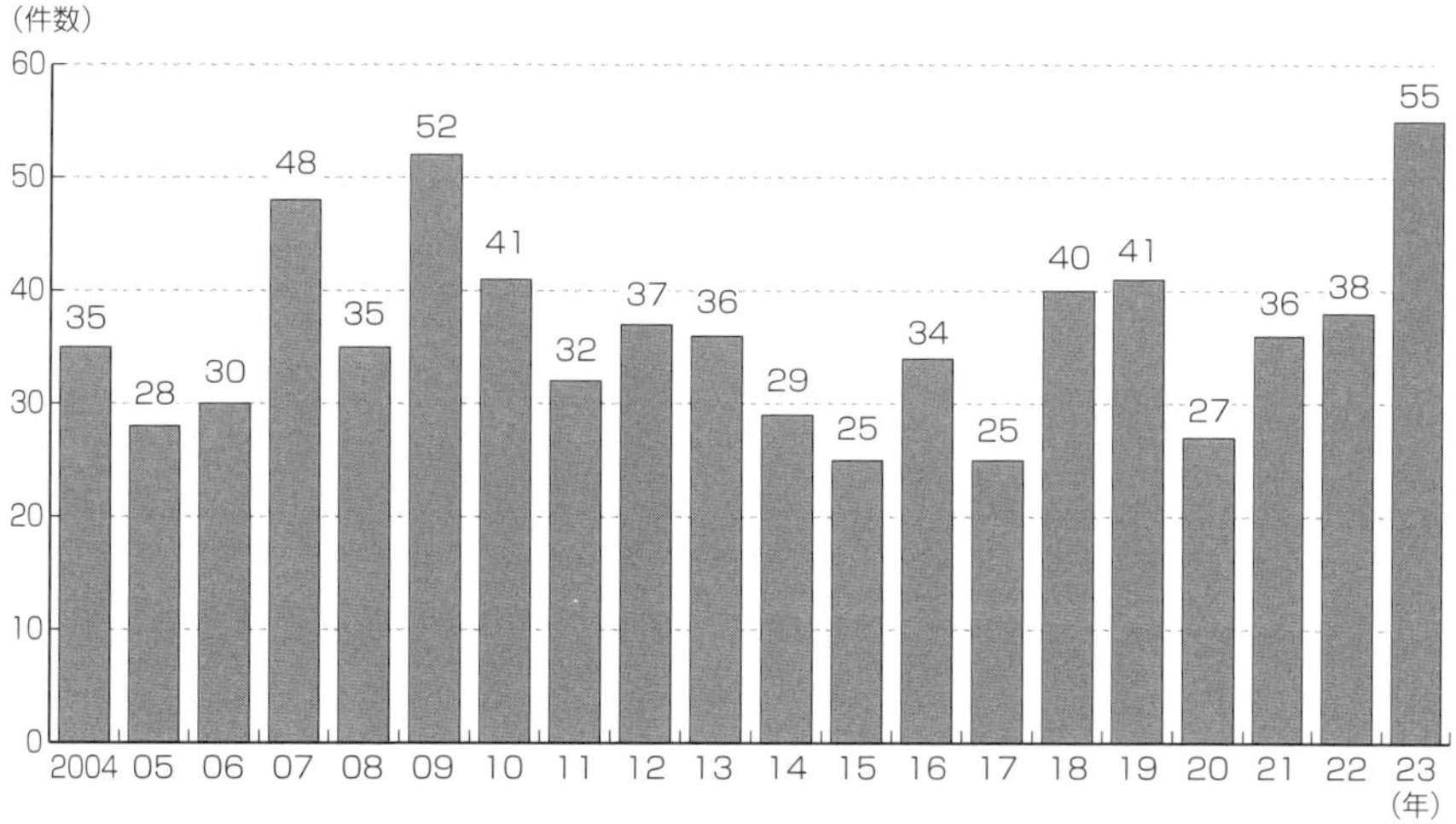

出典：帝国データバンク「医療機関倒産動向調査」より

※帝国データバンクは病院の倒産状況東京商工リサーチは老人福祉事業者の状況で異なるため

Term

訪問介護　利用者が在宅のまま自立した日常生活を送れるよう、訪問介護員（ホームヘルパー）などが利用者宅を訪問し、介助面における「身体介護」や家事面における「生活援助」を行うサービスのこと。

Section

2-7 公立病院改革の推移

公立病院の経営悪化状況を受け、2007年より公立病院改革が行われてきました。その結果、再編や統合が進み、一定の成果が上がっています。2015年には新たなガイドラインが提示され、今日では公立病院経営強化プランが策定されています（8－1節参照）。

■公立病院改革ガイドライン

医師不足や経営悪化に悩む公立病院が急増する事態を受け、2007年12月、総務省は「**公立病院改革ガイドライン**」を発表。病院を開設している地方公共団体に対し、「①経営効率化、②再編・ネットワーク化、③経営形態の見直し」を柱とする改革プランの策定を要請しました。再編を選択した場合には財政面での優遇措置がとられたため、多くの公立病院が統合への道を選択していきました。

ガイドラインの対象期間は2013年度に終了しましたが、総務省は「引き続き改革が必要」と判断し、2015年3月、第2弾として**新公立病院改革ガイドライン***を策定しています。

■経常収支が大幅に改善

総務省では、改革プランの策定・実施状況を調査し、公表しています。2014年3月の調査によれば、2013年度の経常収支が黒字である公立病院の割合および公立病院全体の経常収支比率は、プラン策定前（2008年）と比較して大幅に改善していましたが（経常収支黒字病院の割合:29・7%➡46・4%、経常収支比率:95・7%➡99・8%）、前年度からは若干低下していました。

また、2013年度までに策定された計画に基づき、病院の統合・再編に取り組んでいる事例は65ケース、162の病院（公立病院以外の病院等を含めると189が参画）でした。

Term 新公立病院改革ガイドライン 2015（平成27）年3月31日に総務省から通達された公立病院改革の新しいガイドライン。2007（平成19）年12月24日付の自治財政局長通知で出された「公立病院改革ガイドライン」を踏まえたものになっている。

■事例――経営統合後、独立法人化――
山形県・酒田市病院機構

山形県立**日本海病院**と酒田市立**酒田病院**は、県と市が設立団体になって独立行政法人化した全国初のケースです。両病院の距離はわずか2キロメートルほどですが、統合以前は同じ診療科を持ち、医療資源が重複。非効率で共倒れになりかねない状態でした。今後の病院経営に対する危機感から、山形県と酒田市は両病院を統合再編し、地方独立行政法人**山形県・酒田市病院機構**＊（日本海総合病院・酒田医療センター）を設立することに合意しました。

統合再編後、「日本海総合病院は528床➡648床に増床、急性期医療等の役割を担う」、「酒田医療センターは400床➡114床に減床、療養型・回復期リハビリ機能を担う」という2病院体制で機能しています。重複業務が一本化されたことで医療資源の有効活用が可能となり、経営状況が改善。また、独立法人に移行したことで、職員数や職員配置に関する職員定員などの縛りがなくなり、医療制度の変革に対し迅速な対応が可能になるというメリットもありました。

公立病院改革における再編・ネットワーク化の実績

項目	再編・ネットワーク化関連病院数
2008（H20）～2014（H26）実績	126公立病院
2015（H27）～2020（R2）実績	67公立病院
合計	193公立病院
【参考】実施中（枠組合意）	60公立病院

出典：総務省資料より。

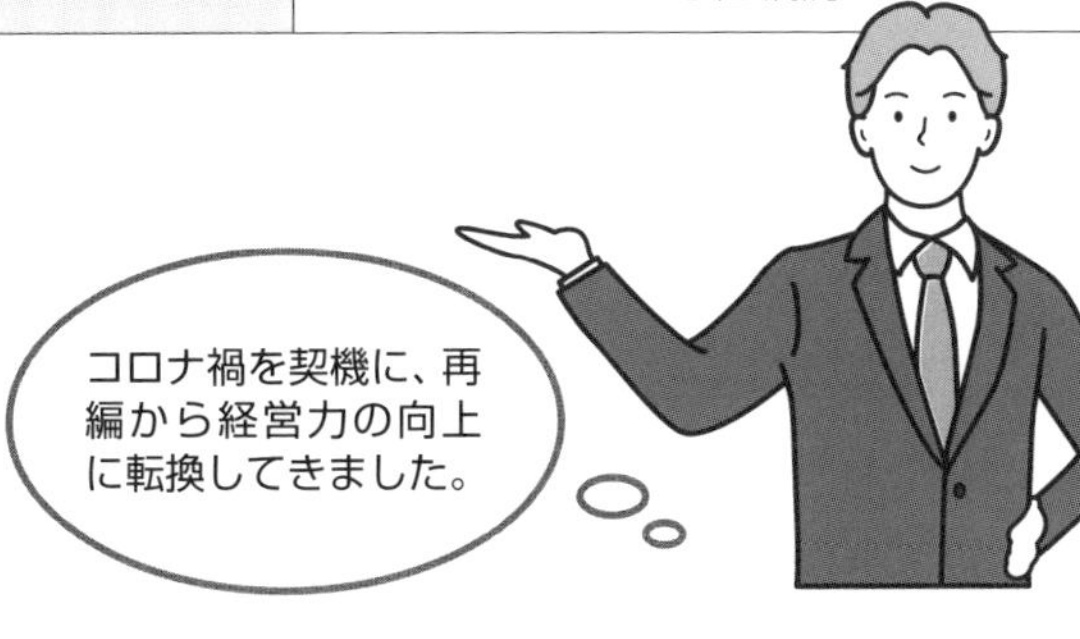
コロナ禍を契機に、再編から経営力の向上に転換してきました。

Term **山形県・酒田市病院機構**　2008（平成20）年4月に山形県と酒田市が共同で設立した独立行政法人。庄内地域において安心・信頼・高度の医療を持続的・安定的に提供することを目的とし、日本海総合病院、日本海酒田リハビリテーション病院および日本海八幡クリニック等の診療所を運営している。

Section
2-8 拡大するDPC対象病院

2003年4月から、全国の79の大学病院や国立がんセンター、国立循環器病センターなど、いわゆる特定機能病院の一般病床において包括的診療報酬制度が導入されています。この制度に基づく2022年度のDPC調査参加病院は5898病院で、2024年3月現在の全国8127病院の72・6%を占めています。

出来高払いから包括払いへ

DPC*とは**急性期病院の診断群別包括支払い制度**と呼ばれる新しい報酬算定制度の通称です。

この制度では、従来の出来高払い方式の診療報酬体系に代わって、**診断群分類包括評価**（本来の意味のDPC）を用いて、入院医療費の定額支払いを行います。出来高払いでは、「個々の診療行為にきめ細かく対応できる反面、いわゆる過剰診療に傾きやすい」、「医療技術評価や医療機関運営コストが必ずしも適切に反映されない」、そして「医療の質や効率性の評価が十分反映されない」といった問題点が指摘されていました。

診断群分類の内容

診断群分類では、まず18の主要診断群（MDC*）と呼ばれる疾患分野ごとに大別し、それぞれを傷病によって分類します。その傷病名は、医療資源を最も多く投入した傷病名に対応するものを**ICD10***の中から検索して決定します。医療資源とはヒト、モノ、カネの資源ですので、例えば入院治療中に最も多くの人的・物的・金額的な医療資源を投入した傷病が診断群分類となります。ただし、入院中に複数の傷病を治療した場合でも、1つに絞って分類しなければなりません。これがまだ不明なうちは、入院の契機となった傷病に基づいて、診断群分類が決定されます。

Term
DPC　Diagnosis Procedure Combinationの略。
MDC　Major Diagnostic Categoryの略。

■DPCの問題点

　DPC開始時には、575の疾患に対して1860の分類がありました。現在は504疾患で、DPCの分類項目は診断群分類総数2873分類。このうち包括評価対象となる診断群分類は2309分類で、これに該当しない患者は従来どおりの出来高払いとなっています。

　最初は財政的視点で導入されたDPCですが、民間施設等への導入も行われ、「出来高方式と比較して3%の増収になった」などの報告もありますが、一方で地域医療を支えている地方の病院では、経営と運営の両方の面から不利な状況にもあります。

　要因の1つとしては、高齢化が挙げられます。DPCでは、診断が同じなら年齢に関係なく診療報酬も同じですが、実際には高齢者の治療の方がコスト高となります。

　さらに、地方の病院では機能分化が困難で、外来患者が多くなることから、診療報酬の割には医師・看護師の労働条件がきつくなり、人材不足に拍車をかけているとの指摘もあります。

DPCの仕組み

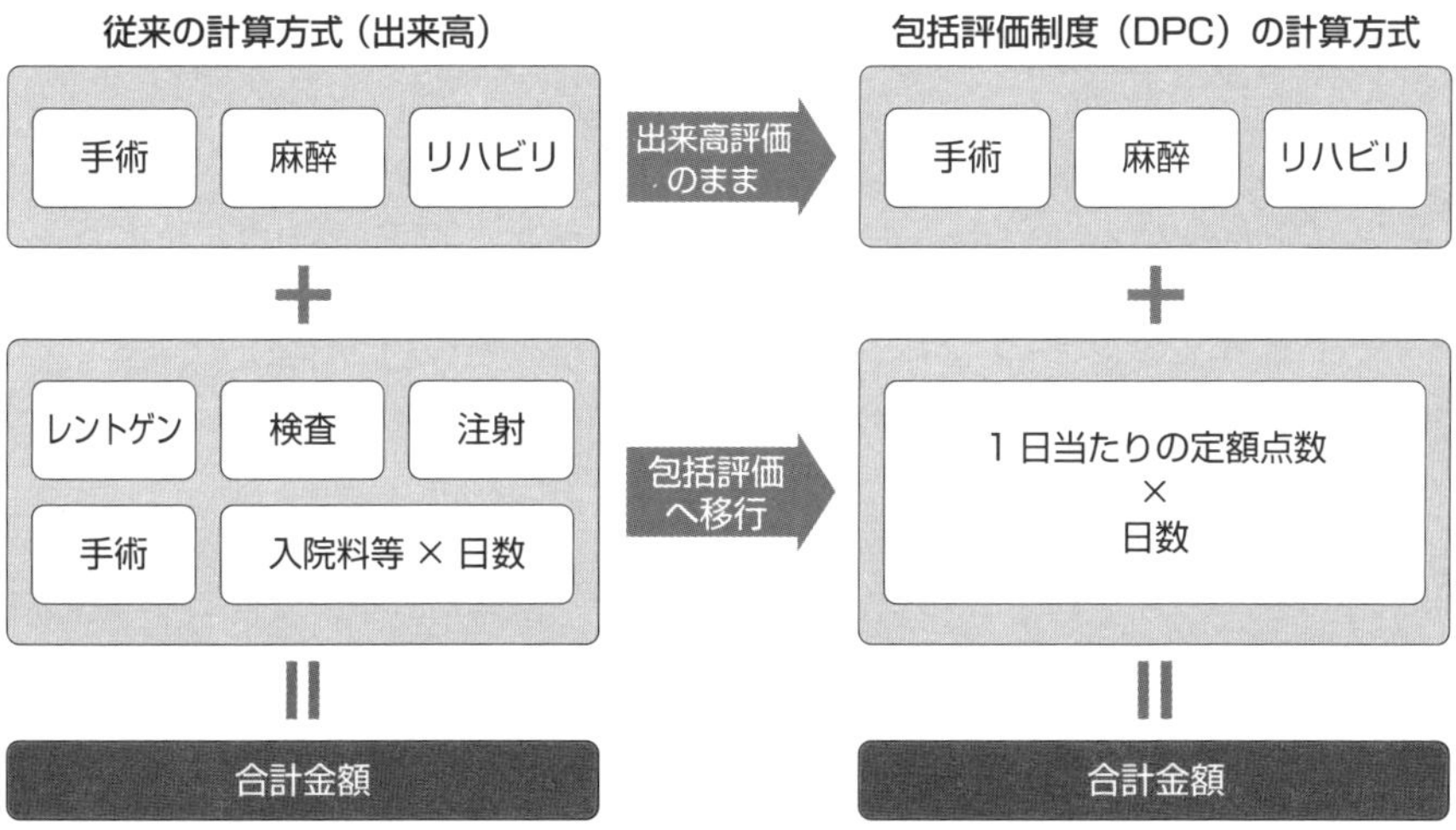

Term **ICD10**　世界保健機関（WHO）の設定した「国際疾病分類」（International Statistical Classification of Diseases and Related Health Problems）の第10版。全21章からなる分類はアルファベットと数字により符号化されて、最初のアルファベットが大分類（Uを除く）、続く数字が中分類を表す。

Point **包括される部分の計算式**　「包括される診療費用 ＝ 診断分類ごとの1日の包括評価点数の合計 × 入院日数 × 医療機関別係数 × 10円」で求められる。

Column 医療 MaaS の取り組み

日本海総合病院を運営している山形県・酒田市病院機構では、高齢者の多い中山間地域で、看護師が医療機器を搭載した車で高齢者宅を訪れ、医療機関にいる医師が遠隔診療を行う――という「**医療MaaS《マース》**」のサービスを2024(令和6)年5月16日から始めています。

ここでMaaSはMobility as a Service(モビリティ・アズ・ア・サービス)の略で、「公共交通を含めた、自家用車以外のすべての交通手段による移動を、1つのサービスとして捉え、シームレスにつなぐ移動の概念」のことであり、また、それを目的としたサービスもMaaSと呼びます。医療MaaSでは、移動手段がなくて困っている高齢者などが医療機関の受診に消極的になりがちであることから、その対策の1つとして取り組むもので、医療を継続的に提供できる体制につなげることを狙った新しいサービスです。

日本海病院の場合は、関連施設の日本海八幡クリニックに定期的に通院し、医師が「遠隔診療に適している」と判断した患者を対象に、毎週月曜と木曜の午後、完全予約制で1日最大4人まで受け付けるサービスを実施中です。

酒田市八幡地区内の高齢患者の自宅を訪れた看護師が、患者の血圧等の測定その他を行うほか、診療所にいる医師に無線回線経由でカメラの映像を送り、医師が健康状態を確認するなど遠隔診療を行う形です。

移動診察車が出向くことで、患者は病院まで行かずに受診することが可能になり、医師にとっても、これまで訪問診療のために要していた移動時間を、緊急性の高い患者の対応にあてるなど、地域にとってより効率的な医療を提供できるようになるといったメリットが生まれています。

長野県伊那市では、2019年4月、トヨタ・モビリティー基金の助成を受け、MONET Technologies株式会社、株式会社フィリップス・ジャパンなどの協力のもと、オンライン診療のための専用車両「INA Health Mobility」を開発。実証試験が行われたのち、2021年4月より、地方創生推進交付金Society5.0タイプなどの国の補助を受け、「モバイルクリニック事業」として本格運用を開始しています。

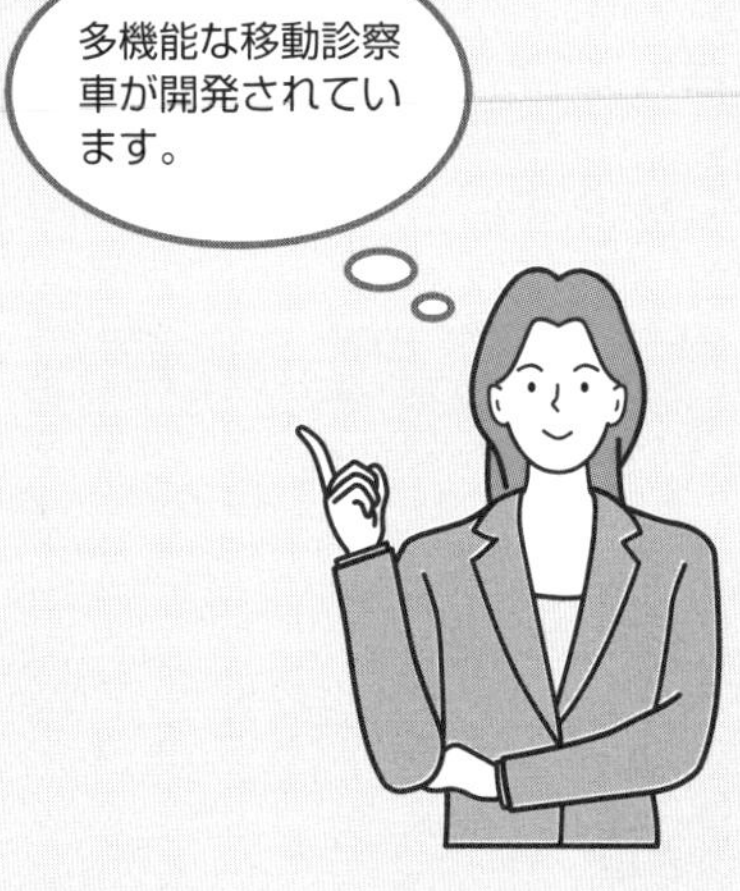

第3章

最新医療設備とDX

医学・医療技術の進歩は目覚ましく、日々、新しい治療方法や検査方法が生まれています。世界屈指のレベルにあるといわれる再生医療や重粒子線治療、がんの先進治療など、日本には誇るべき医療が多くあります。

これらの最先端医療を支えているのが、最新の医療機器と新しい技術の発見や開発です。

近年の医療機器のグローバル需要は、コロナ禍による手術の延期や受診抑制などがあって縮小傾向が続いていましたが、2021年以降は再び増加傾向に戻り、国内需要も同様です。

日本においては、高齢化の進展に伴って治療機器の需要が拡大する一方で、病院の機能統合により高機能病院数が減少するため、X線装置をはじめとする診断機器の需要は縮小基調で推移する見込みとされています。

とはいえ、医療とヘルスケアの接続により、今後もデジタル技術を活用した医療ソリューションの需要は高まるとみられます。

Section
3-1 医療機器とは

一般に、医療機関で使用される病状診断・治療・予防用の装置・機器・用品のことを医療機器と呼びます。2014年の「薬事法」の改正で、それまでの「医薬品、医療機器等の品質、有効性及び安全性の確保等に関する法律」に代わり、医療機器の章が新たに追加されました。

医療機器の種別

日本には「**医療機器**」のほかにも「医用機器」「医療機」など、規制に沿ったいろいろな用語があります。また、その使用目的などから、大きく「治療系」と「診断系」の2つに分類されています。

治療系機器には大きく2つの市場があり、1つはカテーテルや注射器などの処置用機器で、もう1つが人工関節や人工心臓などの生体機能補助・代行機器の市場です。これらの治療系機器が国内市場の約半分を占めています。診断系機器では、内視鏡や血圧計などの生体現象計測・監視システムおよびCT、MRIなどの画像診断システムが大きな市場になっています。さらに近年ではテクノロジーの進展を背景として、医療DXに対応する機器が増えてきました。

法令による規制と分類

医療機器を製造・輸入・販売するためには、厚生労働大臣の承認が必要です。また、一般的名称も定められており、名称ごとにその定義や、不具合が起きた際の人体に対するリスクの程度（**クラス分類**）などが決められています。一般的名称の数は4000を超えていますが、法令では一律に規制するのではなく、クラス分類に応じて適切な規制が行われています。リスクの低いほうから「一般」「管理」「高度管理」に分け、またクラス分類としてはⅠからⅣに分けられています（次ページの表を参照）。このうち人体へのリスクが極めて小さいものは、製造販売に関する承認は不要になっています。

Point

遠隔地を結ぶ最新画像診断システム　遠隔読影は、CTやMRIなどの画像をインターネットで送信し、院外の放射線科専門医が読影してレポートを作成・返却するシステム。遠隔画像診断あるいは遠隔医療、遠隔診断とも呼ばれている。

危険度に応じたクラス分類

繰り返しになりますが、医療機器は、その機器の人体等に及ぼす危険度に応じて国際的なクラス分類がなされています。

クラスⅠは人体への危険度が最も低いものです。またⅣは、「副作用・機能障害などの不具合が生じた場合、人の生命・健康に重大な影響を与えるおそれがあるもの」として、最も危険度が高いとされています。

国際クラス分類と国内での分類の対応は次のとおり。

クラスⅠ（一般医療機器）
クラスⅡ（管理医療機器）
クラスⅢ（高度管理医療機器）
クラスⅣ（高度管理医療機器）

クラス分類とは別に、保守点検の必要性や修理など、機器の管理において専門的な知識や技能を必要とするものについては、**特定保守管理医療機器**として指定されています。また、設置にあたって組み立てが必要で、その組み立てに関わる管理が必要な機器は、**設置管理医療機器**に指定されています。

日本の医療機器のクラス分類

分類	クラス	リスクによる分類	製造販売承認規制	品目例
一般医療機器	Ⅰ	人体へのリスクが極めて低いもの	承認・認証不要	対外診断用機器、鋼製小物類
管理医療機器	Ⅱ	人体へのリスクが比較的低いもの、かつ、適合性認証基準に合致するもの	登録認証機関による認証	電子内視鏡、超音波診断装置、CT、MRI
		上記以外	大臣承認（PMDA＊審査）	
高度管理医療機器	Ⅲ	人体へのリスクが比較的高いもの		人工骨・関節、バルーンカテーテル
	Ⅳ	生命の危険に直結するおそれがあるもの		ステント、ペースメーカー

Term
PMDA Pharmaceuticals and Medical Devices Agencyの略、独立行政法人医薬品医療機器総合機構。国立医薬品食品衛生研究所医薬品医療機器審査センター、医薬品副作用被害救済・研究振興調査機構および財団法人医療機器センターの一部の業務を統合し、2004年4月1日に設立された機構。

Section

3-2 医療機器のあゆみ

1823年、長崎に来日したシーボルトによって近代西洋医学が日本に伝えられ、そのときに「ハサミやメスなどの鋼製小物を利用し、開腹して行う」治療方法も伝わりました。この鋼製小物が日本おける医療機器の始まりとされています。

■生きている証のチェック

16世紀末から17世紀初期にかけて、顕微鏡や体温計が発明された時期が「医療機器のあけぼの」といわれた時代です。その発明と並んで医学の基礎となったのが、「息をする」あるいは「血が循環している」「体温がある」といった、人間が生きていることを証明する人体の生理的機能の発見で、これが医学の礎となりました。1590年に顕微鏡が発明され、その後体温計が生まれました。のちにはイギリスで馬の頸動脈を使って血圧測定の実験が行われ、犬の人工呼吸実験などと続き、19世紀初期にはフランスで聴診器が発明されるなど、診断や治療に用いられる医療機器の発明があったのです。

■医療機器の3大革命

1895年にレントゲンによるX線の発見があり、医療用レントゲン装置が開発されるようになり、医療技術が飛躍的に進歩しました。また、X線発見の翌年には水銀血圧計、1903年には心電計が発明され、この「X線の発見」「血圧計の発明」「心電計の発明（心電図の考案）」は**医療機器の3大革命**と呼ばれました。

また、1929年にはドイツで脳波計の発表がありました。

顕微鏡の出現で伝染病の発見と治療が、心電計で心臓病の治療が、脳波計で手術中の麻酔深度測定がそれぞれ可能になるなど、医療機器の開発による医療技術の進化が続きました。

Point

スマート医療機器　「医療ICT」や「スマート医療」に対応する医療機器。電子カルテ、医療用人工知能（AI）、遠隔診察（オンライン診察）その他に関わる、デジタル化された医療機器の総称として用いられる。

■医療機器の進化

水銀血圧計の出現は、高血圧患者の治療法の進歩につながりました。心電計や脳波計などの発明は、生体の情報を適切にモニターする機器の開発につながり、検査することが一般化し、的確な診断が可能となりました。

さらに、自動生化学分析装置の出現は血液や尿などの臨床検査における短時間での大量検査を可能とし、MRI（核磁気共鳴装置）の出現は、病巣の早期発見・早期治療を可能としました。

治療系機器でも、滅菌技術の進歩によって新しい材料を活用した使い捨て製品が出現したり、人工心肺装置・麻酔技術・高性能精密医療機器などの開発によって心臓等の手術が容易に行えるようになるなど、複雑な診断・治療が可能になりました。

また近年は「患者のQOLの向上」という視点から、身体を開くことなく外から治療可能な機器、内視鏡とレーザー光線の併用によって数ミリメートル程度の切開で済む手術の技術などが生まれています。さらに、デジタル化の進展に伴って**スマート医療機器***も増えています。

薬事工業生産動態統計における医療機器のカテゴリーと市場規模の推移

カテゴリー	大分数	市場規模※
診断系	画像診断システム、画像診断用X線関連装置および用具、生体現象計測・監視システム、医用検体検査機器、施設用機器	5958億円／20.6%／−0.6%
治療系	処置用機器、生体機能補助・代行機器、治療用または手術用機器、鋼製器具	1兆6644億円／57.7%／5.8%
その他	歯科用機器、歯科材料、眼科用品および関連製品、衛生材料、衛生用品および関連製品、家庭用医療機器	6268億円／21.7%／3.9%

※金額／構成比／金額CAGR（2011〜16年）。CAGRは年平均成長率。

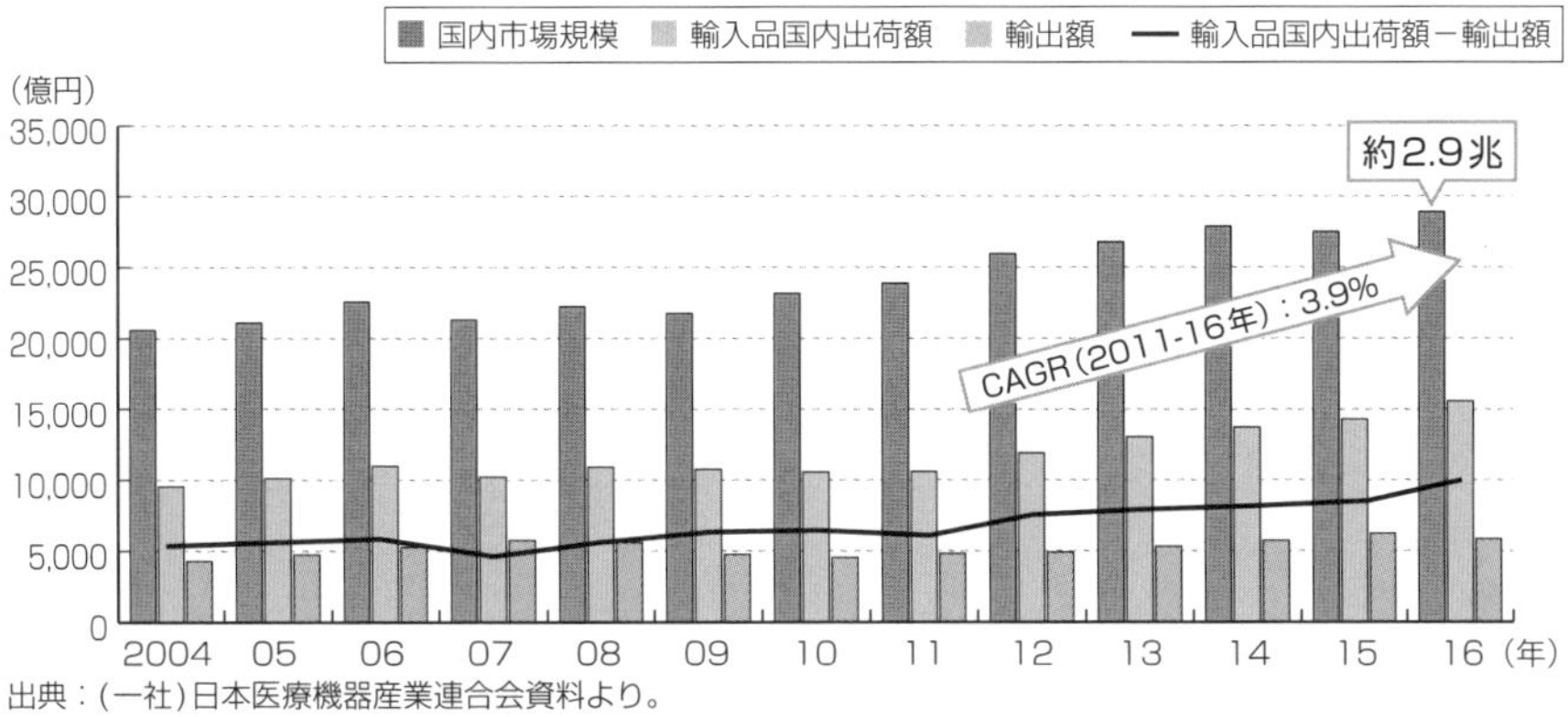

出典：（一社）日本医療機器産業連合会資料より。

Section
3-3 医療機器産業を取り巻く環境

医療機器産業の市場規模について、2022年の「薬事工業生産動態統計年報」によれば、同年の生産金額は2兆5829億円で対前年比0・8%減となっていますが、前年の21年はコロナ禍明けの反動により2兆6042億円、対前年比8・4%増と大きく市場規模を拡大させたことから、医療機器産業の国内市場はコロナ禍前より拡大してきています。

輸入に依存した市場

国民医療費の増加を背景に、国内医療機器の市場規模も拡大を続けてきました。しかし、日本においては輸入に依存した市場構造になっています。2022年の医療機器の輸入金額は2兆9180億円で、対前年比6・5%増になっています。医療機器の輸入では、2019年に2兆円台に乗せ、翌年はコロナ禍により減額したものの、それでも2兆円台で推移しています。国内医療機器メーカーが、国内に大きな市場を持ちながらも競争力を発揮できずにいる要因としては、「国内法などで厳しく規制されている」、「大型機器を中心に海外の大手医療機器メーカーが寡占的に市場を押さえている」といったことが指摘されています。

医療機関の設備投資抑制

日本企業がグローバル市場で50%以上のシェアを有しているのは、内視鏡、医療用光源、眼底カメラなどです。手術用ロボットや放射線治療装置といった大型の医療機器での日本企業のシェアは小さなものになっています。

国内の最大需要先である病院は、機能分化による施設数の減少や経営環境の厳しさから、大型の医療機器の設備投資は抑制される方向にあります。しかし、ガーゼやカテーテル、注射器など消耗品中心の医療用品については、近年の院内感染や医療事故の防止策強化の流れで需要拡大が続いています。さらに高齢化の進展などにより、介護・医療機器の需要も増加傾向にあります。

Point

最新の医療用光源 内視鏡技術の発展により、今日では光源に対する要求は多岐にわたっている。内視鏡は極めて細い光ファイバで構成されていることから、ファイバの中に効率よく光を送って体内を照らせるだけの高い輝度が必要であるほか、正確な色、チラツキのない安定性といった条件を満たす必要がある。

■国内市場の動向

　国内における医療機器市場をみると、人工透析や血液浄化、セラミック製品、診断用カテーテル、X線CT、内視鏡などは国産メーカーが高シェアを保持しています。しかし、主たる治療用デバイスや治療用装置の多くは海外メーカーが高シェアを誇っています。

　また、全体的にはグローバル企業が上位に並び、寡占化の傾向が強まってきました。テルモ、オリンパス、東芝メディカルシステムズなど、国内メーカーの中にもグローバル展開ができる大手企業は存在します。しかし国内メーカーの場合、例えば「内視鏡に強いオリンパス」、「心臓疾患治療用カテーテルのテルモ」、「人工腎臓の日機装」、「心電計のフクダ電子」など、世界のトップレベルの技術力を持ちつつも市場規模が小さく、民生機器とは違って生産ロットが小さいために、高い開発費用の償却が長期にわたる傾向にあります。そのため、技術力のあるメーカーと販売力のある企業による業務提携などが活発化しています。

医療機器大分類別主要国別輸入金額

順位	大分類	輸入金額 百万円	構成割合 %	主な輸入国（上位5カ国）
	合計→	1,300,816	100	
1	生体機能補助・代行機器	326,595	25.1	アメリカ合衆国　アイルランド オランダ　スイス　ドイツ
2	処置用機器	301,674	23.2	アメリカ合衆国　中華人民共和国 オランダ　タイ　イギリス
3	眼科用品および関連製品	184,357	14.2	アイルランド　アメリカ合衆国 プエルトリコ（米）　シンガポール　台湾
4	画像診断システム	125,113	9.6	アメリカ合衆国　ドイツ　中華人民共和国 フィンランド　フランス
5	治療用または 手術用機器	95,728	7.4	アメリカ合衆国　ドイツ　イギリス 中華人民共和国　スウェーデン
6	生体現象計測・ 監視システム	76,409	5.9	アメリカ合衆国　中華人民共和国　ドイツ ドミニカ共和国　イギリス
7	家庭用医療機器	43,082	3.3	中華人民共和国　デンマーク　スイス シンガポール　マレーシア
8	鋼製器具	33,806	2.6	アメリカ合衆国　ドイツ　スイス アイルランド　オランダ
9	歯科材料	31,724	2.4	アメリカ合衆国　アイルランド スウェーデン　スイス　ドイツ
10	医用検体検査機器	21,394	1.6	アメリカ合衆国　イギリス　ドイツ アイルランド　デンマーク
	その他	60,935	4.7	

出典：厚生労働省薬事工業動態統計調査より。

Section
3-4 診療報酬と医療機器の市場

前述のとおり、医療機器は治療系機器と診断系機器に大別されます。手術料・処置料・画像診断料などの診療報酬点数の収入によって購入される機器が大半で、医療費の動向と密接に関係してきます。

治療系機器の成長率

診療行為は、「検査や画像診断など**診断系機器**が関連する行為」と、「手術や処置といった**治療系機器**が関連する行為」に分けられます。1回当たりの医療費について近年の推移をみると、手術や処置の伸び率が高く、検査や画像診断は横ばいになっています。

診療件数は全体的に減少傾向ですが、手術が増加していることから治療系機器の伸び率が高くなっています。また、疾病率ではがんや心疾患、脳血管疾患などが大きな割合を占めているため、医療機器市場においても心臓・循環器関連の機器に拡大傾向がみられます。老齢化の進展に伴い整形外科分野の機器も伸びています。

予防医療・在宅医療と医療機器

膨らみ続ける国民医療費の削減は急務であり、医療機器においても対応が迫られていますが、その1つが、今後ますます拡大が見込まれる予防医療や在宅医療への対応です。**予防医療機器**は、医療機器の中でも比較的規制が少なく、技術的にも参入障壁が低いとされ、拡大が見込まれるとともに、新規参入を狙いやすい分野だといわれています。

長期にわたる治療が避けられない生活習慣病を中心とする慢性疾病の予防から発病後の予後管理までを、社会保障政策の中に組み込む動きもあって、新しい市場の確立が期待されています。

Point
予防医療機器の最新技術　「運動・食事などの生活習慣のデータや体重・血圧・血糖値といった健康データとAIを組み合わせた技術」、「ヘッドマウントディスプレイなどのVR技術」、「非侵襲で（身体に負担を与えずに）身体の状態を測定するウエアラブルデバイスなどのIoT技術」の活用が進んでいる。

薬事法による分類と承認等の要否

医療機器は、人体等に及ぼす危険度に応じて国際的なクラス分類がなされています。クラスⅠは人体への危険度が最も低く、Ⅳは「副作用・機能障害などの不具合が生じた場合、人の生命・健康に重大な影響を与えるおそれがあり、危険度が最も高い」とされています。X線診断装置やCT、MRI等は管理医療機器に分類され、クラスはⅡになります。心臓カテーテルや人工心臓弁、放射線治療装置などの高度管理医療機器はⅢとⅣに分類され、承認等を得ることが求められます。特に近年は、生命の危険に直結するおそれのあるクラスⅣについては、承認を得ることが難しくなりつつあります。医療機器の市場規模は、全体では大きな市場になっているものの、診療科や疾病、手術を要する部位等への機能や効果、リスク、素材等の違いなどにより、かなり細分化された市場になっています。また、医療とヘルスケアの連携強化により、新たな医療ソリューションの開発と普及が進んできました。特に、デジタル化の進展により、従来型の医療から、予防・予後等の周辺領域を含む多様なヘルスケアサービスへと拡大していることから、医療機器の分類は将来的にも大きく変わっていくと考えられます。

国内市場規模の年平均成長率（CAGR）2011～16年

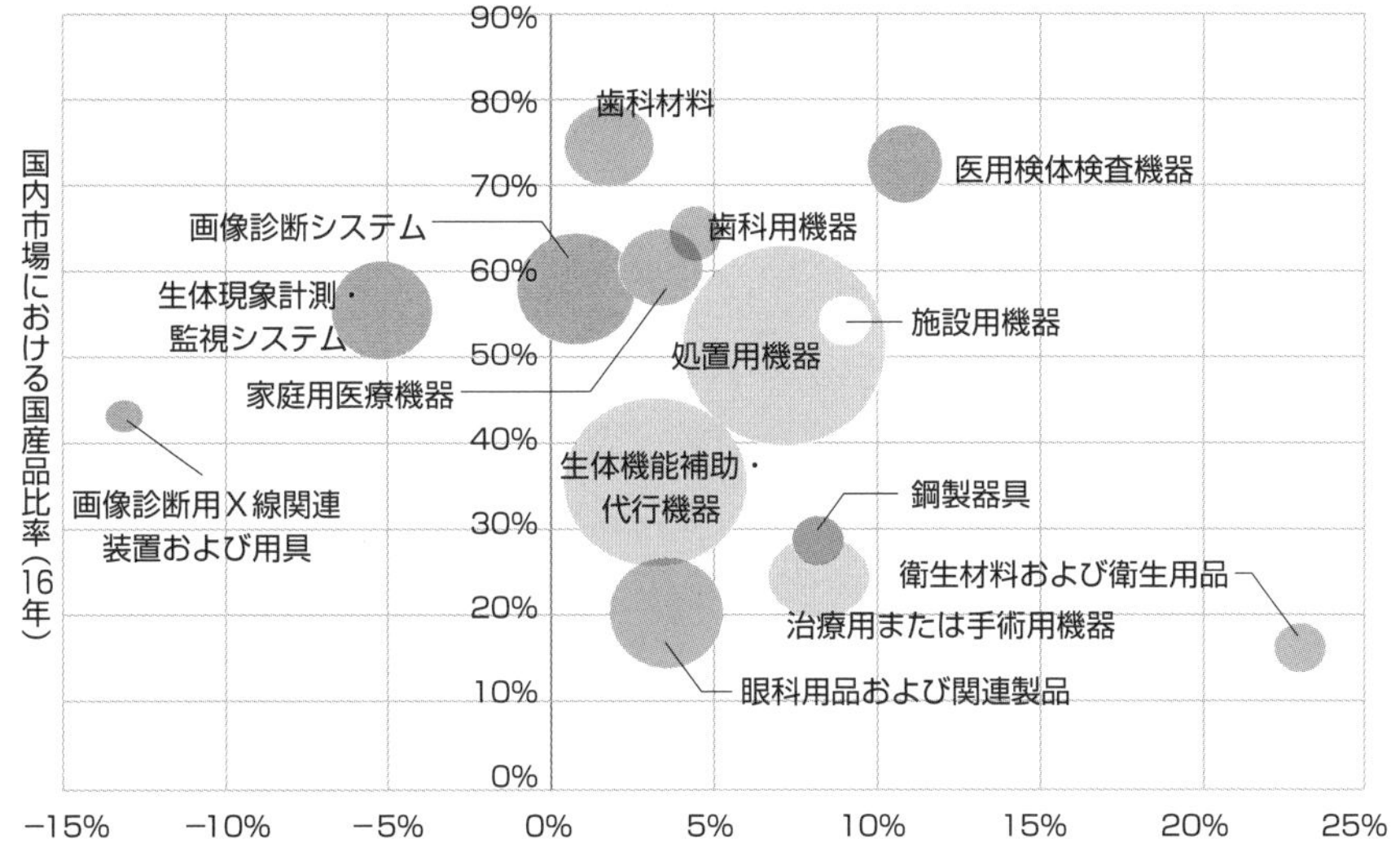

出典：薬事工業生産動態統計（年報）より医機連が作成。

Point

医療用グレード樹脂 ISO 10993などの国際規格の厳しい基準をクリアして認証を受け、医療機器用のプラスチック製品の原料として用いられるもの。人体に直接触れたり体内に入るため、生体適合性がある素材自体から有害物質が発生しない、といった条件を満たすことが要求される。

Section

3-5 手術支援ロボットの動向

日本では2009年に医療機器として手術支援ロボットが承認され、12年に前立腺がん全摘手術、16年に腎臓がん手術が保険適用となり、さらに肺がん、食道がん、胃がん、直腸がん、膀胱《ぼうこう》がんなど計12件も保険適用が追加承認されました。24年度の「診療報酬改定において対応する優先度が高い技術」として177件を承認し、うちロボット支援下手術が6件追加されています。

「ダヴィンチ」世界第2位の保有台数

手術支援ロボットでは、アメリカのベンチャー企業が一社独占の形で開発を進めた「**ダヴィンチ**」が先行し、2023年1月までに世界で約7500台、日本では570台以上（保有台数世界第2位）が導入されています。当初から保険適用の拡大が待望され、今日では主要な固形がんのほぼすべてにおいて、手術支援ロボットによる摘出手術が保険適用でカバーされています。

国立がん研究センター東病院では14年からダヴィンチを導入し、22年11月からはダ・ヴィンチXiの3台体制となり、23年度には泌尿器科・胃外科・食道外科を中心に月70件弱の手術が行われています。

「ダヴィンチ」のメリット

外科医の多くがダヴィンチのメリットとしてまず挙げるのは、「搭載された**三次元画像モニター**＊から遠近感のある高精細な視覚情報を得られる」ことだといいます。また、「術者の手ぶれ防止機能がある」、「関節の自由度が高く（通常の内視鏡の自由度が5つなのに対し、ダヴィンチの自由度は7つ）、術者の動きをより正確に再現できる」といった特長もあります。課題はコストパフォーマンスで、イニシャルコストのみならずランニングコストも高額。さらにはダヴィンチ手術の技術取得と習熟に要する研修期間の長さもネックでした。しかし、保険適用の拡大や専門医の登録制度の導入も進み国内保有台数は増加傾向にあります。

Point

三次元画像モニター　ダヴィンチの術者用モニター（ステレオビューワーと呼ばれている）では、内視鏡カメラが捉えた術野を3D画像で立体的に見ることができる。そのため、実際の術野を見ているのに近い感覚で遠近感なども捉えやすく、血管の縫合のような細かい作業が鏡視下手術と比較して格段にやりやすくなっている。

■国産手術支援ロボット hinotori™

国内の手術支援ロボットの市場をみると、コロナ禍の影響もあり、医療機関での設備の導入・更新件数が大幅に減少したものの、2021年には対前年比30%増となり、22年以降も好調に推移しています。前記したように長らく「ダヴィンチ」によるほぼ独占状態だった手術支援ロボット市場も、同社の基本特許の満了とともに、複数メーカーの参入が予想されています。

日本の企業が目指しているのは、ダヴィンチへの対抗上、低価格と操作のシンプルさを両立させることです。川崎重工業とシスメックスの共同出資により設立されたメディカロイドの開発する「**hinotori サージカルロボットシステム***」は、2020年8月に製造販売承認を取得し、販売を始めています。今後も高齢化が進む日本においては、手術支援ロボットを使用した侵襲性の低い内視鏡下手術の必要性がさらに高まると予測されています。

このほか、富士フイルムでは医療用AI技術の実用化が進められ、光学メーカーのオリンパスも消化器内視鏡にAIによる診断支援の機能を付加した機器を販売するなど、国産メーカーの動きも活発化しています。

2018年4月以降に保険適用となった主なロボット支援下手術

診療科	疾患	ロボット支援手術
泌尿器科	前立腺がん	腹腔鏡下前立腺全摘術
	腎がんなど	腹腔鏡下腎摘術など
	膀胱がんなど	腹腔鏡下膀胱摘出手術など
	副腎腫瘍など	腹腔鏡下副腎摘出術など
消化器外科	食道がん	胸腔鏡下食道切除術など
	胃がん	腹腔鏡下胃切除術など
	直腸がん	腹腔鏡下直腸切除術など
	結腸がん	腹腔鏡下結腸切除術など
	膵腫瘍など	腹腔鏡下膵体尾部切除術など
	肝腫瘍など	腹腔鏡下肝切除術
婦人科	子宮腫瘍など	腹腔鏡下子宮全摘術
	子宮脱など	腹腔鏡下仙骨膣固定術
呼吸器外科	縦隔腫瘍など	胸腔鏡下胸腺摘出術など
	肺癌など	胸腔鏡下肺切除術など
心臓血管外科	弁膜症	胸腔鏡下弁形成術
耳鼻咽喉科	咽頭がんなど	鏡視下咽頭悪性腫瘍手術
	喉頭がんなど	鏡視下喉頭悪性腫瘍手術

出典：厚生労働省「ロボット支援手術」資料より。

2024年2月現在、総計29術式が保険収載され、保険適用下の手術が可能。ただし、病院の施設条件、術者条件などにより、施行できない場合があります。

Term

hinotoriサージカルロボットシステム　“人に仕え、人を支える”存在を目指して開発された、執刀医の繊細な手の動きを実現する国産の手術支援ロボット。2020年8月に泌尿器科での使用において製造販売承認を受け同年12月には前立腺全摘除術の初臨床を実施した。2022年10月には消化器外科、婦人科への適応拡大についても承認を取得し、臨床使用を開始している。

Section

3-6 広がる医療器具の共同購入

病院の経営環境がますます厳しくなる一方で国民医療費が増大しつつある昨今、病院経営においては、新しい医療技術への対応、医療の品質と安全の確保のため、不要な出費を抑えて経営をスリム化することが求められています。そういった中で、特に資材やサービスのコストダウンを図る方法の1つとして注目されているのが、医薬品や医療器具を共同調達する仕組みです。

共同購買力を利用して交渉

コスト削減の方法として注目を集めているのが、**GPO***による共同購入です。

GPOは、「参加病院を取りまとめ、その共同購買力を利用することで、サプライヤー側への価格交渉力や契約交渉力を獲得することを目的として設立された事業団体」で、参加病院が最良の製品を、最高の条件と価格で購入する手助けをしています。

「GPOが会員病院を代表してメーカーと交渉し、価格表を作成」、「会員病院は、その価格表を参照して卸売業者に発注する」という流れになっています。

拡大する共同購入への動き

日本国内で最大級のGPOである**日本ホスピタルアライアンス（NHA）**には、2023年4月現在、332の病院が加盟し、病床数は13万699になっています。

NHAは、経営母体の異なる医療機関の参加を得て、「病院による病院のための共同購入」を理念に掲げ、2009年から任意団体としてGPOを組織し活動してきました。同社の公開資料によれば、加盟病院の経営効率化について、2020年度から22年度まではコロナ禍にあって取扱量の減少が懸念されたものの、反対に加盟病院の経営効率化への意識は高まり、22年度には131億円超を計上するコスト削減効果があったとしています。

GPO　Group Purchasing Organizationの略。

Term

■地域GPOへの動き

NHAでは当初、参加施設について、「事務局であり三菱商事グループで病院向けに医療材料を一元管理しているエム・シー・ヘルスケア（MCH）と取引がある病院」に限定していました。しかし、2016年からこの条件を撤廃し、参加病院数を300以上に増やす方針を立てて、組織の拡大に取り組んできました。参加病院を増やすことで価格交渉力を一層高め、より効率的にコスト削減を図ることを狙ったものです。また、購入する医療器具についても、コロナ禍にあってはガーゼやマスク等が中心でしたが、現在では超音波診断装置や手術台、MRIなど高額なものへと広げていく計画です。政府の地域医療構想、地域医療連携推進法人等の施策により、地域における病院は機能分化と連携を迫られています。その中で、共同購入も地域医療連携推進法人の執行業務の中核に位置付けられています。

2016年4月に設立された**日本医療共同購買機構合同会社**（JMGPO）では、地域医療連携推進法人の立ち上げに合わせ、「地域の複数の病院が連携して共同購入を目指す共同購買組織」の立ち上げならびにその後の継続的な運営の支援を提案しています。

医療器具共同利用のイメージ

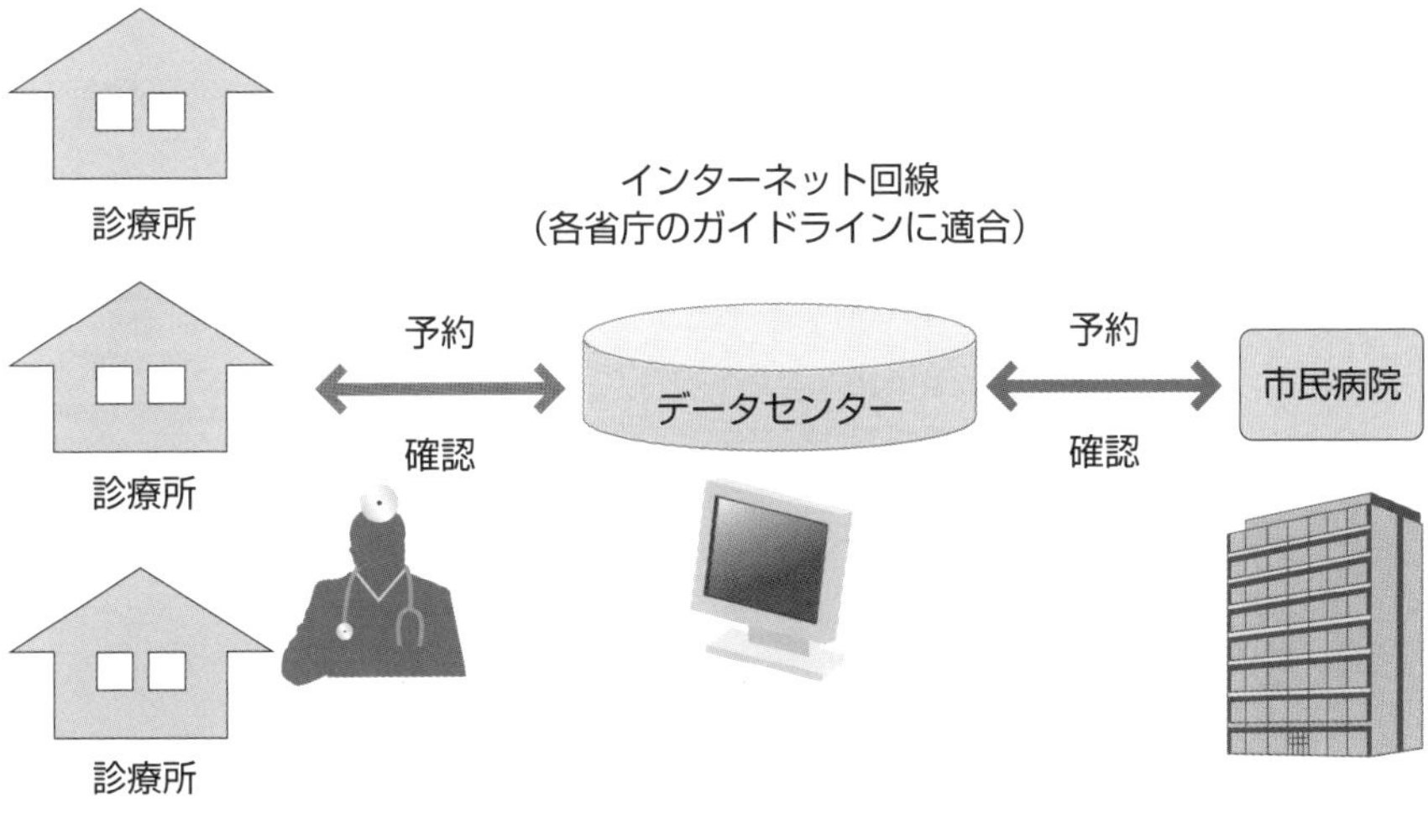

出典：横浜市立市民病院ホームページより。

GPO増加の背景　日本でGPOが急速に増加した理由として、「2003年に入院医療費でDPC包括支払制度が導入されたこと」、「2014年には短期入院の手術などでも、1入院当たりの包括払い（DRG）が導入されたこと」が挙げられている。さらには、消費税増税も要因の1つだとされている。

Section

3-7 医療ソリューションへの期待

医療技術の高度化や医療とヘルスケアの連携強化などに伴い、医療ニーズも「予防と健康管理の医療」や「支える医療」「治す医療」などへと多様化してきました。また、医療従事者の働き方改革の流れの中で、デジタル技術を活用したソリューションへの期待も高まっています。

■予防と健康管理のソリューション

２０２４年度の診療報酬改定にあたっては、６年ぶりに診療報酬、介護報酬、そして障害福祉サービス等の報酬のトリプル改定が行われます。医療と介護が重なり合う領域や、医療・介護の連携の部分を中心に見直しが行われます。それに伴い病院の機能も、「治す医療」「支える医療」そして「予防と健康管理」などに分化し、それぞれに期待されるソリューションも違ってきます。

バイタルデータ＊を記録・管理するウエアラブル機器などは、「予防と健康管理」を目的としたソリューションで、活用の範囲が広がっています。

■医療機器のソフトウェア

「治す医療」では、遺伝子治療や再生医療・細胞医療、人工臓器開発などで、膨大な医療データを治療に活用するためのソフトウェアが開発されています。「支える医療」においては、オンライン診療や遠隔モニタリング、手術支援のためのデジタル化、ＡＩ診断のソフトウェアなどがあり、医療の効率化とともに、コロナ禍で体験した遠隔・非接触での慢性疾患管理でも期待されています。

最新のテクノロジーを支えるソフトウェアが機器の構成要素として本体内に組み込まれたものとして、手術用ロボット、放射線治療シミュレーターなどの高度管理医療機器や、ＭＲＩ／ＣＴ／Ｘ線診断／超音波画像診断の各装置、内視鏡システムなどの管理医療機器があります。

Term
バイタルデータ　人間が生きていることを示す「バイタルサイン」をデータ化したもの。主に脈拍、血圧、体温などの記録がある。

■モバイルデバイスのソフトウェア

一般医療機器の中にも、X線撮影で得られたデジタル画像を取り込んでフィルム上で再生する診断用イメージャのような機器や、AIが搭載された血液検査機器などがあります。さらに、病院内の非医療機器としては、電子カルテや医事会計システムなどのシステムがあります。

今日、病院内ではスマートフォンやタブレット端末等のモバイルデバイスが急速な普及をみせています。

モバイルデバイスの中には、カメラやGPS、加速度計のようなセンサー群があり、医療機器としても機能するものがたくさん搭載されています。

さらに、これらの機器には、タッチパネルや高精細ディスプレイなどの入出力インタフェース、通信回線、バッテリーなども搭載されており、持ち運び可能で高機能なことから、手術室にまで持ち込まれるようになってきました。

これまで日本の薬事規制では、ソフトウェア単体を医療機器とはみなさず、ハードウェアと一体の状態で医療機器とみなしていました。しかし今後はモバイルデバイス上で機能するソフトウェアやモバイルデバイスの機能を応用した新しい医療機器などが主流となり、それに合わせて**院内Wi-Fi***なども整備されつつあります。

医療用ソフトウェアの定義

ソフトウェアの種類	プラットフォーム	説明	法規制対象の有無
ヘルスソフトウェア	医療機器または医療機器の一部のハードウェアで動作する。	「医療機器ソフトウェア」のうち、医療機器に組み込むことを目的として開発されたもの。	法規制対象
	汎用（非医療用）コンピューティングプラットフォームで動作する。	A：「医療機器ソフトウェア」のうち、それ自体を医療機器として使用することを意図したもの。	
		B：「法規制対象外のヘルスソフトウェア」のうち、リスクの考慮が必要なもの。	法規制対象外
		C：「法規制対象外のヘルスソフトウェア」のうち、リスク考慮の必要がないもの。	

出典：「医療用ソフトウェアに関する研究会」資料より。

Point **院内Wi-Fi**　医療機関が院内等での感染拡大を防ぎながら地域で求められる医療を提供することができるよう、緊急的臨時的な対応として、厚生労働省は『令和3年度新型コロナウイルス感染症感染拡大防止・医療提供体制確保支援補助金』制度において、Wi-Fi整備を補助対象の1つとしていた。

Section

3-8 病院のOA化とIT化のあゆみ

医療におけるOA化は、1960年代の医事業務における診療報酬請求計算が始まりとされています。それまでそろばんや電卓などを使って手で行っていた計算を、コンピューターで行うようになりました。

■医事計算時間の短縮

1970年代までのOA化は主に、病院のそれぞれの部門内でのコンピューター利用でした。事務部門においては、診療報酬請求事務の煩雑な業務をコンピューターによって自動化することを主たる目的として、大量の事務処理を迅速かつ正確に行うことであり、業務の「省力化」を目指した時代でした。

たしかに、医事会計事務担当者の業務に要する時間は大幅に短縮されました。しかし、新たに専用端末機へのデータ入力の業務が発生したために、病院での患者の待ち時間短縮には結び付きませんでした。診察待ちに加え、薬の受け取りなどでほぼ1日がかり、という状況は変わらなかったのです。

■オフコンの導入

その後、情報技術は病院全体に広がり、「**オーダエントリシステム**＊」を取り入れた病院情報システム」が普及し始めました。臨床検査オーダーや内服処方オーダー、そして血液像、生化学値などの検査結果が端末上で確認できるようになり、病院内にはさらに大型のオフコンが導入されるようになってきました。

しかしそれでも、検査部門での機械化の場合、検体情報の入力作業や出力結果の表示とその印刷、外来診察室や病棟へのデータ搬送といった新しい業務も発生し、まだ院内のネットワークが整備されていないことから、病院全体でのOA化まで至っていませんでした。

Term
オーダエントリシステム　検査オーダー、処方、画像・検査結果参照、医事会計など、事務的色彩が比較的強く、定型化が可能な作業について電子化したシステム。

■パソコン導入と院内LAN*の整備

80年代に入るとパソコンが普及し、かつインターネットの発達もあり、パソコンによるネットワーク技術が社会に浸透。煩瑣だった情報入力の操作も改善が進んで、医師や看護師などからも受け入れられるようになり、病院内の情報ネットワークの整備が急速に進みました。

さらに90年代に入ると、オーダエントリシステムはさらに普及し、パソコンが外来診察室や病棟に置かれ、多くの病院で医師や薬剤師が直接、コンピューターを利用するようになりました。

また、インターネットの医療への利用が始まり、医療機関同士の連携が情報システムによって可能になりました。さらに、インターネットによって医療関係者が診療の場で最新の情報を得ることが可能となり、情報技術は「医療の質の向上」に貢献するようになってきたのです。

パソコンはますます小型化・軽量化し、また院内においてはLANの整備も進み、病院内の電子化に拍車がかかってきました。

日本の医療IT化の歴史

1960年代	電子計算機の一般化により、医事業務における診療報酬請求計算の電算化も始まる。
1970年代	医事会計の時間短縮と効率化のためのレセプトコンピューターの開発。臨床検査部門や薬剤部門、放射線部門などの部門の中の医療機器の情報化が始まる。
1980年代	部門システムやオーダリングシステムの開発。大規模病院の部門内の情報システム化や医事会計システムなどが普及。
1990年代	電子カルテシステムの開発。遠隔医療などのシステム導入が活発化。計算機技術としてはクライアント・サーバー技術が登場。インターネット技術とともに定着する。
2000年代	地域連携システムの開発。「保健医療分野の情報化グランドデザイン」の公表。レセプトのオンライン請求の義務化。電子画像管理加算という、PACS（医用画像管理システム）を普及促進させる点数が新設され、フィルムレスの流れが進む。
2010年代～現在	医療クラウドサービスの登場。医療DXの推進など「診療情報提供などの電子的送受信」。

Term

院内LAN　病院情報ネットワークのこと。電子カルテ、オーダリング、医事・会計データ、そしてCTやMRなどの検査装置で撮影・取得された検査データを、各種サーバーやパソコンへ送信する通信手段として使われている。

Section

3-9 電子カルテとレセプトオンライン化

国の通知により2000年代からは、診療記録（カルテ）をコンピューターシステムで管理する電子カルテのシステムや、**レセプトオンライン化**＊のシステムなどが開発されるようになりました。

■電子化による情報の共有

電子カルテとは、従来、手書きで記入していた診療記録（**カルテ**）をデータ化して記録・管理するシステムのこと。電子媒体に保存されるだけでなく、現場のパソコンからいつでも検索できるため、医師・看護師・事務職員が離れた場所で同時にカルテや検査結果・撮影画像の**情報を共有化**することができます。

電子カルテの導入により、診察時に医師がカルテを入力した段階で、即座に処方箋や会計明細が発行されるようになります。また、カルテの搬送など日々の業務が大幅に省力化されるとともに、保管スペースの抑制や院内での待ち時間の短縮など、多くのメリットが期待されました。

■レセプトオンライン化

さらに放射線画像についても、従来のフィルム媒体からデジタル画像に移行し、「画像データをサーバーで管理し、院内のネットワークを通じて関係先のモニターで閲覧する」方式が普及。院内のペーパレス化やフィルムレス化が進み、データの管理面でも効率化が図られるようになりました。

このほか、患者の自己負担以外の料金、つまり医療保険負担分の料金を医療機関が保険者に請求する「レセプト」（診査報酬明細書）の作成作業も電子化され、レセプトをインターネットなどを介して送信することも可能になり、院内のペーパレス化と管理の効率アップが期待されました。

Point **レセプトオンライン化**　厚生労働省は、2024年9月末までのタイムリミットを設け、医療機関に対して、オンラインでのレセプト請求への移行を原則「義務化」で求めている。

普及の遅れ

カルテの電子化や**レセプトの電算化**、医師や看護師の検査指示や処方指示など、電子的に伝える**オーダリングシステム**の導入については、かねてから、処理の迅速化や人為的ミスの軽減など、医療機関にとって様々なメリットがあると考えられてきました。国は2001年にe-Japan戦略を、03年にはe-Japan戦略Ⅱを策定し、06年までに400床以上の病院の6割と全診療所の6割以上に電子カルテを普及させるなどの目標を掲げてきました。

しかし、電子カルテの普及は計画どおりには進みませんでした。その最大の理由は、当時まだ導入費用が高額であり、大規模病院にはメリットが多いものの、日本の大部分を占める中小医療機関ではコンピューターの導入や操作の習熟、ネットワーク回線の利用などへの多額の投資が大きな負担になると考えられていたことです。

レセプトの電算化も段階的に導入し、11年4月から完全実施する予定でしたが、完全義務化されると保険診療ができず廃院に追い込まれる病院も出てくることから、「原則化」に改められました。厚生労働省では、2024年9月までのタイムリミットを設け、オンラインでのレセプト請求への移行の原則「義務化」を求めています。

オンライン請求システムの概要

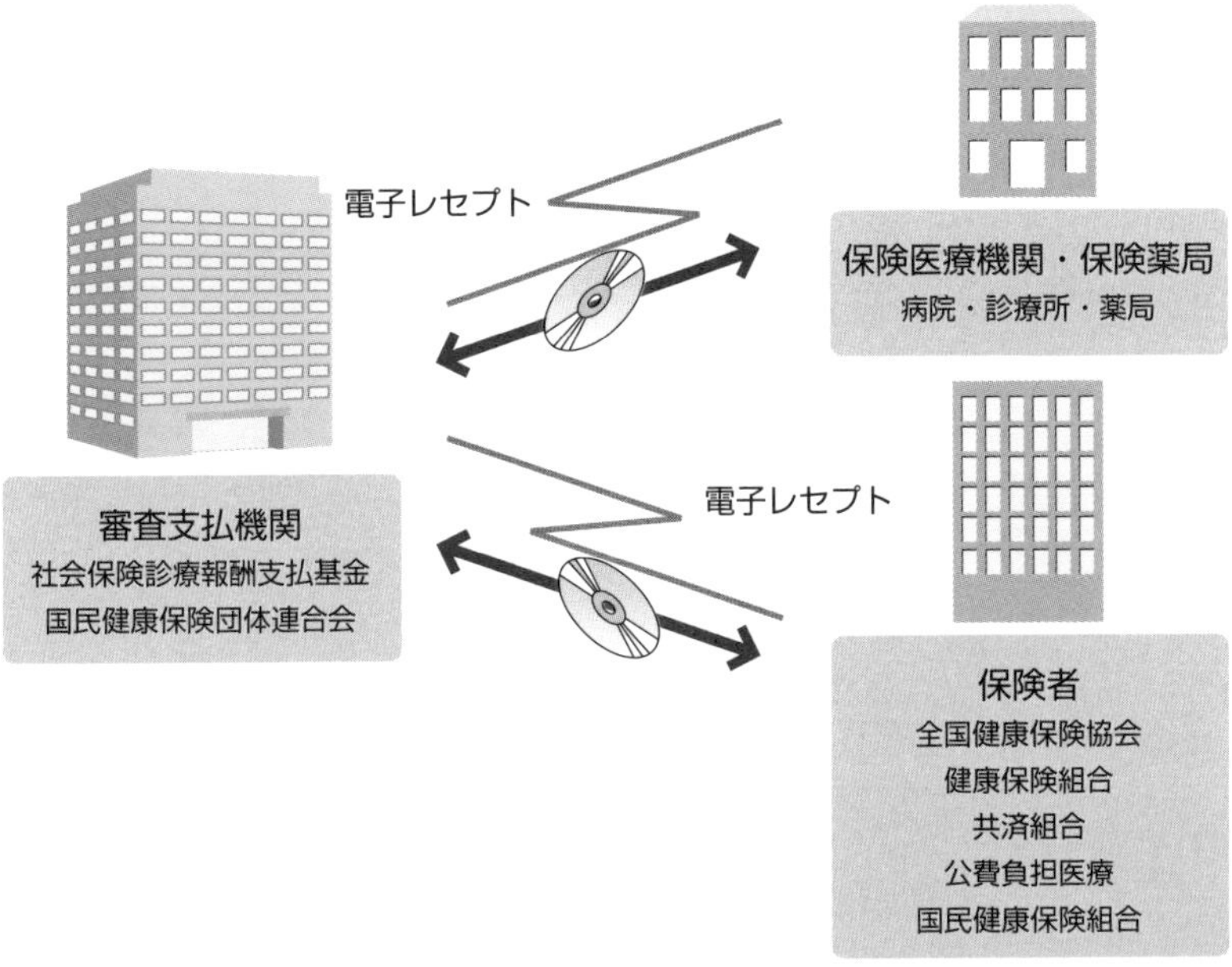

出典：社会保険診療報酬支払基金ホームページより。

Section

3-10 新情報通信技術戦略と医療

国では2010年5月に、日本の新しいIT戦略となる「**新情報通信技術戦略**」を発表しました。3つの重点項目の中には「地域の絆《きずな》の再生」が盛り込まれ、その具体的な取り組みとして地域連携医療の実現が掲げられ、本格的に医療情報化への取り組みをはじめました。

■医療情報化促進事業

「**医療情報化促進事業**」として、「『どこでもMY病院』構想の実現」および「シームレスな地域連携医療の実現」を目指すことにしました。**どこでもMY病院**構想は、国民1人ひとりが自らの医療・健康情報（調剤情報・診療明細書・母子手帳情報など）を電子的に管理し、これを医療・介護・健康関連サービス事業者に提示できる環境の整備を目的としています。また「シームレスな地域連携医療の実現」は、医療・介護・健康などに関わる専門機関間において、シームレスな（一貫した）専門的医療情報の共有・活用を可能にする地域連携医療の環境整備を目的としています。

■地域連携医療とは

医療分野の重点施策では、「2020年までに情報通信技術を活用することにより、すべての国民が地域を問わず、質の高い医療サービスを受けることを可能にする」との目標が掲げられています。また、国の「新成長戦略」においても、「健康大国戦略」として、医療・介護と連携した健康関連サービス産業の成長促進と雇用の創出を挙げています。

政府が掲げる**地域連携医療**は、「情報通信技術を活用し、地域医療支援病院を中心とする**地域連携クリティカルパス**＊や、医療・介護などの施設間におけるデータの共用などを可能にする体制」のことです。

Term

地域連携クリティカルパス　急性期病院から回復期病院を経て早期に自宅に帰れるような診療計画を作成し、治療を受けるすべての医療機関で共有して用いるもの。診療にあたる複数の医療機関が、地域での役割分担を含め、あらかじめ診療内容を患者に提示・説明することにより、医療をスムーズに受けられるようにするもの。

地域医療連携ネットワーク

前記した「シームレスな地域連携医療の実現」は「どこでもMY病院」と併行して進める医療情報化事業であり、地域医療連携ネットワークを活用して、「在宅医療と介護の情報連携」や「疾病の悪化抑制を情報連携を通じて行うこと」を狙いとしています。

このほか医療情報促進化事業として、医療機関での地域医療連携ネットワークを活用するシステムの導入を増やすことを前提に、まず2010年度から全国94カ所の2次医療圏を対象とする「地域医療再生基金」を活用した医療情報連携基盤の構築などに取り組んでいます。

さらに、電子カルテやレセプト情報、医療情報データベースの活用による、医療や医薬品などの安全対策の推進などを進めています。

高齢者対策としては、「家族等による独居高齢者の安否確認」、「在宅医療・介護などにおいて必要なケア情報の提供」などを実現するため、情報通信技術を積極的に活用することなどが行われています。

医療情報連携基盤（EHR）のイメージ

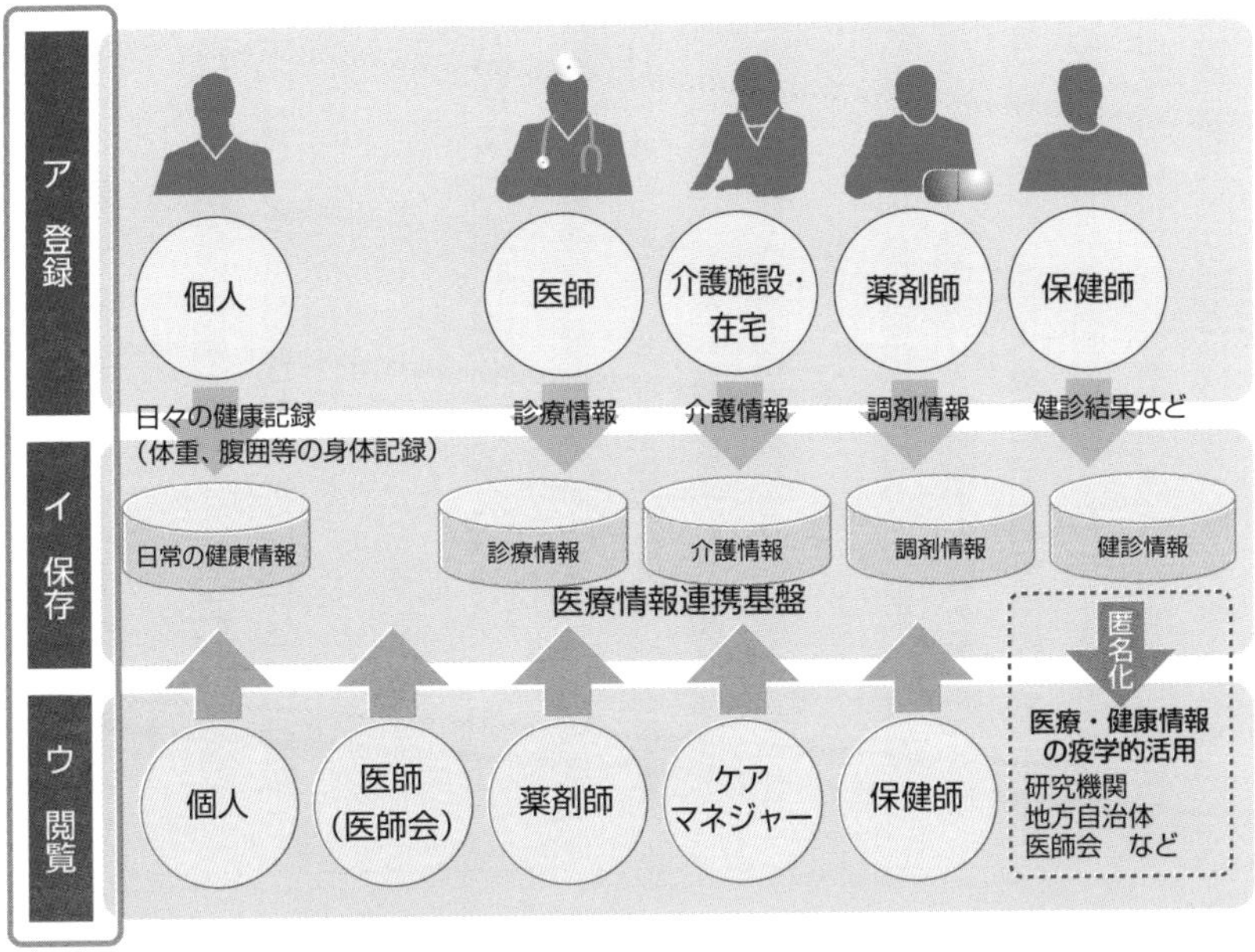

出典：総務省「平成24年情報通信白書」より。

Section
3-11 「どこでもMY病院」とシームレスな地域連携

2012年からはじまった「どこでもMY病院」構想は、全国どこでも自らの医療・健康情報を電子的に管理・活用することを可能にするもので、その後、2022年からは「かかりつけ医」機能が発揮される制度の整備もはじまりました。

■シームレスな地域連携医療の実現

「シームレスな地域連携医療の実現」は「どこでもMY病院」と併行して進める医療情報化事業であり、地域医療連携ネットワークを活用して、「在宅医療と介護の情報連携」や「疾病の悪化抑制を情報連携を通じて行うこと」を目指してきました。

「シームレス」（継ぎ目のない、一貫して）という言葉は、「医療機関間の境界はもとより、市町村の境界とか2次医療圏のような地理的境界、医療・介護といった職種の境界など、もろもろの境界を越えて、切れ目なく一貫した医療と介護の情報連携などを実現し、地域の医療・介護サービスの質の向上を目指していこう」という考え方を表しています。

■個人（患者）参加型の医療展開へ

「どこでもMY病院」とは、「自己医療・健康情報活用サービス」の愛称で、基本的な概念としては、「個人が自らの医療・健康情報を医療機関などから受け取り、それを自らが電子的に管理・活用する」ことを可能とする考え方です。「だれもがよりよい健康・医療サービスを選択し受けやすくするための電子的な記録および意思決定支援システム」とも表現されます。

従来は各医療機関が治療を主導し、その医療機関の中でのみ利用されていた医療情報を、医療サービスの受益者たる個人（患者）が自らの医療・健康記録として保有し、管理・活用することを実現する、個人（患者）参加型の医療を展開しようというものです。

Point

電子版お薬手帳　従来は紙で記録していたお薬手帳をスマートフォンアプリで管理できるようにしたもの。アプリになることで、お薬手帳を持参し忘れることがなくなり、薬の記録以外の様々な機能も活用できる。さらに、個人と医師・薬剤師の間で情報を共有するツールとしても活用できる。

■地域連携クリティカルパス

シームレスな地域連携医療の具体策としては、ＩＴの活用による、疾病の管理を目的とした**地域連携クリティカルパス**の構築と、医療機関（病院・診療所など）同士でのシームレスなデータの共有を可能にする体制の構築から始まっています。

さらに、医療から介護まで健康に関わる施設間でのシームレスなデータ共用を可能にする体制づくりが各地で始まりました。また、死因究明に精通した医師が少ない中で、地域連携により死亡時画像診断による死因究明を進めたり、医師が不足している地域で患者の利便性を向上させるために、処方箋の電送交付をはじめ、遠隔医療の普及を図る取り組みも始まりました。

２０２２年からの「経済財政運営と改革の基本方針」では、**全国医療情報プラットフォーム**の創設もはじまっています。

このプラットフォームの構築は政府が進める医療ＤＸの柱の一つで、医療従事者の業務効率化や患者サービスの向上が期待されています。

シームレスな地域連携医療

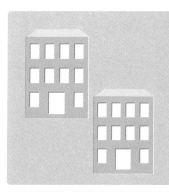

医療・介護・健康などに関わる専門機関間において、シームレスな（一貫した）専門的医療情報の共有・活用を可能にする地域連携医療の環境を整備する。

（例）生活習慣病や慢性期型疾患（糖尿病、がんなど）の治療にあたっては、多種の医療機関（循環器科、眼科、かかりつけ医など）が関与。
複数の医療機関が患者の専門的医療情報（診療方針、血糖値等の臨床データなど）を共有することで、統一的な診療方針の策定、合併症や重症化の予防を行う。

Point

電子糖尿病連携手帳　糖尿病の療養は、糖尿病専門医とかかりつけ医が必要に応じて連携し、総合的に診療を行う地域連携が中心となりつつある。金沢大学が日本糖尿病協会の承認を受けて、2016年からスマートフォンアプリ「e連携手帳」の開発を行っている。

Section
3-12 進化を続ける病院内の情報化システム

ITの活用による地域連携医療の環境整備に伴い、病院内でも次々と情報化システムの整備が進みました。しかし、中小の病院では、投資面などからトータル的なソリューションの導入が難しいところも出てきています。

■電子カルテ導入の遅れ

近年、病院で活用されている情報システムは、電子カルテや医用画像管理システム（PACS）のほか、**オーダリングシステム***、医事会計システム、往診自動受付・予約システム、医療過誤防止・リスク管理システムなど多岐にわたっています。そのうち電子カルテの普及率だけをみても、全体としては2割を超えていますが、病院の規模によって普及状況は大きく異なっています。

400床以上の大規模病院では電子カルテ導入が着々と進んでいますが、100床から400床未満の中規模病院や100床未満の小規模施設の多くは、費用対効果の面で導入には慎重になっています。

■クラウド・コンピューティングへの期待

2011年3月に発生した東日本大震災では、被災した病院の多くで紙カルテが失われる事態が起きました。その後、災害対策という視点からも**医療クラウド**への期待が高まってきました。

医療クラウドは、アプリケーションやプラットフォーム、サーバーが病院内ではなく、インターネットの向こう側に存在するサービスです。近年は電子カルテだけでなく、地域医療連携システム、在宅療養支援サービス、遠隔画像診断サービス、治験（治療試験）向けサービス、調剤薬局向けサービスなど、様々なサービスにおいて活用が期待され、すでに提供されているものも数多く存在します。

Term **オーダリングシステム**　医師がコンピューターを通して病院内の各部署に、処方、注射、検査、食事、文書作成、レジメン（薬物療法における治療計画）などの指示を行うシステムのこと。

イニシャルコスト、ランニングコストの低減

中小施設では、情報化システムの構築におけるイニシャルコストやランニングコストの低減を図るため、他の多くの産業でもすでに有効性が認められつつある「クラウド・コンピューティング」の利用についての検討が進んできました。いまも、「データのセキュリティとプライバシーの保護が万全に行われるならば、導入を図りたい」という施設が増えつつあります。保健医療福祉情報システム工業会の調査によると、2013年の病院の電子カルテ導入率は21・7%で、対前年比15%増となっていますが、新たに導入した病院の多くはクラウド型の電子カルテシステムを採用したとみられています。また、電子カルテの導入と並行して、オーダリングシステムや医事会計システムの導入も進んできました。

さらに医療面では、クラウド型医用画像管理サービスやクラウド型遠隔画像診断サービスの導入も増えつつあります。

医療クラウドの概念

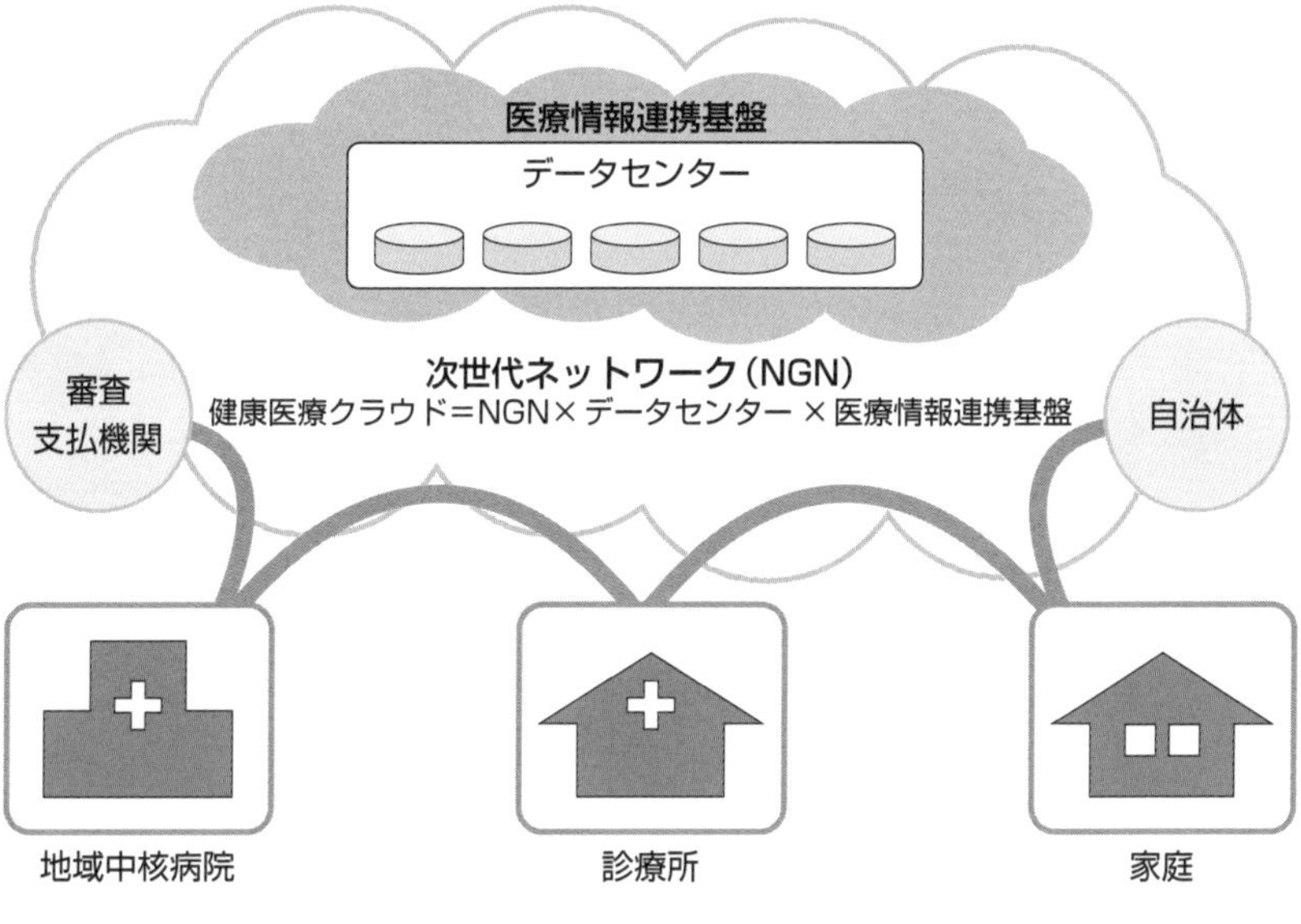

出典：NTT東日本ホームページより。NTTグループの健康医療クラウドによる「つなげる医療」。

Point **3省4ガイドライン**　医療クラウド化におけるガイドラインとして、厚生労働省・経済産業省・総務省の「ASP・SaaS における情報セキュリティ対策ガイドライン」や「クラウドサービス事業者が医療情報を取り扱う際の安全管理に関するガイドライン」などがある。

Section

3-13 マイナンバーと医療関連システム

２０１６年１月からスタートしたマイナンバー制度は、社会保障制度や税制、災害対策などに関する分野に適用されますが、社会保障の関連でいえば、いずれ医療や介護にも関係してきます。

■医療ＩＤ構想

マイナンバーは当初、病院のカルテやレセプトなどへの活用も検討されていましたが、個人情報漏えいリスクがあるとして医師会などが反対し、先送りになっていました。

しかしながら、国としては「マイナンバーの導入によって二重投薬などがなくなれば、医療費を削減できる」との期待があり、医師会としても「医師や介護事業者の間で患者の情報を共有できれば、効果的な医療計画を立てやすくなる」という利点があります。

こうしたことから現在、マイナンバーのインフラを活用した医療ＩＤ構想が検討されています。

■加速する医療・健康・介護の情報連携

国では当初、「医療連携や研究に利用可能な番号」として、**「医療ＩＤ」**の導入について、２０１８年度から段階的に運用を始め、20年までには本格的な運用を目指すこととしました。そこで、まず17年7月以降のできるだけ早い時期に、マイナンバーカードに健康保険証の機能を持たせることから始めることとしました。「医療機関の窓口で患者がマイナンバーカードを提示することで、患者の医療保険資格を医療機関がオンラインで確認できる仕組み」を構築し、さらに、カルテやレセプトなどの医療情報に番号制度を導入し、マイナンバーのシステムと医療関連のシステムを連動させる仕組みとして構想されました。

Point **マイナ保険証の利用率**　政府が2024（令和6）年12月に予定している、「現行の健康保険証を廃止し、マイナンバーカードと一体化した『マイナ保険証』へ移行する」方針に関連して、2024年4月時点でのマイナ保険証の利用率が6.56%と低迷していることが報告されている。

■電子カルテの導入促進

マイナンバーカードを健康保険証として利用することについて、23年4月より、医療機関でのマイナ保険証対応が義務化されています。

医師と訪問看護師や介護ヘルパーなどとの間で、個人の診療結果や処方薬の情報を共有できれば、重複検査や重複投薬が避けられて、一貫性のある医療・介護のサービスが可能となり、事故防止につながるとともに、医療費の大幅な削減も期待できます。また、医療IDを介して集まった病気や治療に関する情報は、匿名化した上でビッグデータとして活用することも考えられます。ビッグデータを大学の医局や製薬会社の研究所などに開放できれば、データをそれぞれの立場で分析して、新薬の開発や効果的な治療方法に役立てることも可能になります。

ただし、医療IDとカルテを有効に連動させるには、多くの病院や医療・介護施設における電子カルテの導入が大前提となります。そのため政府では、大病院での導入率を20年度までには90％に拡大する目標を立て、電子カルテの導入費用への予算措置も行ってきました。さらに、2030年までには標準型電子カルテの全医療機関での導入を目指しています。

マイナンバーカードと地域での医療介護連携のイメージ

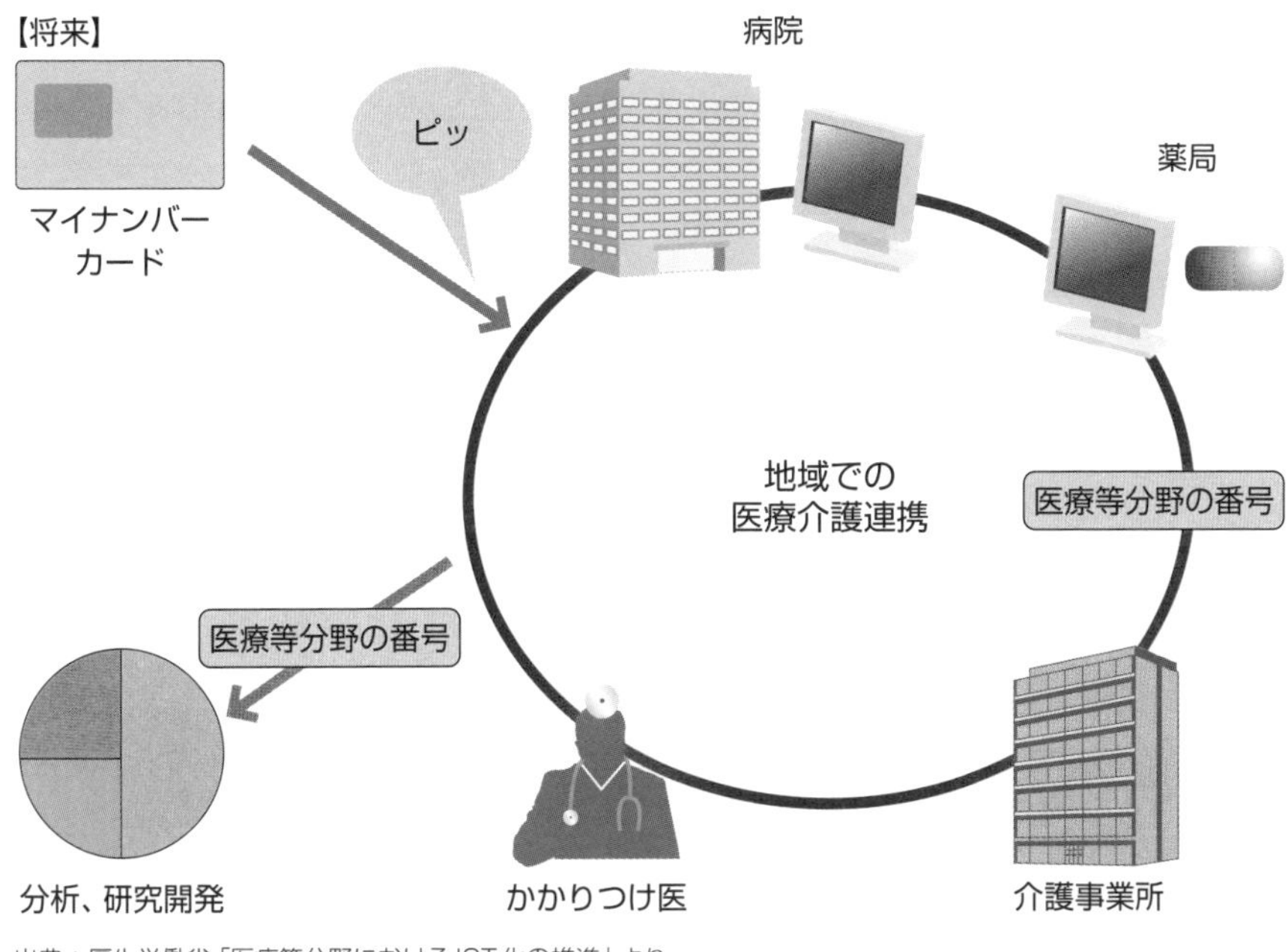

出典：厚生労働省「医療等分野におけるICT化の推進」より。

Column 医療ツーリズム

医療ツーリズムは「**医療観光**」とか「**メディカルツーリズム**」とも呼ばれ、より安い手術代や投薬費、高度医療技術、臓器移植、整形手術、健康診断などを求めて他国を訪ね、診断や治療などの医療サービスを受けるものです。特にアジア圏は医療ツーリズムの一大拠点になっており、医療技術に優れていて医療費が安いインドをはじめ、シンガポール、タイ、マレーシアなどへの、欧米や日本からの渡航者が増えています。

●インバウンド観光になりえるか

反対に、日本の医療機関が海外の患者を受け入れる、いわゆるインバウンド型の医療ツーリズムでは、問い合わせ窓口や来日前の渡航サービス、旅行・宿泊手配、通訳、食事など滞在中のサービスが必要になるため、メインの医療機関はもちろんのこと、周辺サービス産業の活性化にもつながり、期待を寄せているところは多くあります。

日本でも、北海道などを中心に、外国人患者の誘致に積極的な病院も出始めています。また、旅行業界でも検診ツアーなどの販売が始まっています。2010年には金沢医科大学が地域の温泉宿や料亭などと共同で、人間ドックなどの医療ツーリズムを展開すると発表しました。

ただし、日本における医療ツーリズムには、問題点も指摘されています。1つは、医療施設による広告が医療法違反に問われるおそれがあること。もう1つは、受け入れる側が医療に詳しい医療通訳士を配置せずに一般の通訳者のみで対応したり、診断書を医療通訳士でない人が翻訳するなど、医療事故や訴訟への対策を講じないまま安易に海外から受け入れるケースがみられることです。旅行会社や医療コーディネーター、医療施設の間で、責任の所在が明確でないことも少なくありません。

そういった問題点はありつつも、日本政策投資銀行の試算によれば、医療ツーリズムは2020年時点で年間43万人程度の需要があり、観光を含む市場規模は約5500億円、経済波及効果は約2800億円と大きな経済効果が期待されていて、今後さらに注目が集まりそうです。

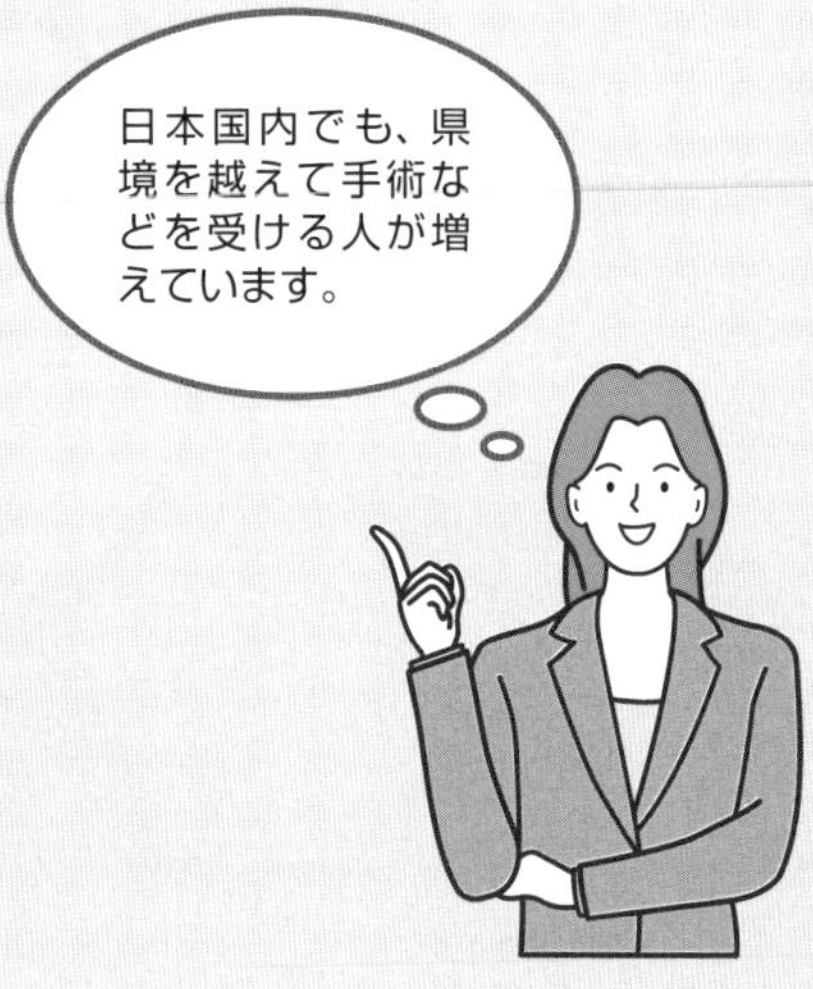
日本国内でも、県境を越えて手術などを受ける人が増えています。

第4章

病院の仕事と組織

病院がその機能を高度に発揮できているのは、医師・看護師・薬剤師・コメディカルなどの人材、建物や医療機器などのハードウェア、そして安全管理や情報システムなどのソフトウェアという３つのパワーの有機的な連携があればこそです。

診療科、従事者の職種、そして医療機関自体にも様々な種類があってわかりやすいとはいいがたく、さらにそれぞれの部分が機能分化していますが、互いが連携し合い情報を共有しながら治療にあたることが多くなっています。

近年は、役割が異なる病院同士の機能分担も多様化してきました。IT化の進展などもあり、地域内の医療機関間での患者診療情報の共有をはじめ、専門的な医療を提供する機関と診療所や医院との連携などにおいて、病院は地域一体型医療の中心に位置付けられています。

Section

4-1 治療の流れと病状ステージ

病状の段階によって病院や病床、治療も異なります。近年は脳卒中などの脳血管障害の患者が増えたことで、回復期のリハビリテーションが重視されるようになりました。そのため、従来の介護型療養病棟を回復期リハビリテーション病棟に改装する病院も増えてきました。

外来診療の流れ

日頃、病気になったりケガをしたりしたときに病院で受ける**外来診療**には、**一般外来**と**救急外来**があります。近年、病院では予約制をとる一般外来が多くなりました。200床以上の病院や特定機能病院では、かかりつけ医の紹介状が必要になりますが、基本的には診断、検査、処置、薬の処方など、入院以外のことを行います。

最初に医療機関を受診したときを**初診**、同じ病状で2回目以降の診察を受けたときを**再診**といいます。ただし、患者が自分で受診を中断して1カ月以上経ったあとに再び同じ病院に行ったときは、初診の扱いになります。

看護配置数と平均在院

診察して、血液検査やCRなどの**検査**を行い、診断が確定すると薬の処方や処置といった**治療**が行われます。さらに、手術が必要なときや重症のときはそのまま**入院**となる場合があります。

一般病棟の入院基本料は、看護配置と平均在院日数に応じて金額が決まります。入院基本料が最も高くなるのは「看護配置7：1以上、平均在院日数18日以内」のとき。次いで「10：1では21日以内」、「13：1では24日以内」などと区分されています。集中的な治療によって早く退院できるようにすれば、平均在院日数は短くなります。

Term **ハイケアユニット** 「高度治療室」または「準集中治療管理室」。High Care Unitを略して「HCU」とも呼ばれる。大手術のあとや重症化リスクの高い患者などが入室している。2022年末時点で、全国に7432床のHCUがある。

入院診療の病床ステージ

入院診療は大きく**高度急性期**、**急性期**、**亜急性期・回復期**、**慢性期**と4期に分けられています。

高度急性期は、病気・ケガの発生から間もない患者に対し、状態の早期安定化に向けて、診療密度が特に高い医療を提供します。救命救急病棟、集中治療室、**ハイケアユニット***、新生児集中治療室、新生児治療回復室、小児集中治療室、総合周産期集中治療室などにおいて、医療を提供します。

急性期では、急な病気やケガ、持病の急性増悪などによる重症で緊急に治療が必要な状態の患者に対して、入院や手術、検査などの高度で専門的な医療を行います。

亜急性期・回復期は、急性期や重症の状態は脱したものの、まだ病状が不安定であって入院しながらの治療が必要な患者に対し、一定期間の集中的な医療を提供する期間のことです。この病棟ができたのは比較的新しく、入院可能な期間は原則として「急性期を脱してから90日以内」です。

また、現在新感染症の所見がある患者の入院などを担当させる**感染症指定医療機関**の指定と病床の確保も進められています。

入院診療の病床ステージ分類

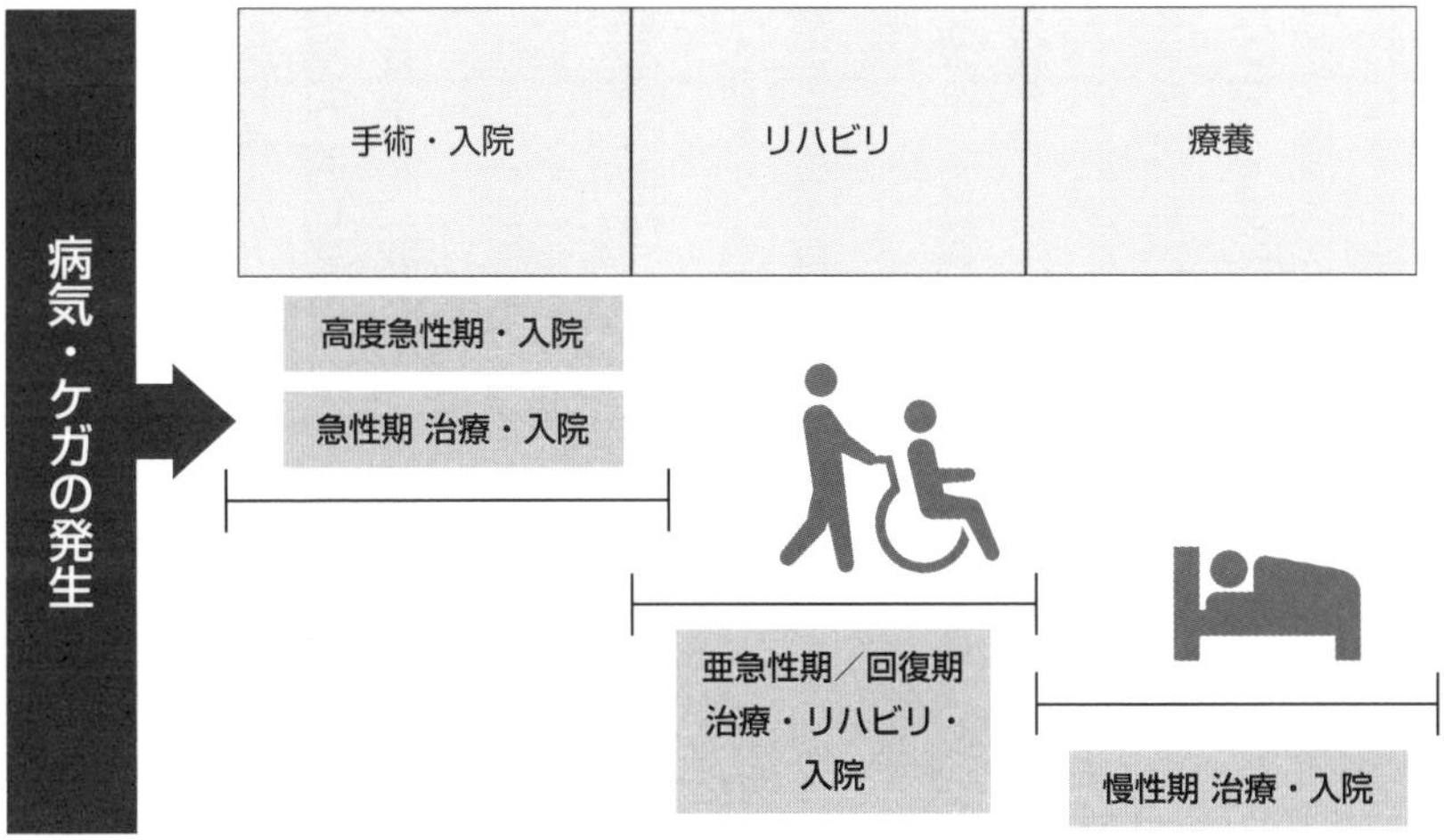

ハイケアユニットの職種　各診療科の主治医のほかに、麻酔科医や救急医、看護師、薬剤師のほか、理学療法士や作業療法士などのリハビリ職、診療放射線技師や臨床工学技士といった技術職を置くHCUもある。

Section

4-2 検査の仕組み

検査には様々なものがありますが、大きく検体検査と生体検査の2つに分けられ、検査の種類も場所も異なります。診断が確定すると疾患に対する治療が開始されますが、治療期間中は、病気が軽快・治癒するまで、診察や検査が繰り返し行われます。なお、定期健康診断は特定の疾患の検査や専門的な精密検査ではありません。

診察から検査まで

医療機関において診療内で医師が行うことは、体の異常の原因となる病気を突き止める**診断**、およびそれを取り除く**治療**です。問診により症状や病歴などを確認し、身体診察などを行うことでその情報から病気をある程度まで予測。鑑別診断のために**検査**を行い、その検査結果から医師は病気を確定診断し、必要があれば追加検査をします。

このような診療時の検査とは別に、全身の健康状態を確認するための検査である定期健康診断もあります。生活習慣病など潜在的な異常を早期発見する目的で、国の定めた基準項目が検査されます。

検体検査と生理検査

医師の検査依頼に基づいて検査部で行われる臨床検査には、**検体検査**と**生理検査**（**生理機能検査**）があります。

検体検査の流れですが、例えば医師から血液検査がオーダーされた場合、看護師が採血し、臨床検査技師が医師の指示のある検査項目について検査を行います。近年、検査はコンピューター処理により簡便化・迅速化され、自動的に行われるものも増えていますが、細胞の形態を見る検査や手作業での検査も少なくありません。

生理検査は、医師のオーダーに沿って、患者本人に各検査室まで来てもらって行います。正確な情報を得るため、多少の運動をしてもらうこともあります。

臨床検査のDX　2024年の診療報酬改定には医療DX推進の方針が反映されており、臨床検査部門においてもさらなるDX化とデータの利活用が期待されている。特に、臨床検査データの標準化をもとに、地域医療連携での活用や、服薬歴と疾患との関連性の研究なども進展することが期待されている。

■検査の種類

検体検査は、人体から排出される尿・便・血液・髄液などを扱います。一方、**生理検査**は患者に直接触れて行い、臓器の状態を物理的に捉えるもので、心電図検査や脳波検査、肺機能検査などがあります。一般検体検査で行われる**尿検査**では、腎臓、膀胱、肝臓の病気まで発見できます。健康な人の尿にはタンパクや糖はほとんどみられません。**便検査**では、**便潜血反応検査**によって消化管内の出血の有無を調べることができます。回虫・鞭虫《べんちゅう》・条虫やそれらの虫卵を調べる**寄生虫検査**も行います。

血液一般検査では、**赤血球数検査**、酸素や二酸化炭素を運ぶ**ヘモグロビン（血色素）値の検査**、**白血球数検査**、止血する際に重要な役割を果たす**血小板数検査**を行います。

生化学検査は、内臓関係の多くの項目をチェックできる重要な検査の1つです。血液や尿の中に含まれている様々な化学物質を測定します。**肝機能検査**・**腎臓検査**・**糖代謝検査**・**脂質検査**などがこれに当たります。

生化学検査でわかる健康状態

肝機能検査	AST（GOT）検査	AST は心臓、肝臓、骨格筋に多く含まれる酵素。細胞の異常により血液中に放出されるため、血液中の酵素量を測定する。
	ALT（GPT）検査	肝臓の細胞中に最も多く含まれているので、特に肝機能検査を主目的として行われる検査。
	γ-GTP 検査	肝 - 胆道系疾患のスクリーニング検査。アルコール常習者は高値を示す。
	ALP 検査	肝臓から十二指腸に至る胆汁の流出経路の異常の有無を調べる。骨の新生状況、肝機能もわかる。
腎臓検査	尿素窒素（BUN）とクレアチニン（Cr）	尿素はタンパク質代謝の終末産物、クレアチニンは筋肉の運動のエネルギー源であるクレアチンリン酸の代謝産物で、いずれも尿中に排泄。血液中濃度が高ければ腎臓の障害が大きい。
糖代謝検査	血糖検査	膵臓（すいぞう）から分泌するインスリンは糖代謝に強い関わりを持つ。インスリンの働きが弱いと血糖が高くなる。
	グリコヘモグロビン検査	グリコヘモグロビンの量からブドウ糖の濃度を測ることができる。
脂質検査	総コレステロール（T-cho）検査	脂肪の消化を助ける胆汁酸は、低すぎると様々な障害を伴うことになり、多すぎると動脈硬化を促進させる一因ともなる。
	HDL コレステロール検査、LDL コレステロール検査	それぞれ善玉・悪玉コレステロール。後者は動脈硬化の一因ともなる。
	中性脂肪（トリグリセライド、TG）	血中の中性脂肪濃度をみる。高ければ肥満症や脂肪肝になりやすい。

出典：健康情報サイトより作成。

Section
4-3 最新の検査・治療方法

かつては手術で体に傷跡が残るのは当たり前でしたが、いまでは例えば腫瘍部を除去するのであれば外部からの照射だけで済んでしまい、短期の入院あるいは日帰り手術まで可能になりました。ここでは最前線の検査・治療方法をいくつか紹介します。

■進化を続ける医療技術

・脳梗塞

薬物で血栓を溶かす方法が中心だった脳梗塞の治療法ですが、最新技術のＭＥＲＣＩ＊（**脳血管内カテーテル治療**）では、カテーテルを血管の内部に挿入し、コイル状に変形した先端に血栓を引っかけて引っぱり出します。皮膚や頭蓋骨を切開する必要がないため、身体への負担が大きく軽減されます。

・腎臓結石

ＥＳＷＬ＊（**体外衝撃波結石破砕術**）は、手術をしない腎結石と尿管結石の破砕方法です。体外で発生させた衝撃波を結石に複数回当てることで結石を細かく砕き、尿とともに体外へ排出させます。「短時間の治療で破砕効果が高い」、「切開手術不要のため短期間の入院で済む」といった利点があります。

・前立腺がん

かつては手術、放射線療法、ホルモン療法などが主でした。ＨＩＦＵ《ハイフ》＊（**高密度焦点式超音波療法**）では、メスを使わずピンポイントで超音波を患部に当てて、体内のがん細胞だけを高温で焼灼《しょうしゃく》・破壊します。身体への負担が少なく、2泊3日の短期間の入院で治療できます。

・前立腺肥大症

前立腺肥大症を治療するＨｏＬＥＰ《ホーレップ》＊（**ホルミウム・ヤグレーザー前立腺核出術**）では、内視鏡を尿道から前立腺

Term
MERCI　脳内の血栓を取り出す器具であるMerci retrieverのこと。
ESWL　Extracorporeal Shock Wave Lithotripsyの略。
HIFU　High Intensity Focused Ultrasoundの略。

に通し、レーザー光で患部を照射し、肥大した内腺（腺腫）を切除します。膀胱内へ核出された腺腫は、別の機器で細切・吸引しながら摘出されます。痛みや出血も少ないので、短期間の入院で済みます。

・子宮筋腫

従来は「切開して患部を除去する」という治療方法だったので、腹部に傷が残り、薬物による副作用の危険性もありました。**FUS***（**集束超音波治療**）では、MRIで病巣をモニターしながら、腫瘍などに超音波のエネルギーを集中させて、高温で約3～4時間焼灼します。傷が残らず、日帰りの治療も可能です。

・早期乳がん

マンモグラフィや超音波（エコー）を使って石灰化のある組織や小病変を早期に発見。画像で確認された患部に、極細の管を差し入れて吸引・摘出する――という方法を**マンモトーム生検**といいます。摘出された組織を検査することにより、良性か悪性かを判断し、乳がんの早期発見と予防ができます。

・睡眠時無呼吸症候群

睡眠時無呼吸症候群は、気道が狭くなったり塞がれているために起こる症状です。**CPAP***（**持続陽圧呼吸療法**）では、睡眠中に特殊な呼吸装置（CPAP装置）を取り付け、持続的に高気圧を維持して気道の閉塞を防止することで、快適な眠りを誘います。

・臍帯血《さいたいけつ》ファミリーバンク

赤ちゃんのへその緒や胎盤に含まれる血液には、血液や幹細胞をつくり出すのに必要な造血幹細胞などの成分が含まれています。これを臍帯血といいますが、臍帯血ファミリーバンクは、将来のがんや白血病に備えて臍帯血を有償で預かり、長期冷凍保管をします。いざというときに細胞移植などの再生医療に利用できます。

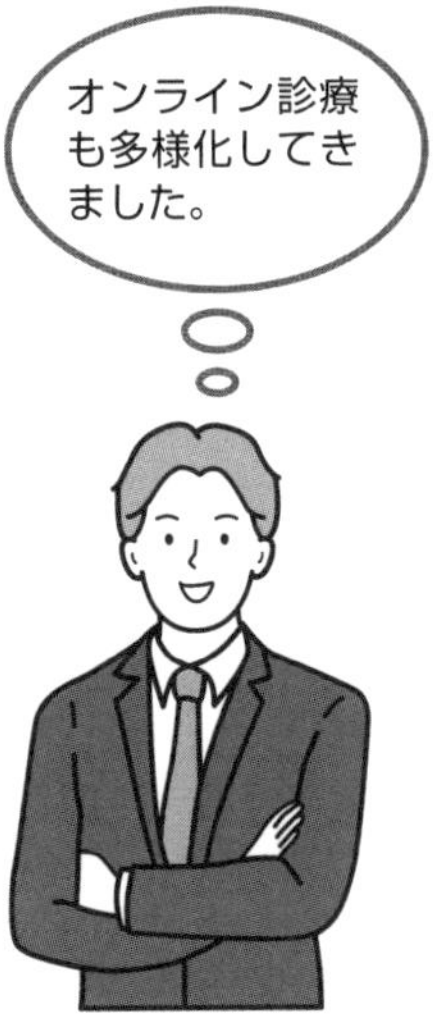

Term
HoLEP　Holmium Laser Enucleation of the Prostateの略。
FUS　Focused Ultrasound Surgeryの略。
CPAP　Continuous Positive Airway Pressureの略。

Section

4-4 X線検査、CT・MRI検査

体の内部を可視化する画像診断装置の中で最もよく利用されるのが、空港の手荷物検査でもおなじみのX線です。バリウムなどの造影剤を用いる検査と、用いない検査があります。ほかにも、日本人が発明したCTや、CTが苦手とする部分も撮影できるMRIなどがあります。

■X線検査

X線検査（レントゲン）は、体をX線照射装置とフィルムの間に置き、焼き付けることで体の内部を可視化する、ポピュラーな画像検査法です。もっとも、今日ではフィルムの代わりにイメージングプレートを使ったCR*（コンピューターX線撮影）が主流となっています。人体の組織の中で、皮膚・肺・筋肉などは透過度が高くてX線が体を通過しやすいために黒く写り、骨や歯などは白く写ります。

撮影する部位により、**胸部X線装置**、**腹部X線装置**といった異なる検査機器が用いられます。前者は肺や心臓の様子を、後者は胃腸の様子を撮影します。マンモグラフィーは乳房専用のX線撮影装置です。

■CT・MRI検査

CT*（コンピューター断層撮影装置）は、体に多角度からX線を当て、水平方向に輪切りにした体の断面をコンピューター上に展開する装置です。切り出す厚さは1～10ミリメートルなど任意に選ぶことができます。ふつう、CT検査はX線検査で異常が見つかった際に行われ、心臓・肺腎臓・骨などの状態を、短時間でより詳細につかむことが可能です。

MRI*（核磁気共鳴画像装置）は、磁気を使って臓器などの断面図を撮影する装置で、放射線被曝《ひばく》がありません。脳、脊椎のほか、子宮、卵巣や前立腺などの診断に用いられています。

Term

CR　Computed Radiographyの略。　CT　Computed Tomographyの略。
MRI　Magnetic Resonance Imagingの略。
PET　Positron Emission Tomographyの略。

■PET検査

PET＊（陽電子放射断層撮影）検査は、陽電子検出を利用したコンピューター断層撮影技術で、主にがんの検査をする方法の1つです。CTやMRIは組織の形態を観察する検査法ですが、PETは生体の機能を観察することに特化しています。

最初に、微量の放射線を出すポジトロンという物質を含んだ検査薬を、点滴で人体に投与します。次に、全身をPET装置の特殊なカメラで撮影し、ポジトロンから出た放射線の分布を画像化すると、全身の細胞のうちがん細胞だけに目印が付く仕組みです。CTやMRIの画像が「形態画像」といわれるのに対し、PETの画像は生理学的な情報を含むため「機能画像」と呼ばれています。

従来の検査と比較すると、まだ小さな早期がん細胞まで発見することが可能な上、短時間で全身を一度に検査できるという長所もあります。

ただし、装置自体が高価なために、PET検査を受けるには高額の費用が必要となります。

様々な画像診断装置

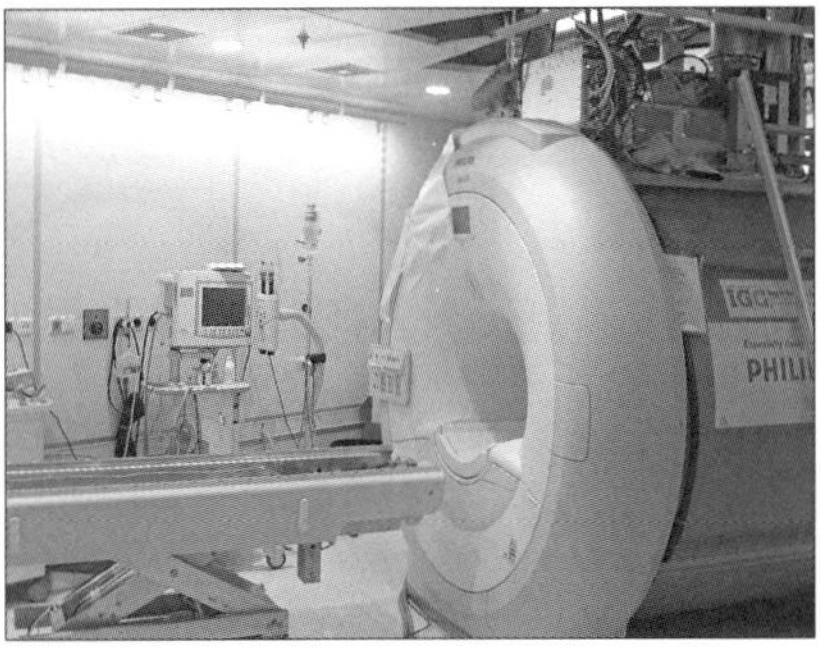

▲ MRI　by digital cat

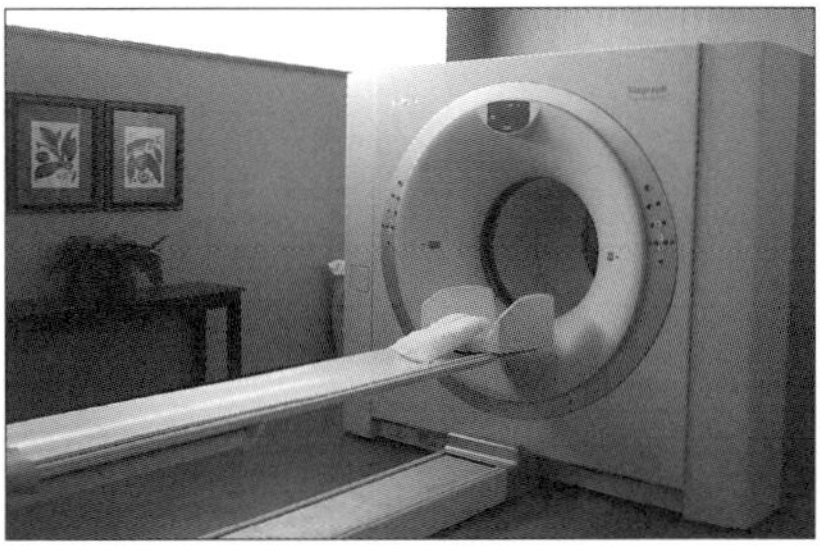

▲ PET　by Thirteen Of Clubs

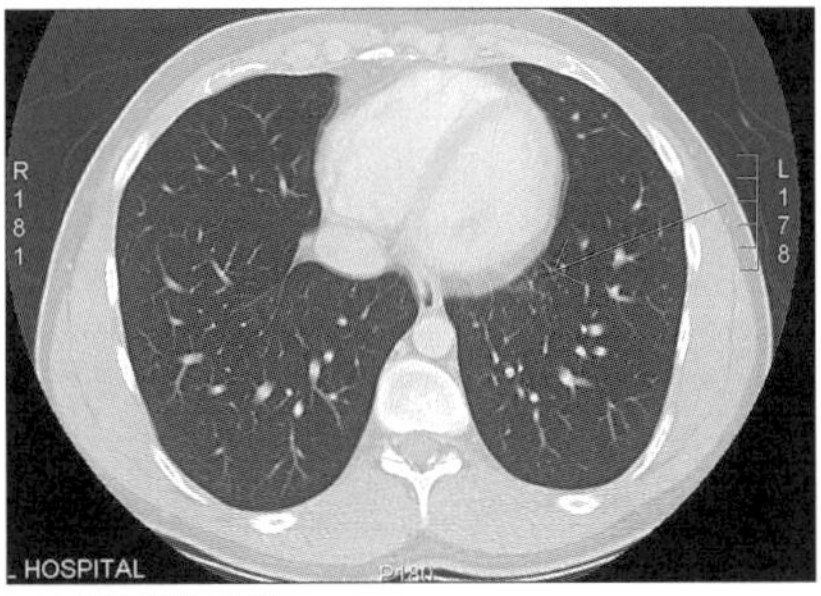

▲ MRI 画像の例　by roger_mommaerts

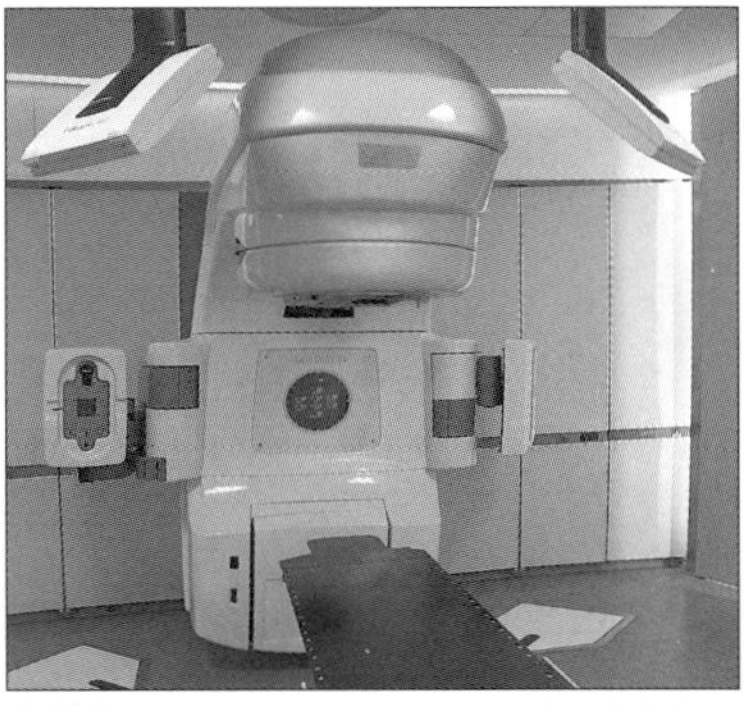

▲ CT　by digital cat

Section

4-5 超音波検査、カテーテル

主に足の付け根から網状の筒であるステントを冠動脈まで入れ、血管の狭い部分を広げたりする冠動脈カテーテル治療は、頻繁に行われている治療です。アンギオ（血管造影）検査から発展した脳血管内治療は、脳の病気に対し頭部を傷付けることなく血管の中から治療を行う新しい手術法です。

■超音波検査

超音波（エコー）検査では、診察したい部分の皮膚の上からゼリーを塗り、プローブと呼ばれる装置を任意の角度で当てるだけで画像診断ができます。人間には聞こえない高い周波数の超音波をプローブから発し、そこに返ってくる反射波をコンピューターで解析して白黒の濃度で表示する仕組みです。

超音波検査装置では放射線や磁気を使用しないため人体への影響や負担が少なく、また、検査機器が小型なので多くの医療機関に普及しています。妊婦の健診で胎児の様子を確認する際に使われることでもおなじみの検査機器です。

■血管内治療機器

アンギオ（血管造影）とは、カテーテルを主に足の付け根の動脈から肝臓や腎臓、脳の血管まで挿入し、造影剤を使用して血流や腫瘍の分布、血管の狭窄《きょうさく》や閉塞の様子を調べる血管造影検査のことです。

頭部アンギオは、主に脳腫瘍の種類の特定や脳動脈瘤（破裂するとくも膜下出血になる、脳の血管にできたこぶ）の発見と治療を行います。カテーテルを入れてから、金属コイルや接着剤などを使って病変部を閉塞し、出血予防などを行えるため、開頭の必要がありません。腹部アンギオは主に肝臓の腫瘍の発見と治療に用いられ、原発性肝がんに対しては肝動脈化学塞栓療法が行われます。

Point

超音波検査士　看護師や准看護師、臨床検査技師、診療放射線技師のいずれかの免許を有する人が、超音波検査士認定試験に合格し、認定を受けることで超音波検査士になれる。体表臓器、循環器、消化器などの臨床領域別に試験が行われ、1回の試験につき1領域のみ受験可能になっている。

■カテーテル

カテーテルとは、医療に用いられる合成樹脂製の柔らかくて細い管のことです。中が空洞で、直径は1～2ミリメートルほど。これを足や腕の付け根の血管から差し込んで臓器や血管の状態をみるのが**カテーテル検査**、到達した患部に薬剤や器具を入れて治療するのが**カテーテル治療**です。治療する部位や目的ごとに形状や機能が分類されていて、医師はその都度、最適なカテーテルを選択します。

以前は外科手術が必要だった心臓の手術の一部も、今日では体を切ることなく行えるようになりました。心臓までカテーテルを入れることで血管を拡張させ、患部の状態をみたり治療したりできます。現に**冠動脈カテーテル治療**は頻繁に行われている治療です。カテーテル治療は患者の体への負担が小さく、治療後の回復も早いのが特徴です。

心臓の他にも、胸腔や腹腔などの体腔、消化管や尿管・血管などに挿入し、体液の排出や薬液の注入・点滴をしたり、造影剤の注入後にX線撮影をして血管や弁の状態を観察するといった際にも用いられます。

カテーテルと超音波検査の例

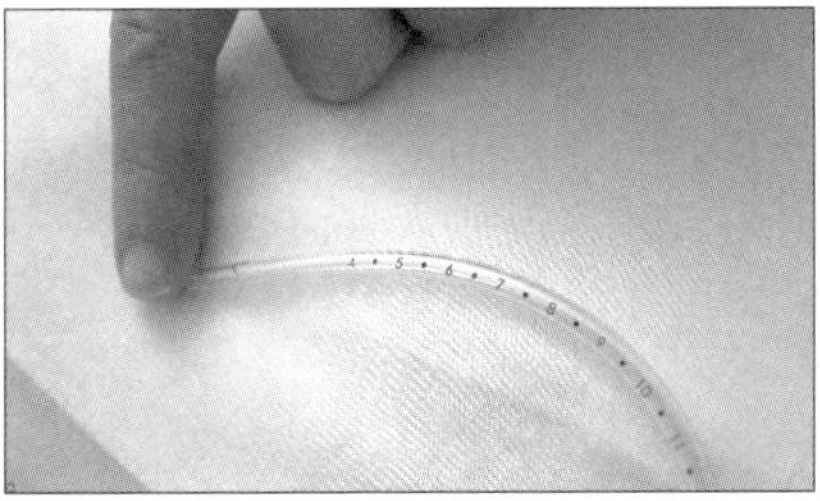

▲カテーテル by quinn.anya

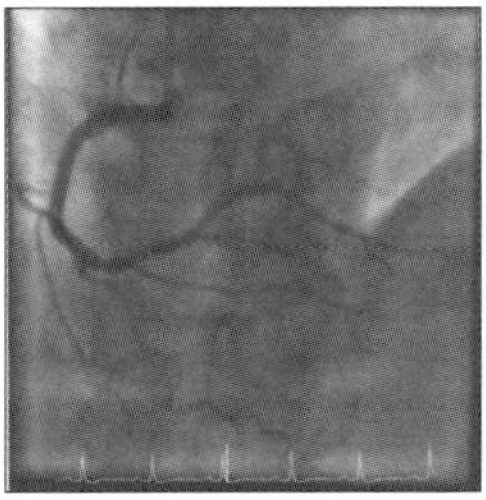

▲血管造影 by jon crel

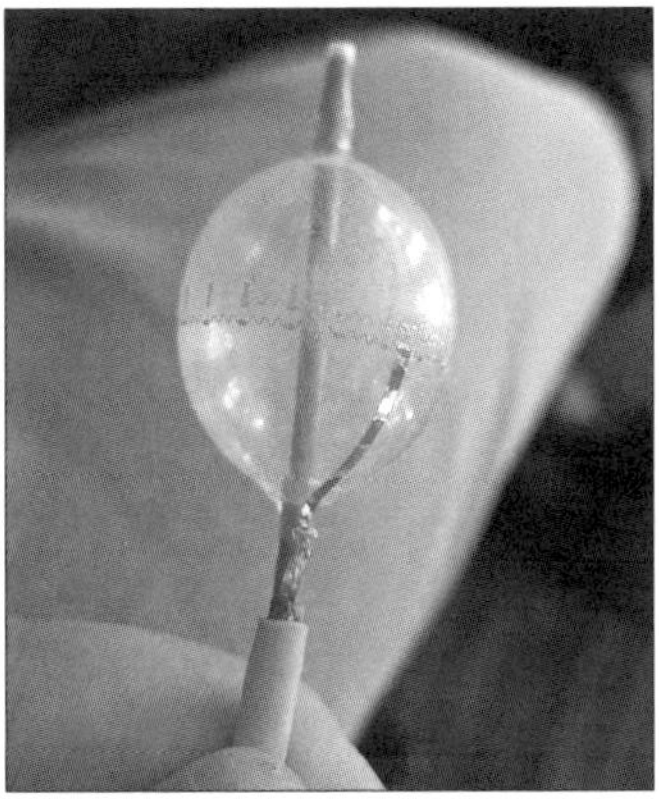

◀心臓バルーンカテーテル by jurvetson

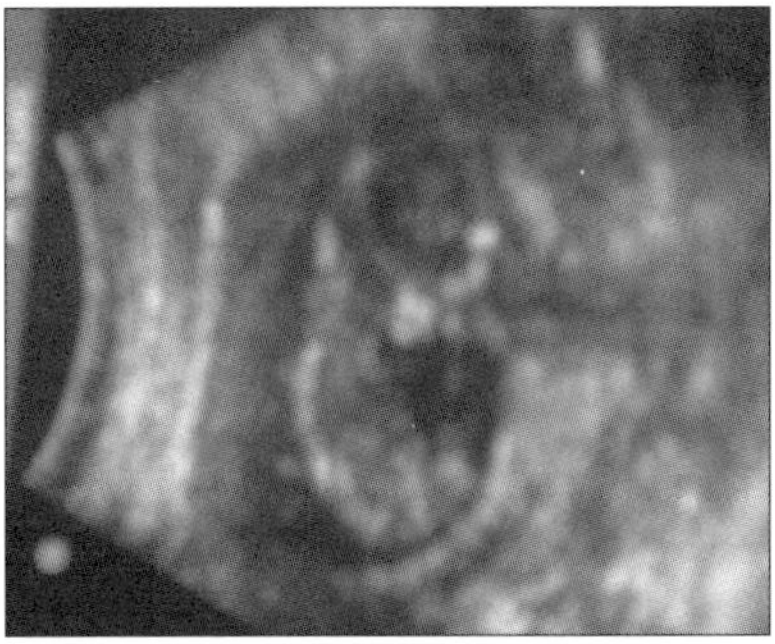

▲超音波検査による胎児の画像 by Nina Bellenger

Section
4-6 内視鏡、身体機能代替機器

内視鏡を用いて内部を観察する内視鏡検査は、鼻や口や肛門から機器を入れるため、お腹を切らずに手術できるメリットがあります。胸腔鏡・腹腔鏡の場合は小さな穴を開けますが、傷口は小さくて目立たず、体の負担も小さくて済むのが特徴です。

内視鏡

内視鏡検査とは、外から見ることができない身体の内部を、先端にレンズの付いた非常に小さい管（内視鏡）を差し入れてテレビモニターを見ながら観察し、場合によっては処置や治療をする検査のことです。この検査では、体に傷を付けることがありません。特に消化器官の病気の発見などに優れています。

機器を挿入する部位によって、できる検査が異なります。食道（食道鏡検査）、胃（胃鏡検査）、小腸の一部（上部消化管内視鏡検査）を見るときは、口または鼻から挿入します。肛門から挿入する検査では、大腸全体と直腸、肛門（大腸内視鏡検査）などが観察できます。

胸腔鏡、腹腔鏡

胸腔鏡・腹腔鏡を体内に入れるときは、体に小さな穴を数カ所開け、そこから機器を入れて、テレビモニターに映しながら手術を行います。ただし、傷口は小さく痛みも少ないため体の負担は軽く、結果として回復が早くて入院期間も短いのが特徴です。

胸腔鏡は主に肺や食道の手術、腹腔鏡は胆のうや胃、大腸、子宮、腎臓などの手術の際に用いられます。小さな傷口から行う手術なので、病巣や腹水などを完全に除去できない、止血がしにくいといったデメリットも指摘されていますが、腹腔鏡ではロボットによる手術が普及していて、より安全な治療が期待できます。

Point

最先端の内視鏡　胃内視鏡検査・大腸内視鏡検査などでは、AIの支援により小さな病変も発見できる最先端の内視鏡の開発が進められている。膨大な臨床データをもとに、AIを活用して開発された内視鏡診断支援装置で、検出支援モード、鑑別支援モードなどのサポートと医師の経験などにより、病変部を高精度で検出できる。

身体機能代替機器

身体機能代替機器とは、人工臓器などを身体に埋め込んで、身体機能を補助、強化または代行する医療機器のことです。白内障治療で用いられる眼内レンズをはじめ、ペースメーカー、義手義足など、今日ではあらゆる部位の代替機器が実用化しています。

人工心臓は、心臓移植までのつなぎ役として活躍します。ポンプ部分を体内に植え込んで心機能を補助しますが、バッテリーなど以前は体外に置いていた機器も今日では体内に植え込まれるようになるなど、進化を続けています。

心臓ペースメーカーは、不整脈などによる心不全・心停止を防止するため、人工的な電気的刺激を心筋に与えて心拍を安定させる、植え込み型装置です。今日では、脈拍が落ちてきたときにだけ電気的刺激を発生するデマンド型が主流になっています。

慢性腎不全患者が尿毒症になるのを防ぐために腎臓の機能を人工的に代行するのが**人工透析**。また、変形性関節症などの患者では、人工股関節などの**人工関節**と置き換えて、機能を再現しています。

内視鏡と腹腔鏡

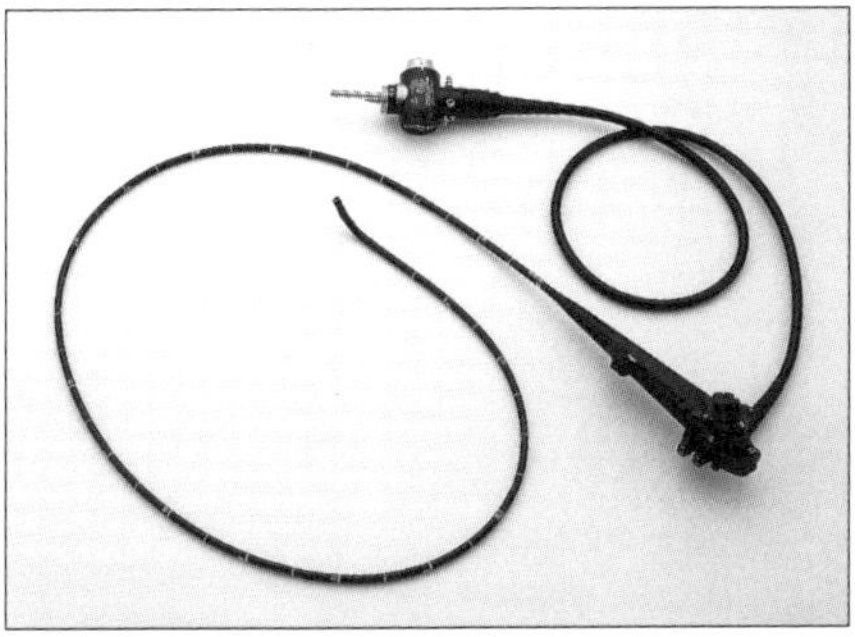
▲内視鏡　　提供 オリンパス株式会社

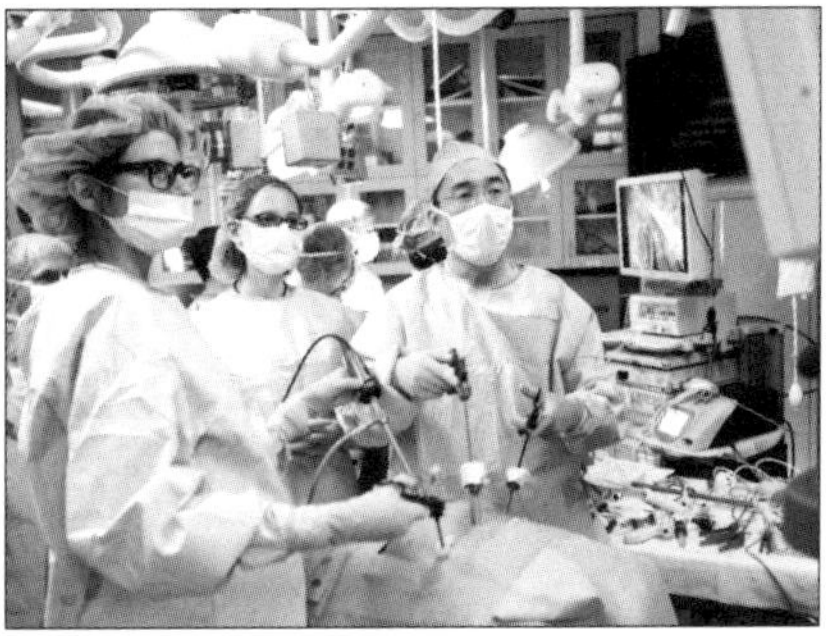
▲腹腔鏡による手術　　by Dalass1988

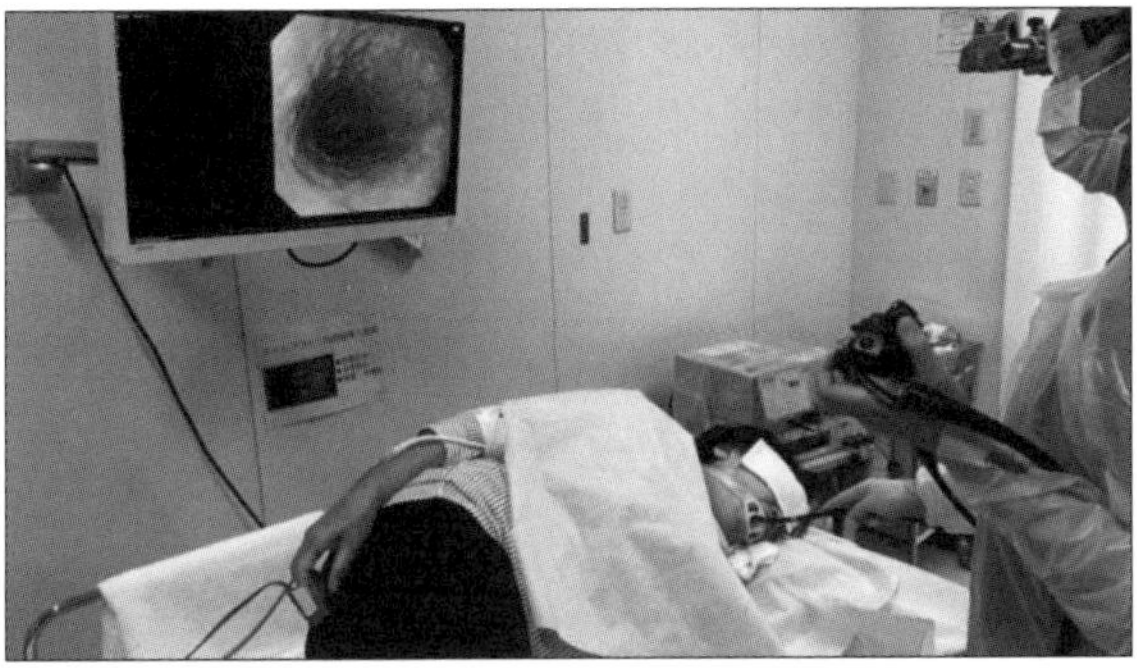
◀内視鏡による検査

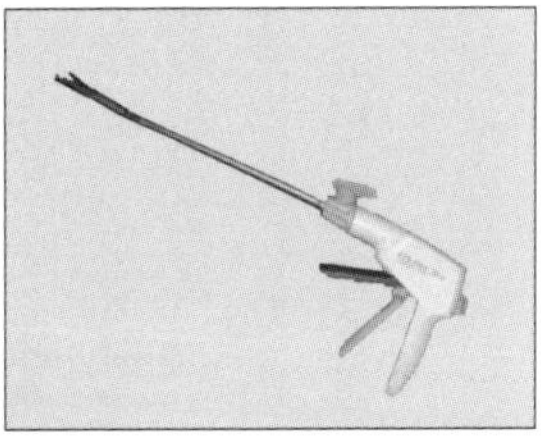
▲腹腔鏡　　by Huatulco

Section

4-7 先進医療と再生医療

２０１２年のノーベル医学・生理学賞に京都大の山中伸弥教授が選ばれたのを機に、日本の再生医療も本格化してきました。２０１３年11月には「再生医療等の安全性の確保等に関する法律」が制定され、翌年より施行されています。

■先進医療とは

先進医療に関する法律上の定めは、２００６年制定の「健康保険法等の一部を改正する法律」に含まれています。先進医療とは、大学病院など厚生労働大臣が定める施設基準に適合する医療機関で実施される先端医療のうち、厚生労働大臣の承認を受けたものを指しています。

先進医療は保険給付の対象外となりますが、国民の安全性を確保し、患者負担の増大を防止するといった観点から、保険診療との併用が認められています。さらに、医療の有効性や安全性を確保する観点から、医療技術ごとに一定の施設基準を設定し、施設基準に該当する保険医療機関のみ、届出により保険診療との併用ができることとされています。

■実施可能な病院が承認される

先進医療の中には、高度の技術を要する外科療法や放射線療法、移植・再生療法、抗がん薬などの薬物療法、免疫療法などがあり、種別ごとに実施可能な病院が承認されています。

２０２４年５月１日現在、先進医療Ａを実施している医療機関は、医療技術30種類の合計で２０８５件。先進医療技術の中には、これまでに保険適用となったものがある一方で、効果が確認されず承認を失ったものもあります。

医療機関が先進医療を行う際には、あらかじめ患者に対して十分な説明をした上で、文書による同意を得なければなりません。

Point

再生医療の実施状況　法律により再生医療を行う医療機関が厚生労働省に提出する「再生医療等提供計画」には、人の生命および健康に与える影響の程度に応じて「第１種再生医療等」「第２種再生医療等」「第３種再生医療等」があり、治療が行われているもののほか、研究段階のものもある。

■再生医療とは

法律上の定義としては、医薬品医療機器等法の第2条9において、「〈身体の構造又は機能の再建、修復又は形成〉〈疾病の治療又は予防〉に使用されることが目的とされている物のうち、人又は動物の細胞に培養その他の加工を施したもの」および「疾病の治療に使用されることが目的とされている物のうち、人又は動物の細胞に導入され、これらの体内で発現する遺伝子を含有させたもの」を再生医療等製品としています。

これまで、機能を失った細胞や組織、臓器に対する治療としては、他者からの臓器で補う臓器移植や組織で補う組織移植、人工臓器などの治療が行われてきましたが、今日では細胞を用いた再生医療の研究が進んでいます。

再生医療に用いられる幹細胞は、成体組織内に存在する**体性幹細胞**と、発生初期の胚《はい》から樹立する**胚性幹細胞**（**ES細胞**）に分けられます。体性幹細胞は、骨髄に由来する幹細胞や臍帯血に由来する幹細胞などに区分され、臨床で用いられています。

先進医療の医療費負担の仕組み

（例）総医療費が100万円の場合

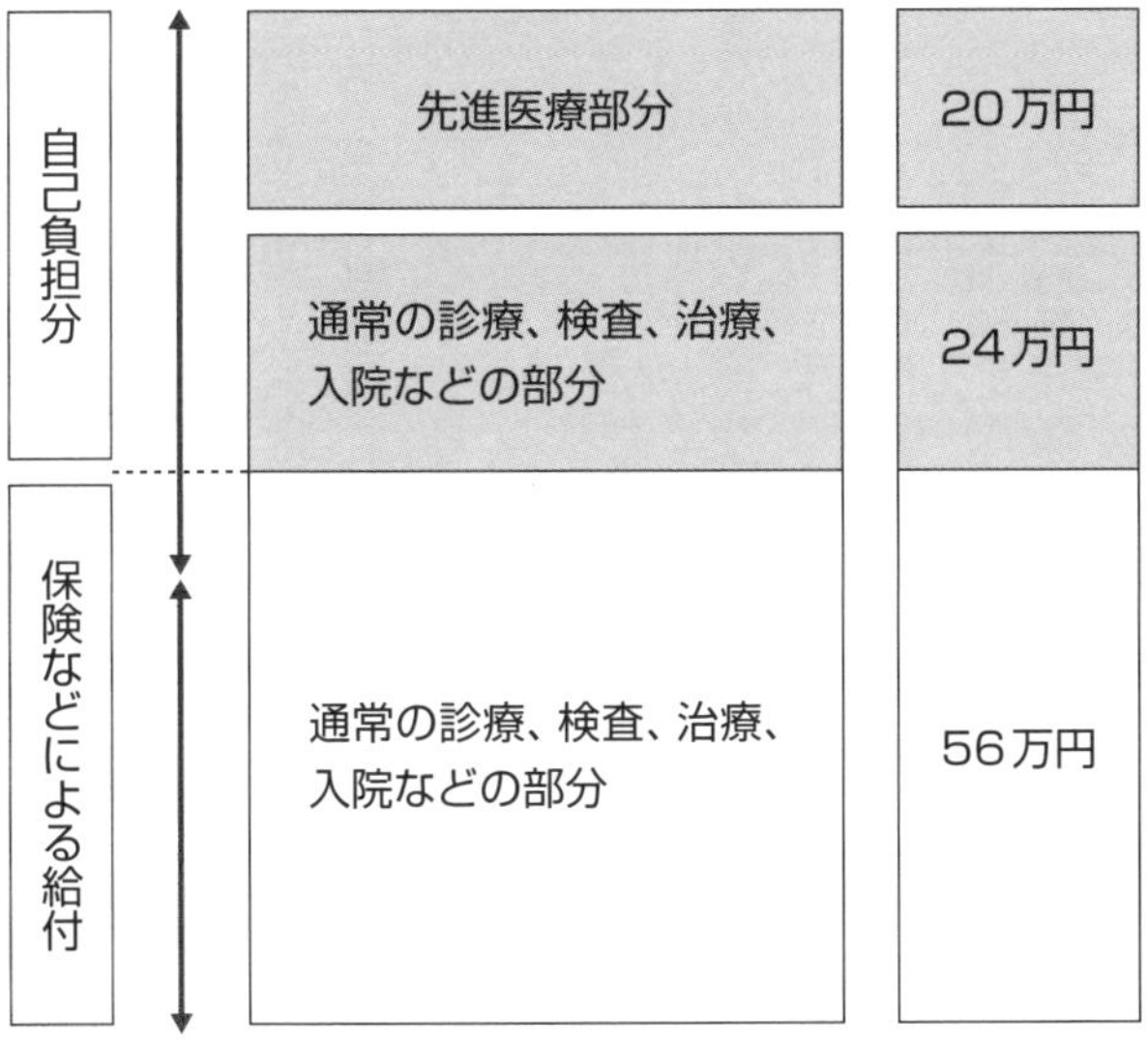

先進医療の部分の費用20万円は自己負担。残りの通常の医療と共通する部分の80万円には公的な保険が適用され、その7割に相当する56万円については各種保険制度から給付、3割に当たる24万円が自己負担となる。したがってトータルでは44万円が自己負担となる。

先端医療には、保険医療に移行する可能性が高い「先進医療A」と、Aよりも科学的証拠が乏しいとされる「先進医療B」がある。

Section

4-8 レーザー、放射線治療装置

美容方面で耳にすることが多いレーザー治療ですが、歯周病や近視、椎間板ヘルニアなど多くの病気の治療で使われています。がんの3大治療法の1つである放射線治療には、体外から放射線を当てる外照射と、体内から当てる内照射があり、患部の部位によって様々な種類の装置が使われています。

■レーザー

太陽光にはいろいろな波長の光が含まれています。例えば紫外線は殺菌作用やメラニン色素の生産促進作用があり、赤外線は物を温める熱作用があります。レーザーは、たくさんの波長のうちの1つだけを取り出して増幅したものです。

医療レーザー治療とは「レーザー光線を照射して治療的効果を上げる」方法ですが、レーザー光線の**波長**と**パルス幅**（レーザー光線を照射する時間の長さ）によって、レーザーの性質は変わります。治療には、この2つの要素を組み合わせて、患者の状態に合ったレーザー機器を使います。ここでは、美容外科と整形外科で使われる主な医療用レーザーを紹介しましょう。

CO^2（炭酸ガス）レーザーは赤外線レーザーの一種で、「水分に反応して熱エネルギーに変換される」という性質があります。レーザーメスとして使われたり、ホクロやイボなどを取るために使用されます。パルス幅を短くすれば、しわ取り用レーザーにもなります。宝石のルビーを用いた**ルビーレーザー**はメラニン色素に反応する性質があり、シミやアザの治療に使われます。**アレキサンドライトレーザー**は脱毛レーザーとしても普及しています。**ダイレーザー**は赤アザや血管性疾患の治療、**ダイオードレーザー**は毛細血管拡張症の治療に用いられ、美容目的だけでなく、アレルギー性鼻炎や花粉症などを緩和する治療にも使われています。

Point

放射線治療の流れ　主治医による放射線治療の提案ののち、放射線腫瘍の専門医による診察があり、治療法の検討、治療のためのシミュレーション、治療計画の作成などを経て、放射線の照射による治療が開始される。

■放射線治療装置

今日のがん治療では、手術、抗がん剤治療、放射線治療が3大治療として確立されています。中でも**放射線治療**は世界的に最も期待される治療法であり、X線やガンマ線などの電磁波をがん細胞に照射して死滅させます。がんの治療目標である完治・延命・緩和のいずれにも用いられ、手術とともに、完治させる可能性のある療法です。患者の負担が少ないともいわれています。

ガンマナイフは、ヘルメット型の固定具を患者の頭部にかぶせて固定し、コバルト60という放射線をがん細胞の一点に集中して照射する装置で、脳腫瘍等の治療に使用されます。

サイバーナイフは頭部を固定せずに自由な位置と角度からX線を患部の一点に照射し、**トモセラピー**は放射線ビームをらせん状に回転させながら患部にだけ正確に照射します。ピンポイント照射だけでなく、複雑な病巣や複数の腫瘍にも対応できる、世界的に注目されている治療機器です。

様々な医療現場で使われるレーザー治療装置

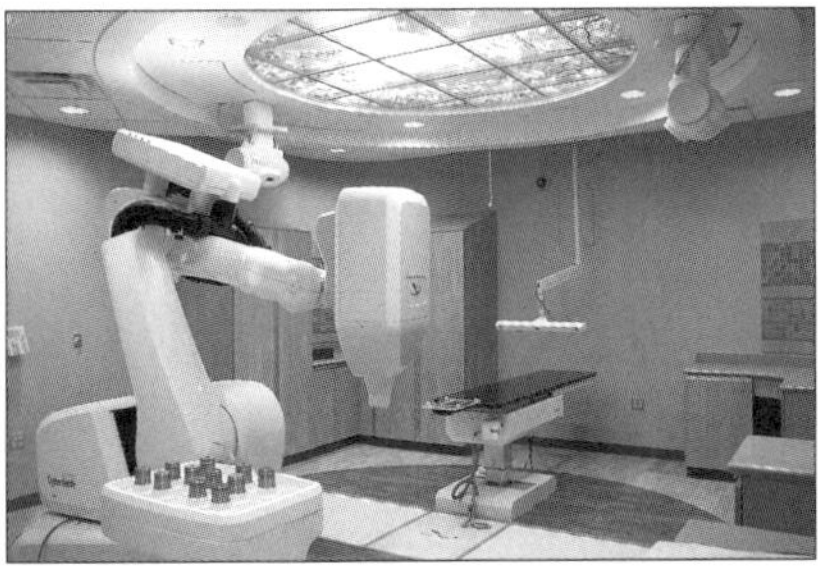
▲サイバーナイフ　by Saginaw Future

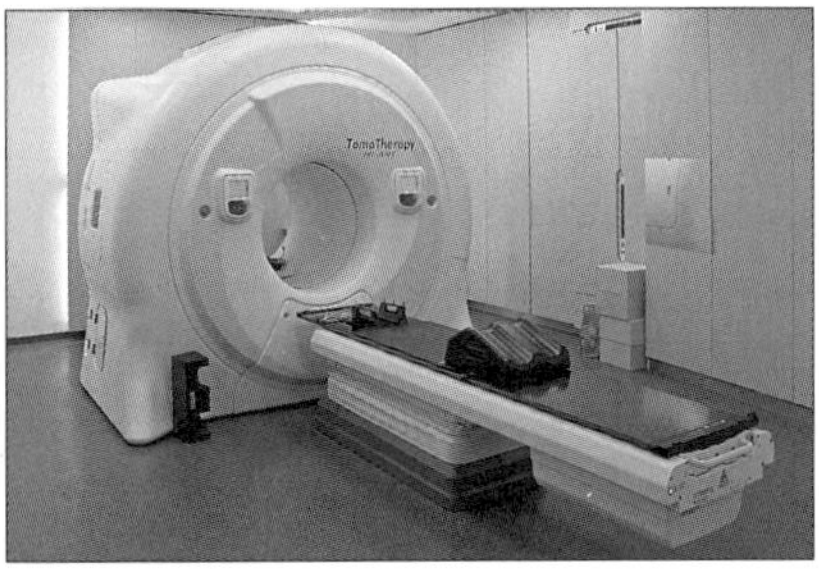
▲トモセラピー　by digital cat

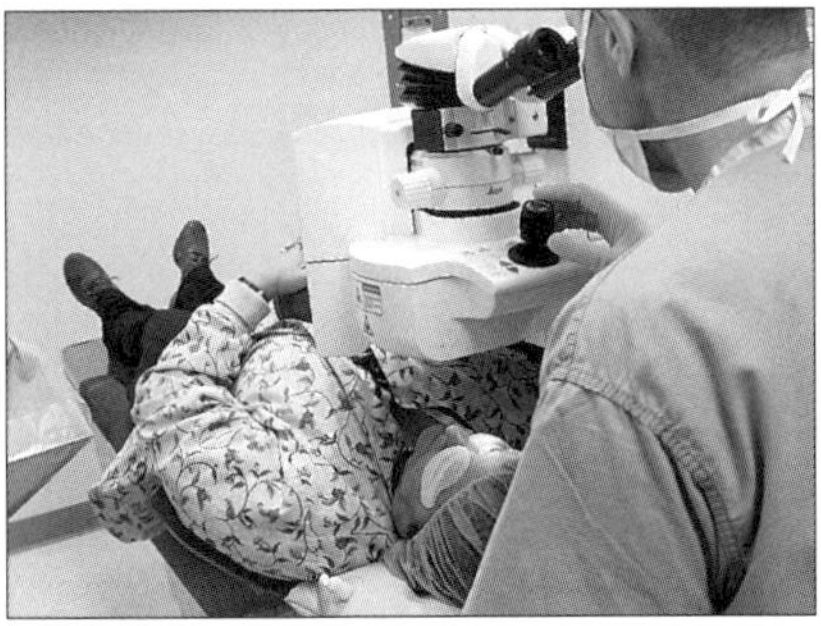
▲レーザーによる眼の治療　by Army Medicine

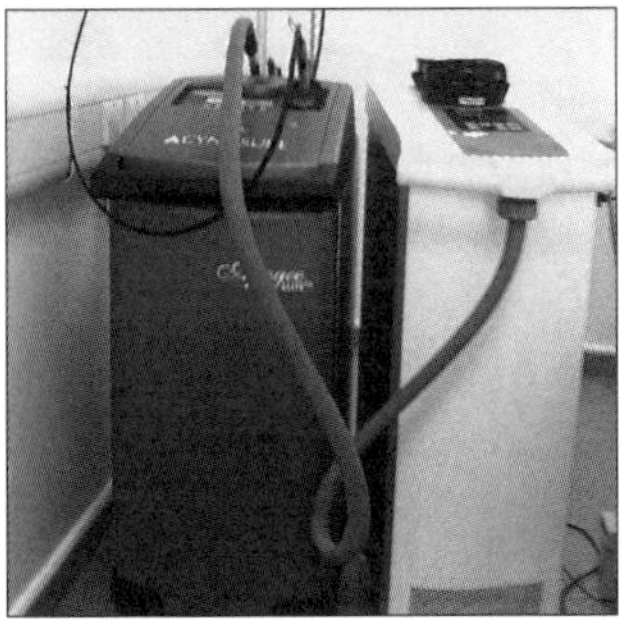
▲脱毛レーザー　by secretlondon123

Point **チーム医療とは**　1人の患者に対して、様々なスキルを持つ医療スタッフが連携・協働しながら取り組む医療のこと。コメディカルも含む多職種とコミュニケーションをとりながら、チームとして方向性を共有し、治療にあたる医療の形態をいう。

Section
4-9 病院組織と経営

病院は、医師や看護師、リハビリ職種や事務職その他、多くの専門職種の人々がチームを組んで連携している業界です。病院の組織は大きく「医療部門」と「事務部門」に分かれますが、両者のラインがうまく機能し、互いに協力し合わなければ、治療にも運営にも支障をきたします。

■経営体と治療集団に分類

一口に病院の組織といっても、病院の経営体としての組織と治療目的の組織とでは異なります。

病院のトップには病院長がいますが、医療法人の場合はその上に理事会があります。これは株式会社でいうところの取締役会のような存在で、特に医師である必要はありません。病院長は医療法により医師でなければならないと定められており、病院における医療全体の最高責任者として、院内で問題が発生した際には医療責任を負うことになります。

治療をメインとした組織の場合は、医師を頂点として、その下に看護師やその他のコメディカルが並びます。

■医療部門と事務部門

病院組織は、診療に関わる**医療部門**ならびに診療を行わない**事務部門**に大きく分かれます。

医療部門には、医師のほかに看護師、理学療法士、薬剤師、放射線技師など様々な専門職種が含まれています。診療はすべて医師の指示に従って行い、医師・歯科医師以外の医療従事者のことを一般に**コメディカル**と呼びます。

事務部門の全体を統括するのは**事務長**です。事務長を中心にして、その下に総務、医事、経営企画、情報管理部門、さらに病院によってほかにも様々な部門が設置されています。

Point **チーム医療に参加する、医師・看護師以外の職種**　薬剤師、助産師、リハビリテーション関係職種（理学療法士、作業療法士、言語聴覚士）、管理栄養士、臨床工学技士、診療放射線技師、臨床検査技師、事務職員（医療クラーク等）、介護職員、MSW（医療ソーシャルワーカー）など。

■医療部門は内科系と外科系に分類

医療部門は、さらに**内科系診療科**と**外科系診療科**に分類されます。

内科系診療科には内科、呼吸器科、消化器科、循環器科、小児科、精神科、神経科、心療内科、リハビリテーション科、リウマチ科などがあります。

一方、外科系診療科では手術などに代表される治療を行います。外科、整形外科、脳神経外科、形成外科、皮膚科、泌尿器科、婦人科、眼科、耳鼻咽喉科などが当たりますが、近年は重労働や医療訴訟が重なって外科系への志望者が減少しています。

職員の約半数を占める**看護部門**は、病院内で一番大きな組織です。看護師を中心にして准看護師や看護助手、保健師や助産師が所属しています。看護師は業務により外来、病棟、手術室、救命センター、訪問看護などに枝分かれし、それぞれの持ち場で役割は大きく異なります。**コメディカル部門**は**薬剤部**、**栄養部門**、臨床検査部門や生理検査部門などが所属する**検査部門**、理学・作業療法部や言語聴覚部がある**リハビリテーション部門**などに分かれます。

一般的な病院の組織図（例）

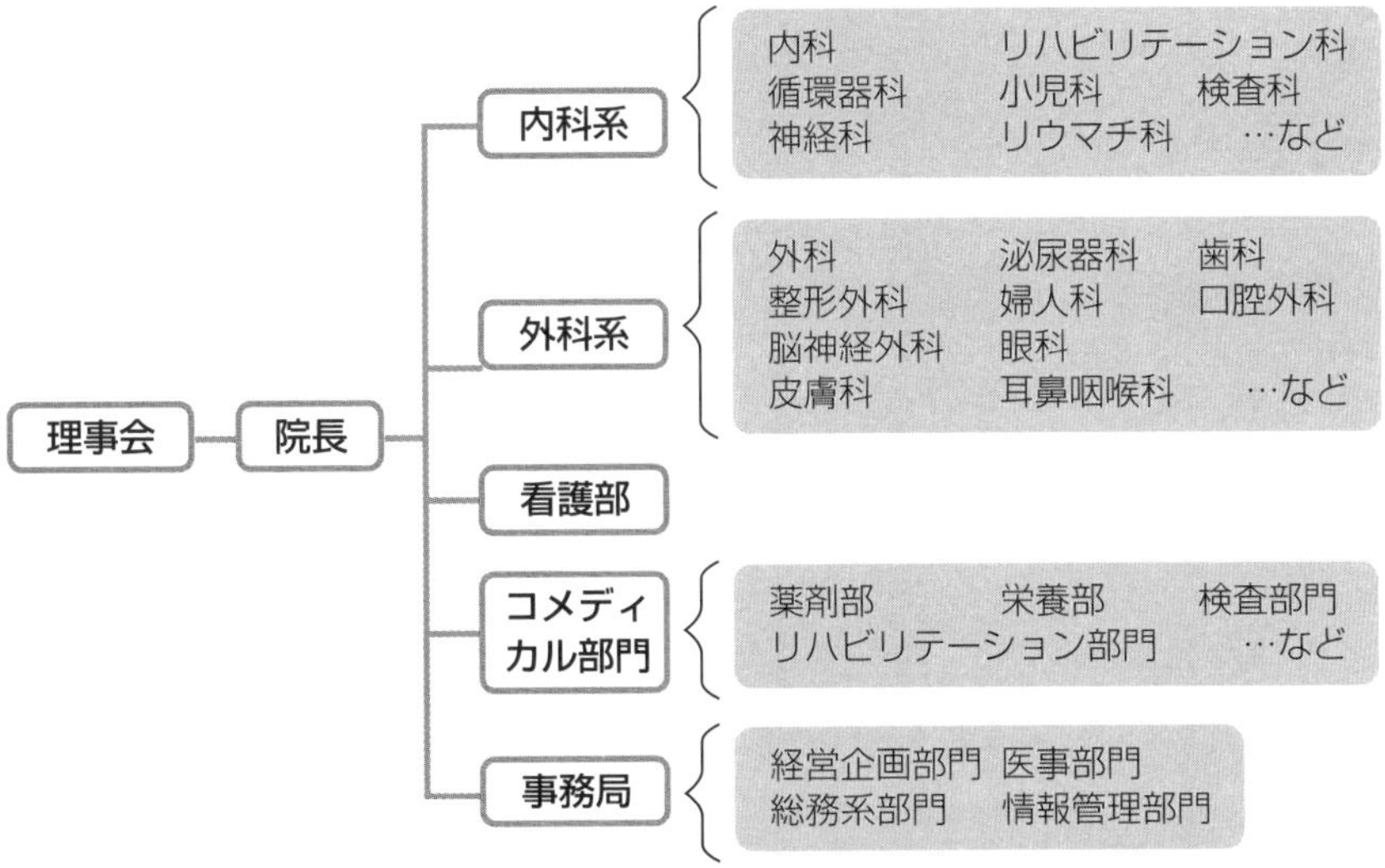

Point **医療チームの具体例①**　栄養サポートチーム：医師、歯科医師、薬剤師、看護師、管理栄養士など／感染制御チーム：医師、薬剤師、看護師、管理栄養士、臨床検査技師など／緩和ケアチーム：医師、薬剤師、看護師、理学療法士、MSWなど／口腔ケアチーム：医師、歯科医師、薬剤師、看護師、歯科衛生士など。

Section
4-10 医療部門

病院従事者①

病院長を頂点に、医師、看護師、専門技術を持ったコメディカルが連携をとりながら業務を遂行する、病院の医療部門。患者が直接には接することのない部署でも最良の治療のために様々なスタッフが活躍しています。

病院長・医師

病院長は病院組織のトップですが、医師でもあるため、週に数回程度は外来や手術、入院患者への回診なども行います。

医師は、診療から検査、回診、手術、カルテ作成、種々の書類作成を行うとともに、交代で当直にあたります。また、外来や病棟で診察にあたる**内科**や**外科**の医師と違って患者が直接接する機会は少ないですが、手術中の麻酔管理をする**麻酔科医**、CTやレントゲンなどの検査画像をもとに診断する**放射線科医**、採取した細胞の分析や病理解剖を行う**病理医**などが、それぞれの専門分野で活動しています。

看護師

看護師は、医師の指示のもとで診察補助や投薬、点滴の管理などを行いますが、病院のどの場所で働くかによって仕事内容が異なります。外来看護師はカルテの準備や患者の脱ぎ着の手伝い、血液検査、注射などを行います。病棟看護師は入院患者の検温や食事、排泄介助など、手術看護師は手術室で器具の滅菌や環境整備、手術中の器具の出し入れなどを行います。

患者に寄り添い、医師との間に立ってスムーズなコミュニケーションのための橋渡しをするなど、包括的なケアを行うキーパーソン的な存在であり、チーム医療でも重要な役割を果たします。

Point

医療チームの具体例②　呼吸サポートチーム：医師、薬剤師、看護師、理学療法士、臨床工学技士など／摂食嚥下チーム：医師、歯科医師、薬剤師、看護師、管理栄養士、言語聴覚士など／褥瘡対策チーム：医師、薬剤師、看護師、管理栄養士、理学療法士など／周術期管理チーム：医師、歯科医師、薬剤師、看護師、臨床工学技士など。

■高齢化の進展でリハビリ指導員が人気

高齢化社会の進展とともに、リハビリ指導を行う職種の重要性が高まっています。**理学療法士**（PT）は、身体に障害や機能低下のみられる人が家庭での日常生活の継続と社会復帰を目指すための理学療法を担います。**作業療法士**（OT）は、身体や精神に障害のある人に対して手芸や工作などの作業療法をほどこし、日常生活動作訓練を行います。音声や言語機能、聴覚に障害のある人の訓練にあたる**言語聴覚士**（ST）は、昨今の嚥下障害による肺炎患者の増加で、ニーズが高まっています。**義肢装具士**は、義肢装具の採型・採寸や適合・調整を行います。

医師の指示に従って細菌・免疫・血液検査などを行うのは**臨床検査技師**で、レントゲンを使用しない大部分の検査を行います。レントゲン撮影やMRI、CTスキャンなどの装置による検査を担うのは**診療放射線技師**です。また、**薬剤師**は医師の処方箋に基づいて調剤や医薬品の供給を行います。**栄養士・管理栄養士**は、患者向けの献立作成や栄養管理・調理・食事指導、さらに病気予防や健康な生活のための助言も行います。

医療部門の組織図（例）

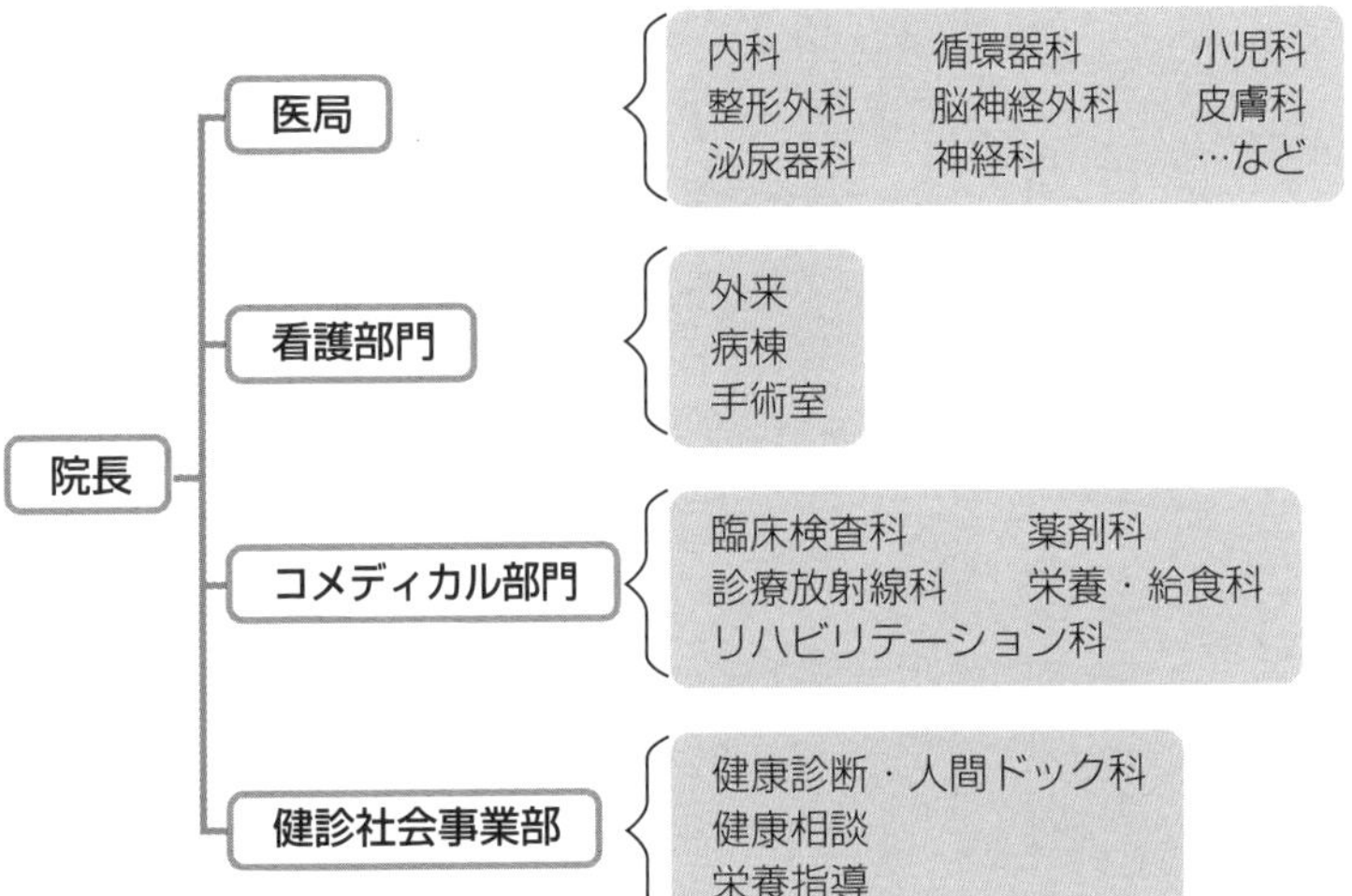

Point **地域医療連携チーム**　地域横断的な取り組みとして、病院・診療所（医師）、歯科診療所（歯科医師）、訪問看護ステーション（看護師）、薬局（薬剤師）、保健所（保健師等）、介護保険事業所（ケアマネジャー）などが連携して地域医療にあたるもの。

Section
4-11 事務部門
病院従事者②

国の医療政策もあって経営環境がますます厳しくなりつつある中、病院は高度なビジネススキルを持つ者による的確な経営サポートを期待しています。医師の合理的かつ効率的な事務処理の必要性から、医療クラークなど新しい職種もできました。事務部門は病院経営の縁の下の力持ち的存在です。

■医療事務は病院の顔

病院事務職は、受付やレセプト請求業務（診療報酬請求書・明細書の作成）などを行う**医事部門**をはじめ、物品の購入・管理をする**用度部門**、出納管理を行う**会計部門**、人材・労務管理担当の**人事部門**など様々な分野で病院を支えています。レセプト請求など病院ならではの特徴的な業務もありますが、総務部といった一般企業と似た部門もあります。

特に、医事部門を支える職種である**医療事務**は、患者や家族に接することが多く、医師の助手業務などもあり、幅広い分野で病院の経営をサポートする専門家で、アウトソーシングの受け皿となる会社が増えています。

■事務長の仕事

これらの事務部門——つまり医療以外の部分を統括するのが**事務長**です。

事務長の仕事は、事務の各部門を統括し、業務がスムーズに進むように調整することです。医事部門、人事、給与や集計会計等の経理、資材や医薬品の調達管理から施設管理、経営分析に至るまでの部署を取りまとめます。

また、医療部門と事務部門が支障なく機能するように調整するのも大切な仕事です。そのために、各職員とのコミュニケーションは欠かせません。自治体や地域の保健所との会議、医師会への出席といった院外対応もします。

Point **地域医療連携室の仕事① フロント連携**　患者が病院に受診・入院する際などに行う、フロント中心の連携業務として、「紹介・逆紹介」、「各種社会福祉制度の紹介・調整」、「医療機器の共同利用の調整」、「共同診療の調整」、「医療従事者や地域住民に向けた講習会」といったものがある。

経営のカギを握る人々

このほかにも、事務部門には経営や情報を管理する部門があります。経営分析などを行う**経営企画部門**、カルテや院内のシステムを管理する**情報管理部門**です。基本的に病院の事務系の業務は無資格で行えますが、これらの部門では有資格者が勤務していることが少なくありません。**診療情報管理士**は、院内に構築されたデータベースを活用して、診療情報の管理や内容の精査をします。民間資格ですが、作業の合理化などが求められる中でニーズが高まりつつあります。

国の医療政策により経営のかじ取りが難しくなっている昨今、病院は高度なビジネススキルを持つ者による的確な経営サポートや効率的な事務処理を期待しています。事務部門の**医療クラーク**（医師事務作業補助者）は、勤務医の仕事量を軽減するためにできた職種で、カルテや処方箋、入退院説明書などを作成し、データ入力などの事務作業を行う仕事です。レセプト請求などを行う医療事務員は無資格でも就職できますが、業務が専門性が高いため、資格取得後に勤務するという人も多くいます。

事務部門の組織図（例）

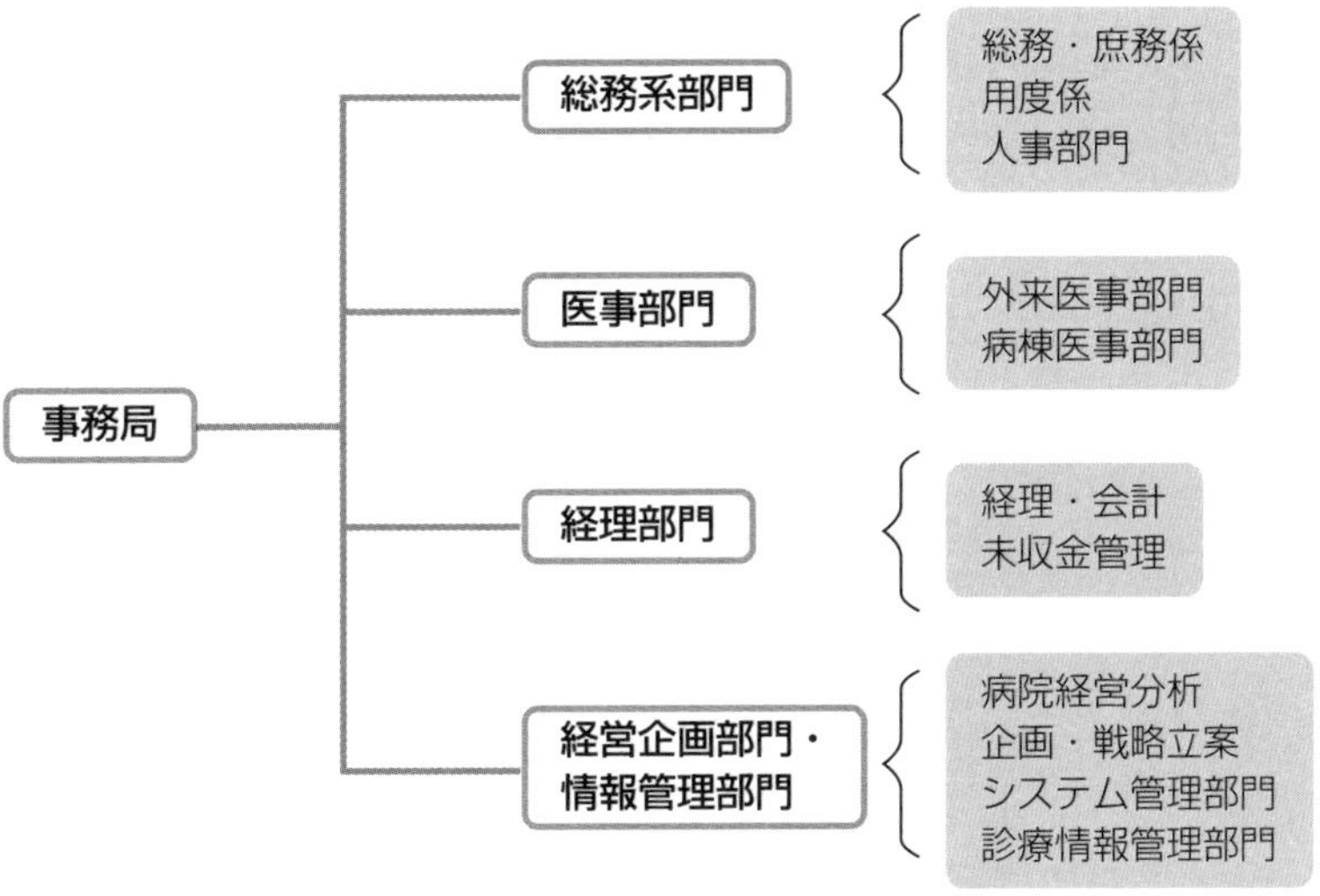

Point
地域医療連携室の仕事② 後方支援 「患者の退院後の自宅での過ごし方に関する指導や助言」、「住宅改修・福祉用具の相談」、「地域包括支援センターなど地域の医療・介護機関との連携」といったものがある。

Section

4-12 医療業界における資格と職場

医療業界の資格と一口にいっても、その種類は多岐にわたります。ここでは大きく医療部門と事務部門に分けて、主な資格と職場について説明します。

■医療部門

2016（平成28）年12月現在における全国の届出**医師**数は約32万人で、男性が8割近くを占めています。医師になるには、大学の医学部で6年間学び、医師国家試験に合格したのち、病院や診療所で2年以上の研修が義務付けられています。一般に開業医のほうが勤務医より収入は高いですが、開業・改修費用や医療機器の導入には多大な資金が必要となります。

保健師助産師看護師法に基づいた国家試験に合格すると取得できるのが、**看護師**です。**准看護師**は都道府県知事資格となります。職場は病院だけでなく、訪問看護ステーションや介護・福祉施設などへと活躍の場を広げています。

■専門的技能

助産師・**保健師**になるには、看護師資格の取得後に必要な教育課程を経て、助産師や保健師の国家試験をクリアする必要があります。**理学療法士**・**作業療法士**になるには、養成の専門学校・短大・大学等で3年以上学び、国家試験に合格する必要があります。リハビリ指導やアドバイスをすることもあるので、豊富な知識と経験が大切になります。高齢化の進展もあってリハビリを必要とする人が増え、職場の幅は広がっています。

医療ソーシャルワーカー（**MSW**）*は、経済的・精神的な不安や、転院、在宅医療への移行など、患者や家族が抱える悩みや相談事への対応にもあたります。

Term

医療ソーシャルワーカー（MSW）　MSWはMedical Social Workerの略。医療を必要とする人が抱える経済的・心理的・社会的問題や、社会復帰などについて援助・協力する専門家。

事務部門

病院の事務部門と聞いて思い浮かぶのは、患者にとっては一番はじめの窓口である受付などの**医療事務**という仕事です。患者の接遇、治療費の計算や入退院の事務、**医療クラーク**＊、診療記録管理、医療保険の支払機関に提出するレセプト（診療報酬明細書）の作成など、その仕事は多岐にわたります。

事務職員のほとんどが派遣スタッフという病院もあるほどで、求人募集も多い医療事務の資格取得には、専門学校、通信教育、独学などの方法があります。ただし、資格取得は就職の前提条件ではないので、勤務を始めてからでも十分に学べます。また、年齢制限の幅が広い、時間の融通が利きやすい、転居先でも就職しやすい、といった理由から、女性に人気のある職種です。

総務や人事、経理といった一般企業と共通する事務職はもちろんのこと、近年は病院のホームページでの情報提供を重視している病院もあり、新たに広報などの課を設置する病院もあります。

看護師の種類

<table>
<tr><td rowspan="3">看護師
（正看護師）</td><td colspan="3">外来診察室、手術室、病室、訪問介護など、勤務場所によって業務内容が異なる。</td></tr>
<tr><td>専門看護師</td><td>看護系大学院修士課程終了後、５年以上の実務経験を経て受験資格取得</td><td>がん看護、精神看護、地域看護、老人看護、小児看護、母性看護、慢性疾患看護、急性・重症患者看護、感染症看護、家族支援など、１４種類の専門分野</td></tr>
<tr><td>認定看護師</td><td>５年以上の実務経験を経て、所定の研修を半年受講後に受験資格取得</td><td>皮膚・排泄ケア、緩和ケア、糖尿病看護、新生児集中ケア、手術看護、摂食嚥下障害介護など、19種類の専門分野</td></tr>
<tr><td>准看護師</td><td colspan="3">医師や看護師の指示で看護を行う。</td></tr>
</table>

Term

医療クラーク　医師が行う診断書作成等の事務作業を補助するスタッフのこと。「医師事務作業補助者」が正式名称で、**病棟クラーク**、**メディカルアシスタント**、**メディカルクラーク**とも呼ばれる。

Section
4-13 人材採用専門スタッフの仕事

病院で働く医師や看護師、薬剤師などの有資格者の確保は、年々難しくなりつつあります。一人でも多くの優秀な人材を採用しようと、事務部門の中に採用担当部門を設置する病院が増えてきました。

多様な医師の採用

かつては、医師の採用にあたって人選を**大学医局**＊に一任するのが主流でした。しかし、**臨床研修制度**＊が変わり、個人で研修先を選べるようになってから、研修医が都心部の医療機関に集まる傾向が強くなり、大学病院でも医師が不足するようになって、従来のやり方では医師の獲得が難しくなってきました。

医師の採用は、病院が直接行う場合と、医師専門の紹介会社を利用する場合があります。

医師紹介会社は現在100社を超えています。もともと「医師の紹介」というマーケット自体がそれほど大きくないのに、小規模な紹介会社が乱立気味であるため、医師紹介会社同士の競争も激しくなっています。

院長・事務長との連携

採用人数の多い大規模病院や、多くの病院を擁する医療グループの本部では、採用専門の部門を設置しているところが多くなってきました。

採用担当者には、「求職者の志望動機やスキル、希望条件を十分にヒアリングして、病院の求める人物像にマッチしているかどうかを見定める能力」および「院長や事務長はじめ人事権を持つ各部署の役職者との調整業務を円滑に行うためのコミュニケーションスキル」が求められます。特に、医師などの有資格者の採用にあたっては、医療情勢の把握や医療知識も必要となってくることから、ある程度の知識と経験のある、即戦力となるスタッフが求められています。

Term **大学医局**　大学病院等における「研究室」や「診療科」、「教室」などのグループ組織。医学部の教授を中心とした講座や、大学附属病院の診療科を中核とする医師の集団で、関連病院等への医師の紹介や派遣などにも取り組むことが多い。

■採用部門の業務

病院の採用部門では、医師をはじめとする有資格者から事務職や介護職、看護助手といった無資格者まで、幅広い職種の採用業務を担当しています。

業務内容は、各職種の募集要項の作成、ハローワークやインターネット媒体を活用した募集案内の展開、学校訪問（高校、専門、大学、予備校）、就職説明会などへの出展、国試対策セミナーや潜在看護師向けカムバック研修の開催、施設見学や面接の対応、採用促進のための新規ツールの導入など、多岐にわたります。医師や看護師、薬剤師など、人材紹介会社を利用して転職活動を行う割合の高い職種の採用の際には、紹介会社のエージェントとの調整や交渉などの業務も発生します。

近年、有資格者の採用が難しくなりつつある中で、病院幹部との協同により、離職防止の取り組みに注力している病院もあります。

主な医師紹介サイト

m3.com CAREER	https://career.m3.com/
e-doctor	https://www.e-doctor.ne.jp/
リクルートドクターズキャリア	https://www.recruit-dc.co.jp/
日経メディカルキャリア	https://medical-career.nikkeihr.co.jp/
JMC	https://dr-ar-navi.jp/
ドクターキャスト	https://www.doctorcast.jp/
グッピー	https://www.guppy.jp/md/
民間医局	https://www.doctor-agent.com/
医師転職ドットコム	https://www.dr-10.com/
ドクタービジョン	https://www.doctor-vision.com/
マイナビ DOCTOR	https://doctor.mynavi.jp/

Term **臨床研修制度** 診療に従事しようとする医師が、2年以上、都道府県知事の指定する病院または厚生労働大臣の指定する外国の病院において、研修を受けること。医師が、適切な指導体制のもとで、医師としての人格をかん養し、プライマリ・ケアを中心に医師として必要な幅広い診療能力を効果的に身に付けることができる。

Section

4-14 病院の新しい職種

インバウンド観光や外国人労働者の受け入れなど、訪日する外国人の急増に伴い、外国人による医療機関の利用や、公的医療保険の利用者も増えています。病院の現場においては、治療のほかに、医療事務などでも様々な問題が発生し、その対応のため新しい職種も生まれています。

■医療コンシェルジュ

山形大学医学部附属病院では、2015年1月より、国立大学病院では初めて、**医療コンシェルジュ**＊ステーションを院内の専用スペースとして設置しました。入院時の患者に対して、各病棟スタッフとの連携を図りながら、総合的かつ一元的なサービスを提供するのが目的です。

窓口を一元化し、病歴や日常生活情報の聴取など初診の対応、入院などの煩雑な手続きを効率化・簡便化するとともに、患者や家族の要望を組み入れ、初期看護計画立案のために患者と職員の双方の負担を軽減することを狙いとしています。

■医療コーディネーター

上述の医療コンシェルジュと同じく、病院において患者が希望する治療方法や療養を受けられるようにサポートする仕事として、**医療コーディネーター**という職種があります。

国家資格ではなく、一般社団法人やNPO法人などが独自の基準で認定する資格になっていますが、病院勤務などを含む医療関連業界で相当の期間従事した人などが認定を受けています。

近年は、外国人の患者への対応として、英語や中国語が話せる、外国語医療コーディネーターを配置する病院も出てきました。

Term **医療コンシェルジュ**　医療機関での接遇のスペシャリストとして、来院した患者・家族への案内や説明などを行うのが主な業務。医師やその他の職員の負担軽減などが期待されている。

医療通訳

前項とも関連しますが、訪日外国人や外国人労働者が増えるに従って、外国人が病院を受診することも多くなり、「言葉の通じる病院を紹介してほしい」という相談が増えつつあるといわれています。

また、救急搬送の受け入れ側の病院から、「当院には通訳体制がなくて受け入れに困るので、外国人患者を引き受けてもらえる医療機関はないか？」といった相談も増えているようです。

さらには、公的医療保険の利用に関する相談もあり、医療通訳者の需要は拡大する一方です。

しかし、**医療通訳**の対応は医療機関任せになっていることから、地域のボランティアに通訳を依頼するところも出てきました。また、近年は医療費の未払いも問題になってきています。日本では外国人労働者であっても、国民皆保険制度により自己負担は低額に抑えられているものの、自己負担分の未払いが発生したり、日本の保険に加入していない訪日外国人旅行者の場合もあります。そのため医療通訳には、医療に関する知識があるだけでなく、日本の医療保険などの仕組みも通訳できる人が求められています。

医療通訳専門技能認定試験の概要

試験の目的	医療通訳に従事する者の有する知識および技能の程度を評価・認定することにより、医療通訳の専門的な技能および質の向上と、その社会的地位の向上に資することを目的とします。
試験の基準	医療、保健分野における対話コミュニケーションを支援するために必要な関連知識を有し、医療通訳者として対話者間の効果的なコミュニケーションを可能にする十分な能力、技術、倫理を有していることを基準とします。
対象言語	(1) 英語 (2) 中国語
合格者に付与する称号	(1) 医療通訳専門技能者（英語） (2) 医療通訳専門技能者（中国語）

出典：一般財団法人日本医療教育財団ホームページより。

Point

医療インバウンド（医療渡航） 日本の医療機関での受診を目的に渡航してくる外国人患者を受け入れること。医療インバウンドの活発化に伴い、医療に詳しい通訳の需要も増えつつある。

Section

4-15 医業外事業の動向

病院経営に大きな影響を与える要因の1つとして、「医療法人による医業外事業の展開」が挙げられます。少子高齢化の進展に合わせて、病院としての付帯事業も多彩になってきました。

■医療と介護の連携強化

今後の介護療養病床の廃止の方向性や医療と介護の連携強化などを目的に、医療法人としての新たな事業拡大のチャンスとして、また病院の生き残りをかけて競合相手に対抗するために、医業外の事業に参入している医療法人が増加しています。

厚生労働省の最近の医療施設経営安定化推進事業の調査では、医業外事業を実施している医療施設は全体の43％で、複数の事業を展開している施設も多数あります。**医業外事業**で最も件数が多かった事業は**居宅介護支援**＊で、次が訪問看護ステーションです。介護系35％、医療系31％の順で、このほか保育所事業が3位に入っています。

■医業外事業の現状

実施している医業外事業のうち、介護系では居宅介護支援のほか、訪問（入浴）介護、通所介護、介護予防（支援）事業、特定福祉用具販売・貸与など、医療系では訪問看護ステーションのほかに治験関連業務、薬局、健診センターなどがあります。居住系ではケアハウス、有料老人ホーム、グループホーム、**サービス付き高齢者向け住宅**＊など、保育系では保育所のほかに病児・病後児童の保育施設、また教育系として看護学校などがあります。

公私別にみると、医療法人では介護系事業が43％を占め、公的病院では反対に医療系事業が45％を占めています。

Term **居宅介護支援**　利用者が可能な限り自宅で自立した日常生活を送ることができるよう、ケアマネジャーが、利用者の心身の状況や置かれている環境に応じた介護サービスを利用するためのケアプランを作成し、そのプランに基づいて適切なサービスが提供されるよう、事業者や関係機関との連絡・調整を行う業務のこと。

スケールメリットの追求

医業外事業の損益では、黒字比率が59%で、当初の目的でもある「病院の収益向上」に貢献しているところが多くなっています。

個別の医業外事業の業況をみると、医療系の健診センターや附属診療所などの売上高は大きく、治験関連業務は経常利益率が高くなっています。

医業外事業のもう1つの目的に、スケールメリットの追求があります。特に公的病院で医療系事業が多いのは、公的病院としてのスケールメリットや、医師の兼務で対応可能だからということも要因に挙げられます。また、治験関連業務や訪問看護ステーションなども、「すでに持っている病院の機能を複合的に活かすことができる」というメリットがあります。

課題としては、今後、医師やスタッフの兼務に伴う費用の案分を明確にするなど、部門別（事業別）の収支管理を徹底することで、病院のもう1つの収入の柱を確立することが挙げられます。

医業外事業の分類

介護	訪問（入浴）介護
	通所介護
	居宅介護支援
	介護予防（支援）事業
	特定福祉用具販売・福祉用具貸与
医療	治験関連業務
	薬局
	健診センター
	訪問看護ステーション
保育	保育所
	病児・病後児保育施設
居住	ケアハウス
	有料老人ホーム
	グループホーム
	福祉ホーム
	精神障害者福祉ホーム
	サービス付き高齢者向け住宅
教育	看護学校
	医療関係者養成施設
その他	上記の事業以外

出典：厚生労働省「医療施設経営安定化推進事業」調査資料より。

Term
サービス付き高齢者向け住宅　高専賃とも呼ばれる高齢者限定の賃貸住宅で、バリアフリーやサービスに関する規定はない。現在は「サービス付き高齢者向け住宅」に一本化されている。

Section

4-16 進むテーラーメイド医療

遺伝子の変異やタンパク質の機能解析などの研究が進むにつれ、病態の背後にある遺伝的・環境的要因の解明を基盤としたテーラーメイド（またはオーダーメイド）医療に取り組む病院が増えています。

■平均的医療から個人別医療へ

21世紀の医療は、これまでの不特定多数の患者を対象とした「平均的医療」ではなく、患者個々人の体質などを考慮した**テーラーメイド医療**への転換が図られようとしています。

テーラーメイド医療では、まず個人のヒトゲノム（全遺伝子）情報を調べ、個人の体質や病気の状態を把握した上で、確実に効果のある投薬や治療を行うことを前提としています。特に投薬については、遺伝子型により代謝機能が大きく異なる場合があり、薬の副作用も遺伝子型によって異なることから、個人の遺伝子型に対応した投薬が行われるようになりました。

■「個人情報」の保護義務

個人別の医療が進むにつれて、医師は患者の遺伝子情報や病態に関する個人情報を収集し、その結果に基づいて個人別治療を施すようになります。

そのため、患者の「個人情報」の保護義務や、患者に対する治療方針の説明のために、**インフォームド・コンセント**＊が必要になってきました。

その結果、医師と患者、病院と患者（家族）との間に信頼関係が構築されるようになるとともに、患者とその家族の立場に立った医療行為が行われるようになると考えられています。さらに、予防医療への取り組みも重要視されるようになってきました。

Term

インフォームド・コンセント　治療や臨床試験・治験の内容についてよく説明を受け、十分に理解した上で、対象者が自らの自由意思に基づいて、医療従事者との間で方針につき合意すること。

■予防医療*への取り組み

患者の個人別情報が遺伝子レベルで解析され、特に特定の疾患に対するリスクが明らかになってくると、あらかじめその疾患に対する予防的な医療を行ったり、先天的なリスクについても未然に防ぐための治療をすることが可能になります。また、**予防医療**の普及によって、国民の多くが普段から疾病の予防を心がけることで、増え続ける医療費の削減にもつながるものと期待されています。

ヒトゲノム情報を解析して疾患や体質の原因となる遺伝子を突き止め、その情報をもとに新しい医薬品を研究・開発する手法を、**ゲノム創薬**と呼んでいます。ゲノム創薬のメリットとして、薬剤費における無駄をなくすことも期待されています。

遺伝子検査で事前に効果や副作用を予測することによって、薬物のターゲットを適切に絞り、効く患者にだけ薬を使ったり、また薬の副作用を避けることができれば、総量としての薬剤費の削減にも結び付くと考えられているのです。

テーラーメイド医療とレディメイド医療の比較

	テーラーメイド医療	レディメイド医療
対象となる患者	・遺伝子情報から薬の効き目がわかる人	・症状のある人すべて
投与方法	・遺伝子情報から最適な種類・量を決定	・同じ症状なら決まった薬を一定量
効能、副作用	・副作用の発生も予測	・有効性・安全性に個人差 ・予期しない副作用発生の可能性
薬剤費	・必要な患者にだけ投与するため抑制可能	・増えやすい
研究開発	・副作用が原因で開発中止した薬を"仕立て直す"ことも可能 ・臨床試験に必要な症例が減り、開発コストを抑制可能	・少数の副作用が原因で開発を断念するケースがある ・開発の成功率が低い

出典：三重銀行広報紙を参考に作成。

Term

予防医療　病気にかからないように予防する医療のこと。大きく3つの段階があり、健康な時期から始める「一次予防」、検診により病気を早期発見する「二次予防」、リハビリテーションを行う「三次予防」がある。近年は、一次予防が最も大切だとされている。

診療情報管理士の仕事

Column

事務部門の仕事でありながら、医療の現場と一番近い距離にあるのが、**診療情報管理士の**仕事です。

診療情報管理士は、カルテの情報を記録し管理するのが主な仕事になります。記録する内容は、医師の医療内容や検査記録、看護記録などで、これらの記録は法律によって一定期間保存する義務があり、記録された情報の点検や保管も診療情報管理士の仕事になります。

カルテの整理にあたっては、**ICD（国際疾病分類）**という国際的な基準に従ってカルテに記載された病名を整理していくことから、**コーディング（ICDコーディング）**という業務も診療情報管理士の中心的な業務となります。

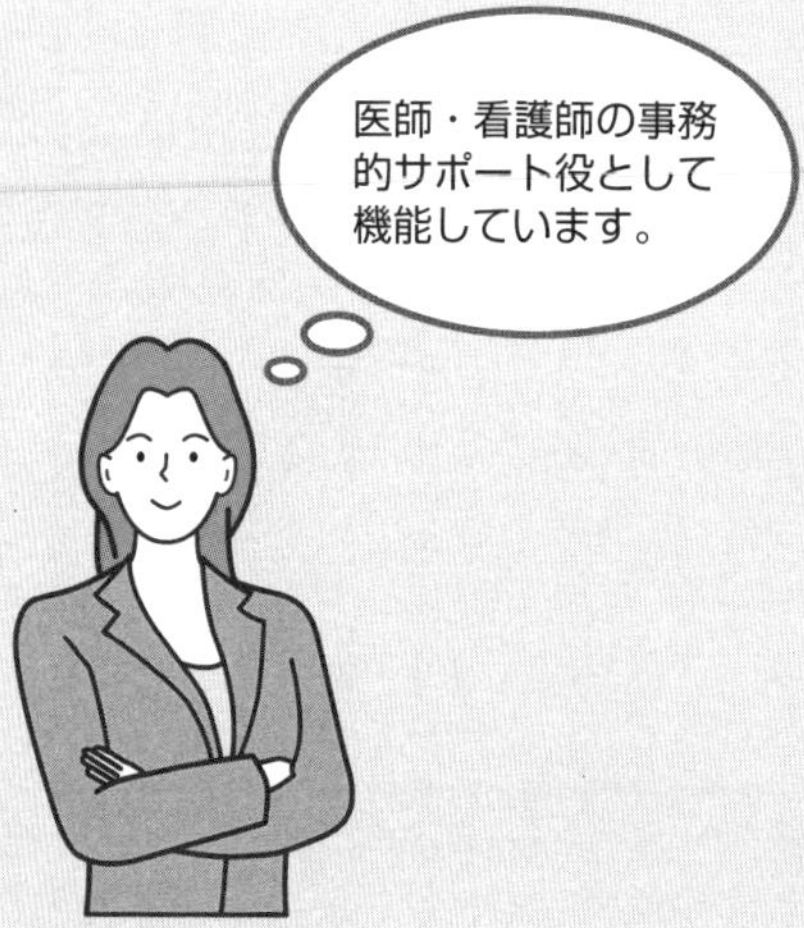
医師・看護師の事務的サポート役として機能しています。

この業務が重要になってきた背景には、「**DPC**」（1日当たりの包括支払い制度）という、医療費の支払いに関する新制度の導入があります。従来の「出来高払い方式」と違い、DPCは「病気の種類」によって1日当たりの医療費を計算する方式であるため、前記したコーディングが密接に関係してくるのです。

DPCの利用は着実に広まっており、診療情報管理が求められる場も増えていくことが予想されています。

診療情報管理士の取り扱う情報や統計資料は、研究機関や地域社会などで活用されているケースもあります。カルテ開示要請などの増加も予想され、診療情報管理士が受け持つ範囲は今後ますます拡大する見込みです。

「診療情報管理士」は、四病院団体協議会（日本病院会、全日本病院協会、日本医療法人協会、日本精神科病院協会）と医療研修推進財団が共同で認定している資格です。資格試験を受けるには定められたカリキュラムを修める必要がありますが、通信教育のコースも用意されているので、働きながらの取得も目指せます。

第5章

拡大する医療関連サービス、アウトソーシング産業の動向

近年の病院運営においては、臨床検査業務や施設管理、メンテナンス、寝具貸与、病院給食、医療事務、経理・税務会計業務……など、あらゆる場面でアウトソーシング化が進んでいます。100%に近い病院でアウトソーシングしている分野もあり、コスト削減のためにこの傾向は今後さらに強まると予想されます。

IT ビジネスは医療業界のアウトソーシングにも浸透し始めています。導入コストは高額ですが、院内情報システムで院内のあらゆる情報が共有化されれば、作業のスピードや効率が向上することは間違いないでしょう。同じ IT 関連では、医療関係者が会員登録することで最新の医療情報を得たり、会員同士がコミュニケーションをとれる医療情報提供サービスも人気となっています。

Section
5-1 医師の委託契約

政府が推進する働き方改革は、医療業界にも様々な影響を与えています（7-5節参照）。いままでも医療現場の労働環境は過酷なものでした。しかしながら、2024年から勤務医に対して、時間外・休日労働時間の上限規制が適用されています。

■医師不足への対応から

2024年からはじまった時間外労働上限規制の適用から、医業の労働環境は劇的に変化するといわれています。

しかし、医師不足による休診や診療科目の制限は現実の問題となっており、地域医療連携の中での医師の派遣や医師の就労形態としては、委託契約（**非常勤医師***）という形をとるケースが増えています。

医師が自身のQOLを考えたとき、例えば「多くの自由時間の存在」、「育児と医業の両立」、「周辺知識の獲得とスキルアップ」などに価値を置くのであれば、委託契約による医業もありえます。

■医師委託契約の特徴

病院運営側にも医師側にも、それぞれ委託契約のメリットはあります。病院側には、①労働基準法の規制を受けない、②残業代の支払いがない、③社会保険料の支払いがない、④当該医師による医療事故の責任を最終的に負わない、⑤交通費の負担がない、⑥契約の終了が容易にできる、などのメリットがある一方、デメリットとして、業務単位でみれば高コストにつながる要因にもなります。

一方、医師側としては、委託契約による報酬は事業所得になり、給与所得との合算による所得税の確定申告が必要となります。

Term

非常勤医師　非常勤医師は、常勤医師の「1日8時間程度の勤務でかつ1週間32時間、週に4日勤務」以外の勤務形態の医師とされ、週に1日や2日など勤務日を決めて定期的に勤務する「**定期非常勤**」と、特定の日だけに当直や健康診断などを行う「**スポット勤務**」がある。

■可能性と限界事例、留意点

これからの日本の医療は「在宅医療」に注力しなければならず、その担い手として非常勤医師が期待されるのではないかと考えられます。

しかし、委託契約では労働災害保険の適用はなく、個人の保険に頼ることになるなど、細かい論点をクリアした委託契約内容を考えることが病院側には求められてきます。

委託契約の限界事例として、「医師が施術をして病院から得た収入を事業所得として確定申告したものの、税務調査で給与所得と認定され、処分を受けた」ケースがあります。医師側は、「医師は高度の専門性を有し、独立して業務を行っていることから、雇用契約ではなく委託契約だ」と主張したものの、判決では「事業所得の本質である〈自己の計算と危険において独立して行う業務〉から生ずる所得ではない」として、給与所得者と認定されました。委託契約を締結する際は、責任の明確化や設備の費用負担、労働条件の対称交渉性を踏まえた内容にする必要があるといえます。

医療における委託契約の形態（麻酔科医師の場合）

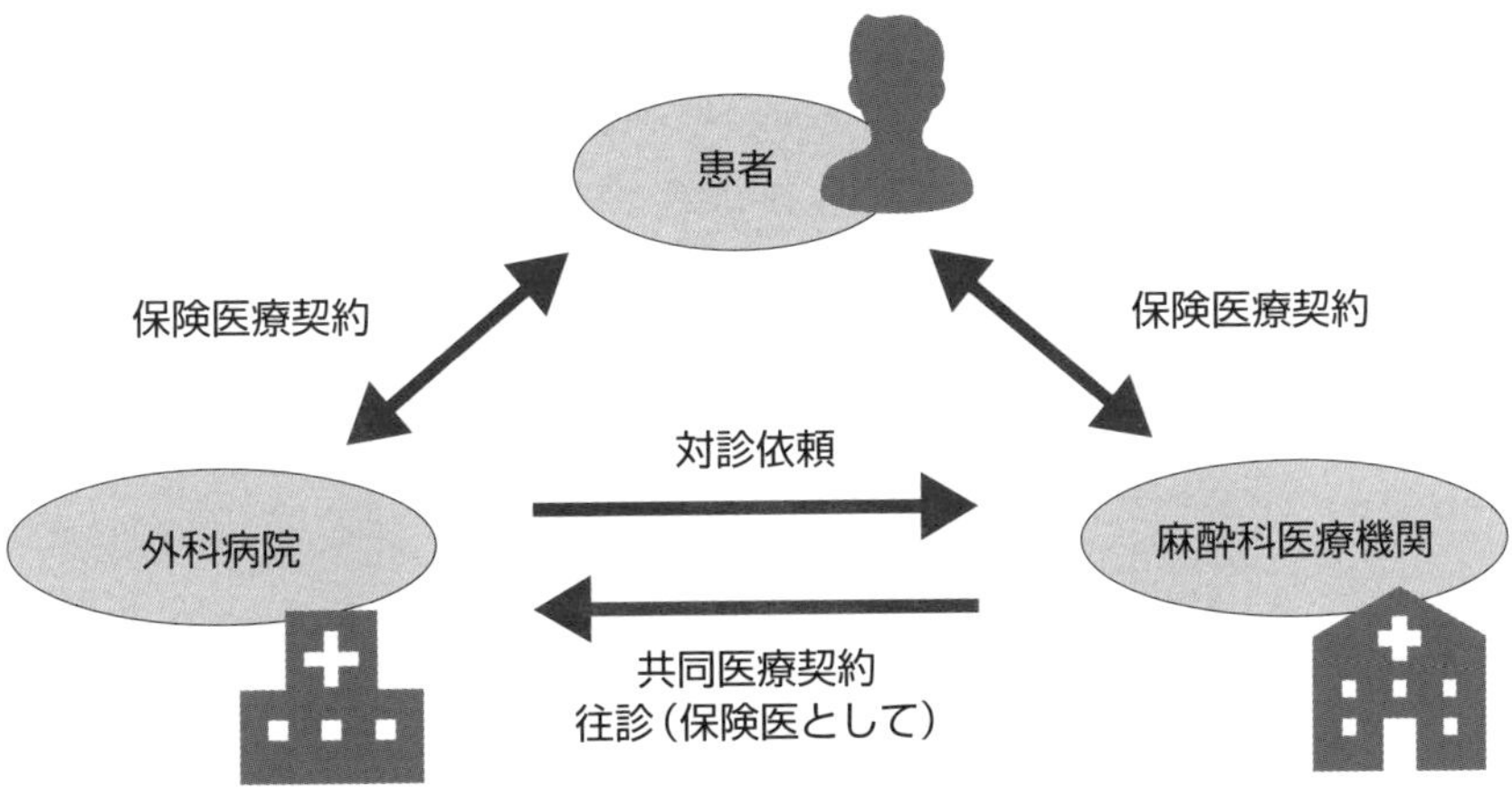

出典：国税庁ホームページより（原出典：日臨麻会誌 Vol.26 No.4, Jul, 2006：辛島大士氏）。

Point **業務委託と雇用**　2024年4月より勤務医の時間外労働上限規制が適用され、上限規制の時間外労働時間には副業の労働時間も通算される。そのため、副業先の医療機関は非常勤で雇用している医師の労働時間を把握する必要が出てくる。ただし、副業の医師との契約が委託契約ならば、労働時間の通算の対象外となる。

Section

5-2 アウトソーシング業界とは

かつては「洗ったシーツを看護師が病院の屋上で干す」光景がよく見られましたが、今日ではほとんど見かけなくなりました。病院ではコスト削減のために、こうした寝具類の洗濯をはじめ様々な部分をアウトソーシング（外部委託）するようになっています。

■アウトソーシングが進む背景

医療機関において必要な業務である寝具類洗濯や医療廃棄物処理、検体検査などは、いまや95%以上の病院で**アウトソーシング（外部委託）**しています。厳しい経営環境の中で、病院は人件費などのコスト削減のために、合理的で効率のいいアウトソーシングを積極的に取り入れているのです。

①検体検査、②滅菌消毒、③患者給食、④患者搬送、⑤医療機器の保守点検、⑥ガス供給設備の保守点検、⑦寝具類洗濯、⑧施設の清掃――の8つの業務については、医療法施行規則で定められた基準を満たす外部企業に委託することになっています。

■医師・看護師紹介やIT関連事業も

先に挙げたもの以外にも、医療機関が外部委託している分野はたくさんあります。「事務職員のほとんどが派遣スタッフ」ということも多い医療事務代行業をはじめ、医師・看護師紹介業、院内の物品管理を代行する業者もあります。

画像診断支援サービス、医師向け情報提供サービスなどは、院内および地域医療連携などのIT化に関わる業務を請け負います。さらに、病院が抱える経営的な問題を解決に導く病院経営コンサルタント会社や、投資家から運用目的の資金を集める病院再生ファンドのアウトソーシング業界もあります。

Point

医療関連サービスの委託率　医療関連サービス振興会の2021年の調査では、外部委託率が高い順に、寝具類洗濯、医療廃棄物処理、検体検査、医療用ガス供給設備保守点検、医療機器保守点検、院内清掃、患者等給食までが70%以上になっている。

■トータルアウトソーシングサービス

トータルアウトソーシングサービスとは、医療機関内の幅広い業務を一括受託することで、効率的で高品質なサービスを総合的に提供するサービスのことです。

1つの会社が多くの業務を請け負うので、病院側も窓口が一本化され、多くの業者を相手にする手間が省ける上に、情報の行き違いや重複などの無駄もなくなります。

また、複数の業者にアウトソーシングを依頼すると、どうしても委託先ごとのサービスレベルにバラつきが生じます。その点、トータルアウトソーシングサービスならば、委託を受けた業者の中で、受け持った施設についてのノウハウを異なる業務の担当者間で共有するため、互いのコミュニケーションがとりやすくなります。その結果、異なる業務間での意思疎通が円滑に行われ、各分野とも高品質のサービスを提供できる――というメリットがあります。この分野の大手企業には、シダックス、ワタキューセイモアなどがあります。

トータルアウトソーシングのイメージ

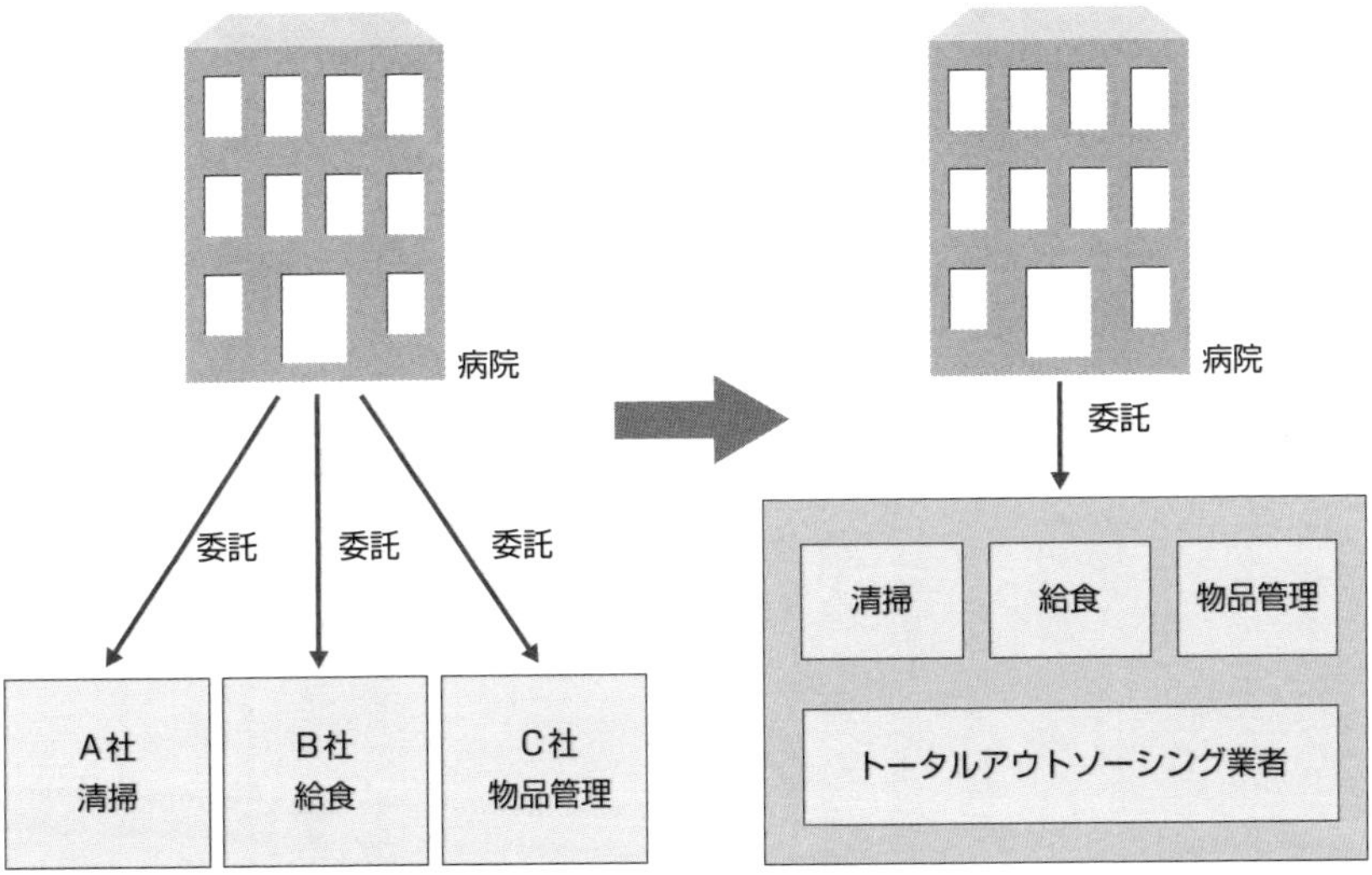

Point **手術用リネン**　近年、医療現場においては、感染防止など安全性の観点から使い捨てリネン（ディスポ）の使用が大半を占めていて、使用量も年々増加傾向にある。しかし、ディスポと同程度の性能を持つ、化学繊維素材の再使用可能リネンが開発され、特に手術用リネン類のリユースなどを取り扱うサービスが増えている。

Section
5-3 事務系アウトソーシング

国の医療費抑制政策により病院が人員削減を行うにあたり、医療事務のアウトソーシング化が一気に進みました。いまや「事務職員のほとんどが派遣」という病院もあるほどです。また、新制度の導入で医師不足に陥った病院は、自力で医師を探す必要が出てきました。その結果として登場したのが、医師や看護師の紹介業です。

■医療事務代行業

医療事務の仕事は大きく外来と入院に分かれ、内容はそれぞれ異なります。**外来**では初診・再来患者の窓口受付、カルテの出庫、患者からの代金受理など、**入院**では医師や看護師の書類作成等の補助、入院患者からの医療費徴収、面会の案内などを行います。レセプトの作成は共通業務です。

これらの仕事を代行するのが医療事務代行業です。この業界は、ニチイ学館とソラスト（旧日本医療事務センター）が全体の7割近くを占めています。

国の医療費抑制政策による人員削減で、医療事務のアウトソーシング化が進みました。この傾向は、国公立病院など大きな病院ほど顕著になっています。

■院内物品管理会社

院内で使用する注射や医薬品、医療機材その他の物品には様々な種類のものがあります。

院内物品管理会社では、医療材料の購入、入庫、臨床現場へのデリバリーといった、本来ならば用度課が行う業務を**部分委託**や**完全委託**（**SPD***）で引き受けています。エム・シー・ヘルスケアやエア・ウォーター・メディエイチに代表される企業は、院内物品の管理を一本化し、物流業務の効率化、スピードアップにつながるサービスを提供しています。病院では「物品が必要なときに必要なぶんだけ届けられる」システムになっており、在庫のロスや受注漏れを防ぐことができます。

Term

SPD Supply Processing & Distributionの略。院内物流管理システム。医薬品、診療材料、衛生材料、滅菌物、帳票類などの物品の購入ならびに在庫・供給・搬送などの物流管理に必要な機能を、特定の部署に集約すること。

医師・看護師紹介業

「2004年の新医師臨床研修制度導入が医師不足の引き金になった」と指摘される一方で、研修医は希望する病院を自分で選べるようになりました。しかし、「専門以外の診療科にも配慮できる人材を育成する」という目的が達成された一方で、「医師が人気病院に偏る」、「へき地の医師不足」といった課題も浮き上がりました。

そのため、医師が不足している病院では、それまで大学医局に頼っていた医師採用を自ら行う必要に迫られ、制度導入以降、医師の紹介業が急激に増加しました。

代表的なのがYahoo! JAPAN内で医療介護ニュースなどを配信しているCBホールディングスで、看護師や薬剤師、理学療法士などを広く募集し医療機関へ**紹介**しています。また、医療機関業務希望者のための派遣やアルバイトを斡旋《あっせん》する会社もあります。

医師と医療機関の架け橋となるべく、医師や看護師などの医療機関従事者を病院に紹介する専門職を**キャリアコンサルタント**＊といい、両者のニーズに応えて適切に紹介するプロフェッショナルです。

院内物品管理のイメージ

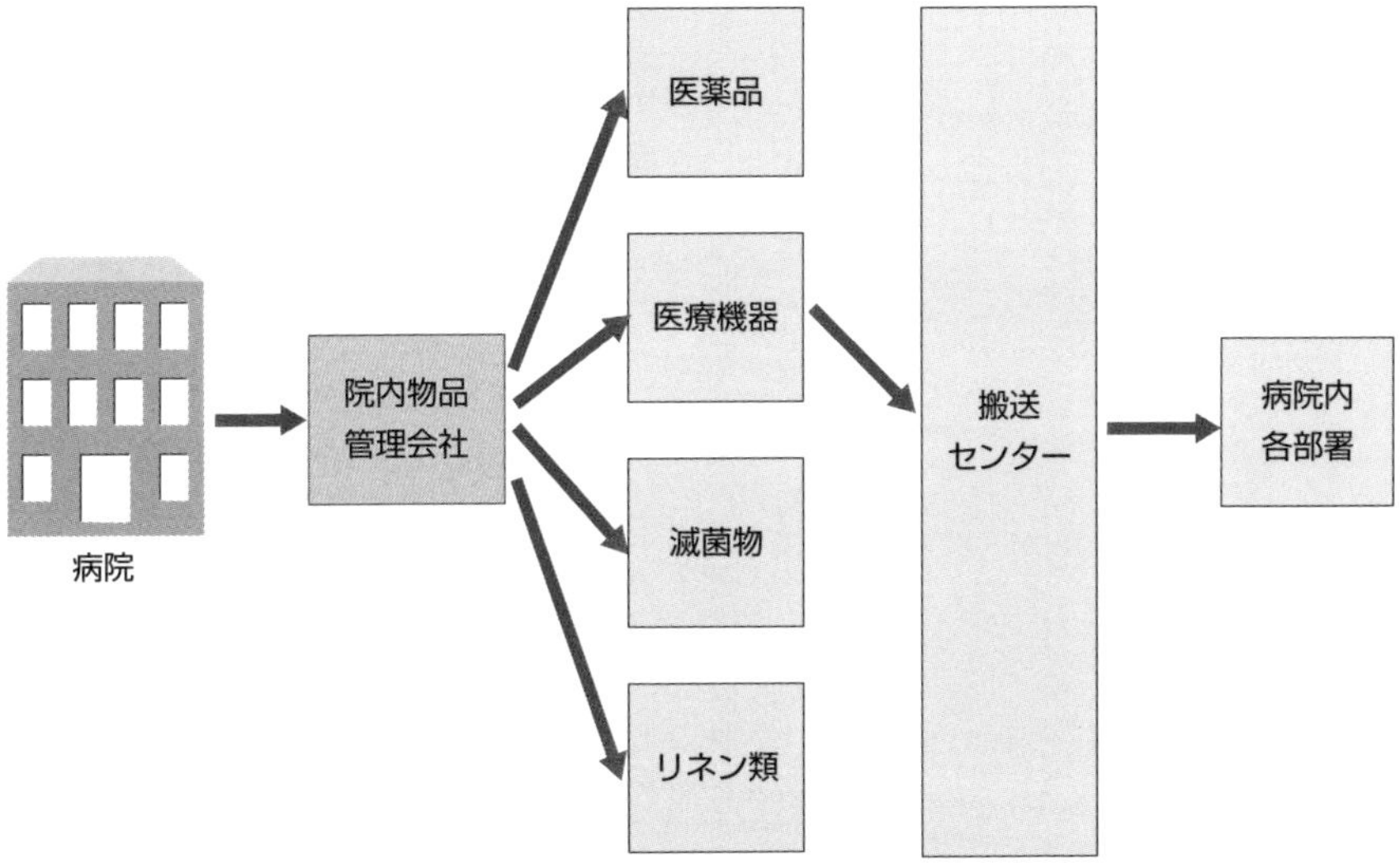

Term **キャリアコンサルタント**　キャリアコンサルティング協議会（CCC）と日本キャリア開発協会（JCDA）の2団体が、厚生労働大臣の認可を受けて資格認定試験を行っている。

Section

5-4 医療系アウトソーシング

病院では、使用のたびに所定の方法での殺菌消毒が必要となる器具を使用しています。また、医療廃棄物には安全性の見地から様々な区分けがあり、これらを委託する業者には医療法で詳細な基準が示してあります。検体や器具などを院外で扱うか院内で扱うか、あるいは双方を併用するスタイルなのか。アウトソーシングの形も様々です。

■臨床検査代行

臨床検査は**検体検査**と**生理検査**に分けられますが、臨床検査代行業者に委託できるのは検体検査です。頻繁に行われる検査や緊急を要する検査は病院内部の検査室で行いますが、年に数件しか行わない検査や高額検査は一般にアウトソーシングされるため、ほぼ100%の病院が臨床検査代行業者を利用しているといえます。

臨床検査代行には、「代行業者が患者の検体を預かり、検査センターで分析するタイプ」および「院内の施設（院内ラボ）で検査するタイプ」があり、**日本臨床化学会**＊の企業会員には機器メーカーや薬品メーカーを含む約40社が参加しています。

■滅菌委託業務

滅菌業務とは、医療機関で使用された医療用器具やリネン類について滅菌を行うことです。具体的には高圧蒸気滅菌や濾過《ろか》滅菌、放射線照射滅菌、ホルマリンガスなどの化学的ガス滅菌により、細菌やウイルスなどの微生物の完全除去を行います。

滅菌業務受託会社は厚生労働省のガイドラインに基づき、使用済みの医療機器の全部または一部を預かって洗浄消毒や滅菌を行ったり、スタッフが病院に赴いて特殊外来や手術室を滅菌したりします。業者によっては、院内型業務受託だけでなく、院外型業務受託を併用できるタイプのサービスを用意しているところもあります。

Term **日本臨床化学会**　1981（昭和56）年、「臨床化学分析談話会」や「日本臨床化学研究会」などが合体し、「日本臨床化学会」が発足する。2006（平成18）年度には、産業界との連携強化を図るべく企業会員制度をスタートさせている。

■医療廃棄物処理

ゴミは廃棄物処理法では「**一般廃棄物**」と「**産業廃棄物**」に分類されます。前者には、事務系一般廃棄物や家庭一般廃棄物、**特別管理一般廃棄物**（臓器、血液が付着したガーゼなどの**感染性一般廃棄物**を含む）が含まれます。また後者は、一般の産業廃棄物と**特別管理産業廃棄物**（血液、注射針等の**感染性産業廃棄物**を含む）に分かれます。感染性一般廃棄物と感染性産業廃棄物をひっくるめて、感染性廃棄物*と呼んでいます。

医療廃棄物処理業者は、医療機関から出される感染性廃棄物を**収集運搬**する業者と、それを焼却する**処分**業者に分かれます。感染性産業廃棄物を処理する際には、特別管理産業廃棄物許可業者のうち感染性廃棄物の許可を持っている業者と契約する必要があります。

医療機関の廃棄物の収集運搬と中間処理業の2作業を受け持つことで、コスト削減と不法投棄リスクの低減を図っている業者もあります。最終処分場に同じ県内の企業を指定することで、従来は別々の業者が行っていた回収業と処理業を1社で完結させる仕組みをとっているのです。

臨床検査代行のイメージ

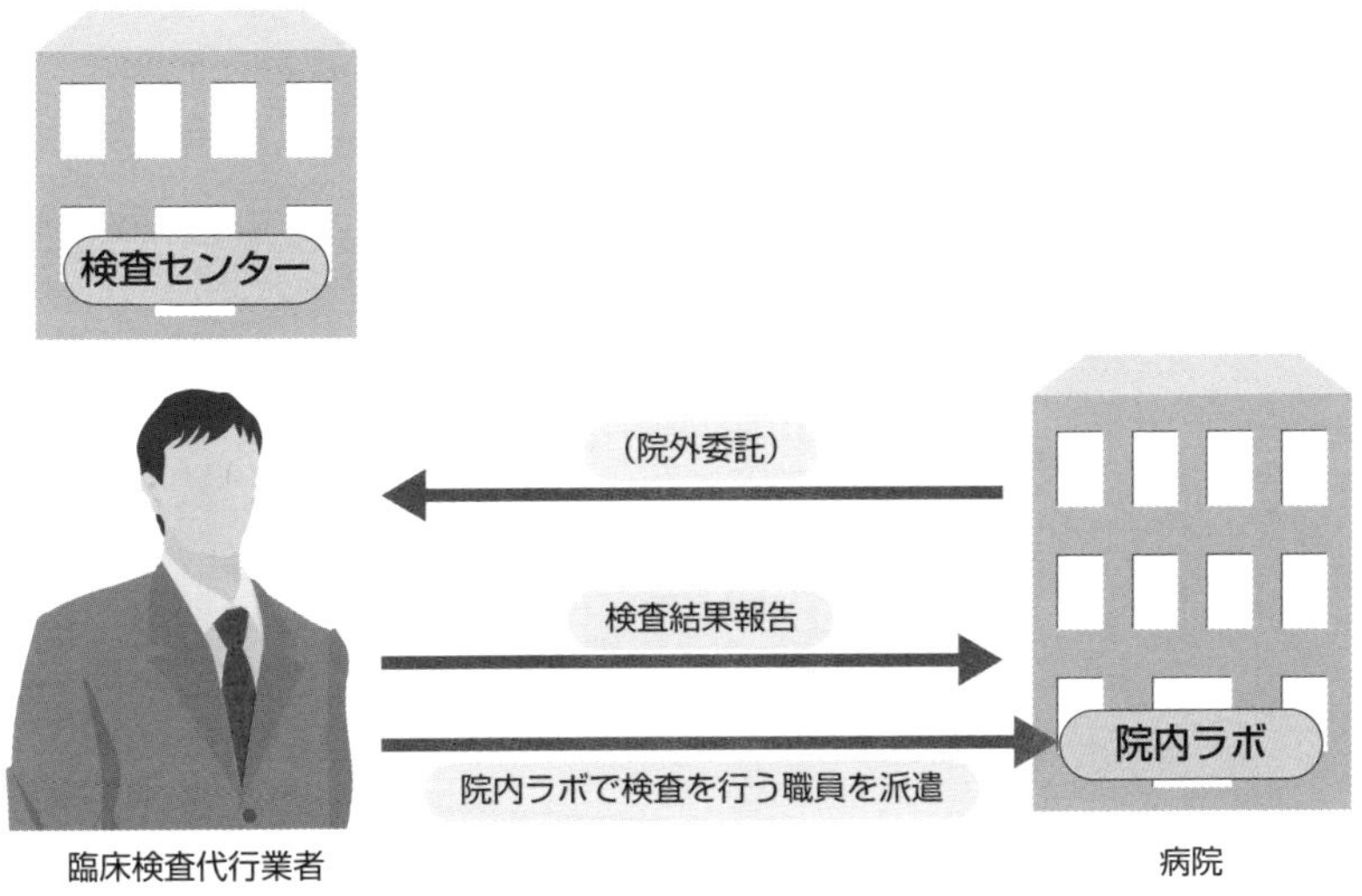

Term
感染性廃棄物　医療機関等において排出される廃棄物のうち、血液の付着したものや人が感染するおそれのあるもののこと。ガーゼや包帯、ギプス、注射針、臓器・組織などが該当する。点滴や薬品のプラスチック類、びん、血液等の付着が少なく感染性のない産業廃棄物は、非感染性産業廃棄物として分別される。

Section
5-5 拡大を続ける病院給食業界

かつては原則として院内調理だった病院給食ですが、１９８６年の医療法施行規則の一部改正によって外部委託による調達が可能になりました。93年からは院外調理を認めて給食施設を病院の必置施設から外し、94年には病院給食を有料化して診療報酬からも外しました。

規制緩和推進計画の一環として

「食事も医療の一環」という考え方から、医師の指示が必要であるため、病院には院内調理および管理栄養士を含む調理専門スタッフの配置が義務付けられていました。

しかし、かつての「病院食」は「まずい、冷たい、時間が早い」と、患者側にはとても不評でした。病床数の少ない病院では、調理専門スタッフの適正な配置と、労働時間の制約から、なるべくコストを抑えるという病院側の事情が優先されていたからです。

当時の厚生省では、規制緩和推進計画の一環として「医療法施行規則第9条の10」を改め、外部委託、そして調理業務を病院外で行う院外調理を認めたのです。

HACCPの導入

ただし、病院外の調理加工施設における調理でも、喫食直前の再加熱などは依然として病院内で行わなければならないため、病院内の給食施設は必要とされ、「運搬手段について衛生上の適切な措置」も求められていました。

さらに、院外調理では従来以上に大量の調理を行うことになり、万が一食中毒が発生した場合はその影響が甚大となる可能性もあることから、委託先にはＨＡＣＣＰ＊（**危害分析重要管理点**）**方式**の導入による衛生管理の充実を求め、従事者研修の義務化など、衛生管理体制の徹底と強化も求められていました。

Term **HACCP**　アメリカのアポロ計画の中で、宇宙食の安全性を確保するために発案された衛生管理手法。「Hazard（危害），Analysis（分析），Critical（重要），Control（管理），Point（点）」の頭文字をとってできた造語である。

■増加を続ける受託施設

日本フードサービス協会がまとめた2021年度の「集団給食」の市場規模のうち、「病院給食」は7428億円（対前年比0・9％減）になっています。病院給食は、入院患者などを対象とする固定市場といわれ、かつては他の業態と競合しない聖域市場でした。しかし、コロナ禍による通常医療の減少からの影響もありました。法律で直営が義務付けられていた規制が緩和された今日では、病院経営の合理化の流れもあって、約半分が委託となっています。

日本メディカル給食協会の調べによると、2023年3月現在、同協会に加盟している事業者数は230社。登録受託施設数は1万4466施設で、対前年比2・6％、367施設の増加となっています。施設の種別では、特別養護老人ホーム等が53・9％、次いで病院が26・9％を占めています。一方、病床数でも対前年比約4％、5万2959床の増加で、病院の病床が全体の49・9％を占め、特別養護老人ホーム等の割合は35・9％です。

日清医療食品がこの業界では最大手で、同社は介護用品大手のワタキューHDの子会社。2023年5月現在、全国に5502カ所の契約先があります。

病院給食業の受託先別内訳（2023年3月末現在）

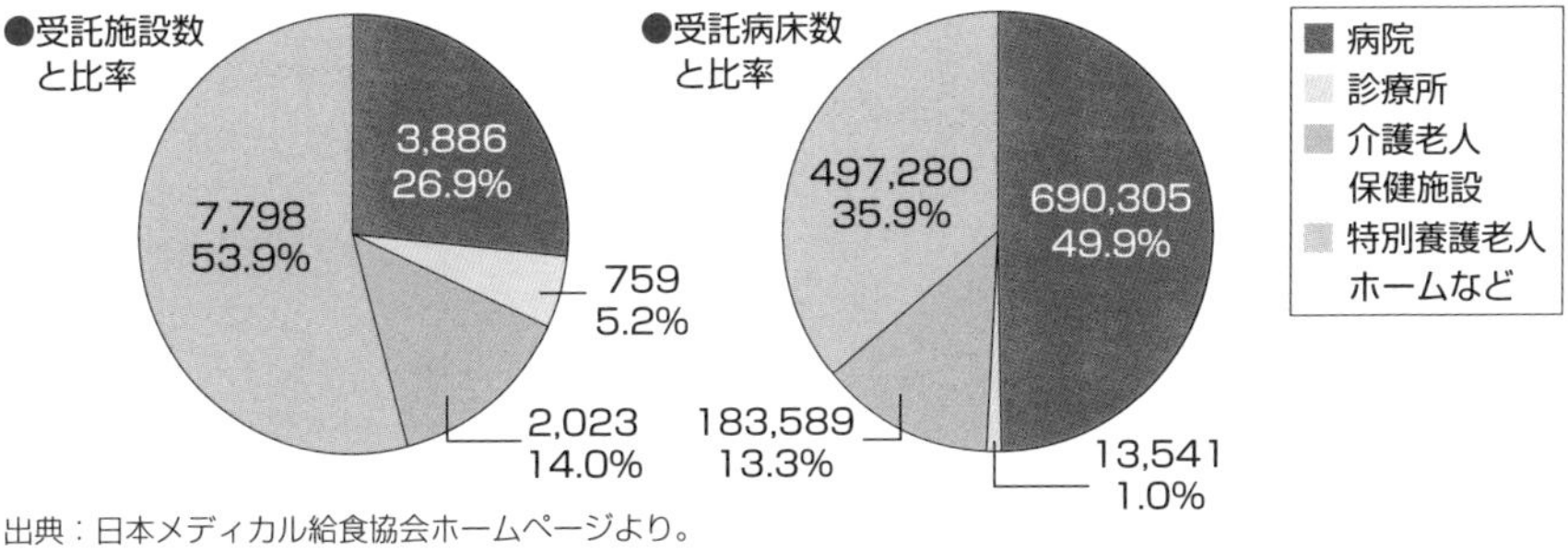

出典：日本メディカル給食協会ホームページより。

●給食事業のイメージ

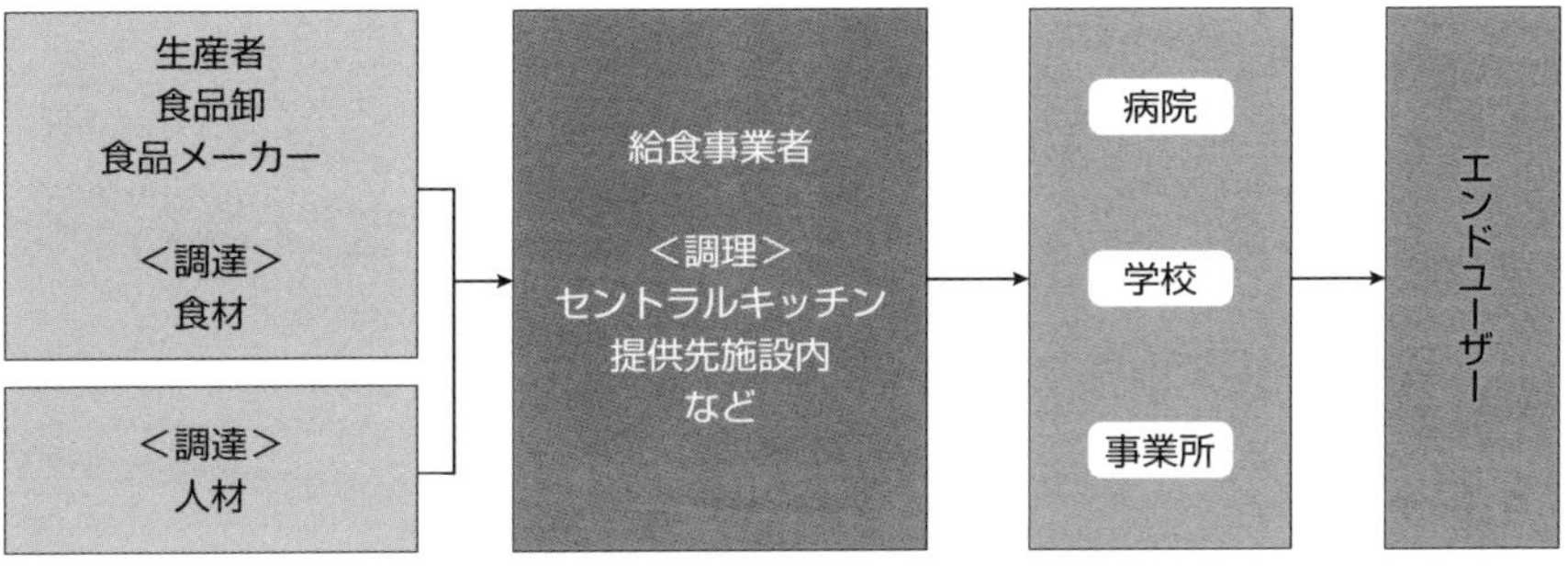

Section
5-6 リネンサプライと清掃企業

病院寝具のリースの歴史は古く、1964年にまでさかのぼることができます。また、かつては看護師の仕事だった院内清掃も今日ではほぼすべての病院でアウトソーシングされています。病院内の業務は時代の流れとともに外部委託へ移行してきたのです。

■リネンサプライ

様々な分野で進む医療機関向けアウトソーシングの中でも、**リネンサプライ**を委託している病院は100%に近いといわれています。一般のクリーニングのように、寝具類やユニフォームをただ洗濯・乾燥・消毒して引き渡すのではなく、業者がリネン製品を商品として取りそろえた在庫の中から、病院の要望に応じてリースする形態になっています。

病院寝具については、1958年に社会保険が適用され、1964年には外部委託も認められて、今日では「病院として当然整備すべきもの」として、入院基本料に含まれています。

■成熟期に入った病院寝具

前述のとおり、病院寝具については外部委託率がすでに100%近くに達しており、市場としては飽和状態だといわれています。

病院寝具の新品を納入/リースするだけであれば近隣の布団会社などでも参入できますが、病院寝具の洗濯のためには専門の設備が必要となります。そのため、小規模な会社では仮に新規参入できたとしても、すぐに撤退に追い込まれるという厳しい状況にあります。

そうした中で、業界最大手の**ワタキューセイモア**＊はリネンサプライ市場の3割を超えるシェアを持ち、2位以下を大きく引き離しています。

Term **ワタキューセイモア**　1962(昭和37)年に病院寝具リースを事業化して以来、業界のリーディングカンパニーとして日本全国でサービスを展開。医療・福祉の現場に密着し、寝具や患者衣、白衣、カーテン、マットレスなどのリネン類を病院や福祉施設に洗濯付きでリースする事業などを行っている。

■院内清掃企業

医療機関において、診療に使われる施設や入院に使われる施設の清掃を受託するのが**院内清掃業者**です。院内清掃はもちろんのこと、ベッドまわりの清掃や、器具類の洗浄・整備、物品補充なども行います。主にビルメンテナンス会社からの参入が多く、専業とする企業が少ないのは、**日本医療福祉設備協会**＊の規定が示す基準が高いこともあります。場所により洗浄度などの認定基準が異なり、業務内容が厳しく定められています。

洗浄度クラスによって高度清潔区域から汚染管理区域や拡散防止区域までの5段階に区分けしてあり、作業内容の質が細かく決められています。清掃用具および消毒用具を有すること、区域ごとの作業方法や清掃用具・消毒薬等の使用および管理方法、感染予防その他についての事項を記載した標準作業書を常備すること、なども定められています。

院内清掃に特化しているホシカワ、サンワなどをはじめ、ほとんどが地域限定で営業をしているのもこの業界の特徴です。

リネン類の提供場所（2011年6月30日現在）

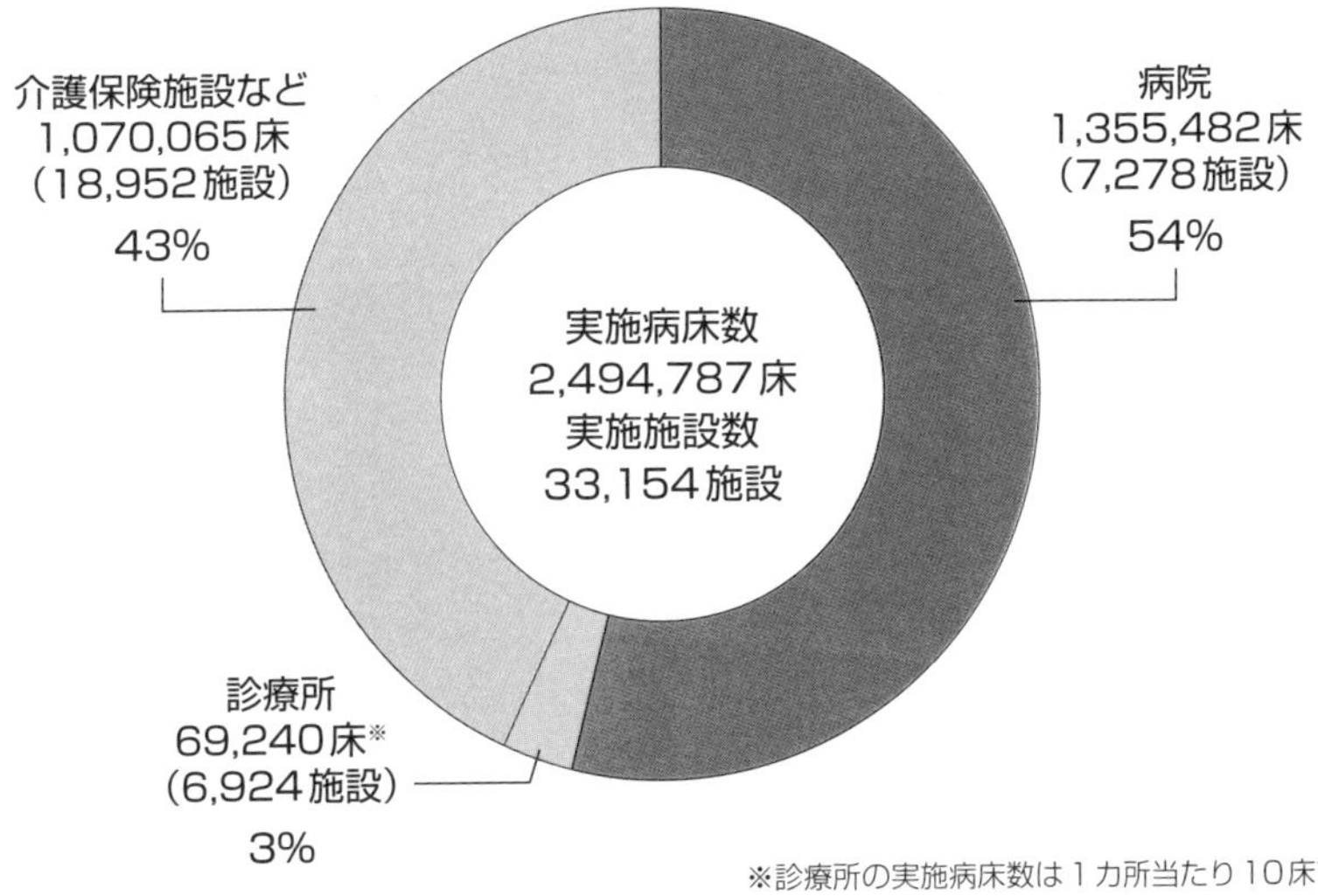

※診療所の実施病床数は1カ所当たり10床で計算。

出典：(一社)日本リネンサプライ協会の資料より。

Term **日本医療福祉設備協会**　1953(昭和28)年に「病院設備の研究、改善および普及を図る」ことを目的に設立され、1999(平成11)年に日本病院設備協会から現在の名称に変更。病院設備設計ガイドラインの制定やホスピタルエンジニア認定制度の運営などを行っている。医療従事者、コンサルタント、設計者、施工者、施設管理者、医療機器メーカー、大学・研究機関の研究者などで構成されている。

Section

5-7 医療機器点検、搬送事業

知名度はまだ低いですが、民間の患者等搬送事業者――いわゆる民間救急車――は看護師や簡単な医療器材を備えた車両で、緊急性が低い場合に活用されています。介護保険が適用され低価格で利用できる介護保険介護タクシーも登場し、病院の平均在院日数の短縮に伴い患者搬送事業への期待が高まっています。

■医療機器と医療用ガス*保守点検

故障していると患者の命にも関わる医療機器は、事故を未然に防ぐためにも定期的な保守点検が必要になります。

院内医療機器保守点検委託業務を行う責任者は、3年以上の経験を要するなど、相当の知識が必要になります。X線撮影装置や超音波画像診断装置、CT装置などは、薬事法の「特定保守管理医療機器」に指定されているほどで、適正な管理が求められます。画像、医用機、医用電子機器といった専門の取り扱い機器ごとに、キヤノンメディカルシステムズ、富士フイルムヘルスケア、アイ・エム・アイ、オリンパスなどの企業が参入しています。

医療用ガス供給設備保守点検とは、酸素ガスや窒素ガス（医療機関で使用される酸素や窒素は高圧ガスに該当）などの医療用ガスの供給設備の点検ならびに予備付属品の補充をする業務です。

医療機関が委託業者との間で在宅酸素供給装置の保守点検・賃貸借契約を結ぶと、院内だけでなく10万～12万人といわれている「自宅で酸素療法を受けている患者」宅にも機器を設置し、取扱説明や保守管理を行います。医療用ガス供給設備の製造販売は大手のエア・ウォーター、日本エア・リキードなど、供給・保守点検は主にガス販売店の参入が目立ちます。

Term

医療用ガス　患者の治療、診断、予防および手術機器駆動用として使用するガス・混合ガスを広義の「医療ガス」として定義している。また、その中で酸素、窒素、二酸化炭素、亜酸化窒素、酸化エチレン滅菌ガス、キセノン、一酸化窒素など、医薬品として規定されるガスについては「医療用ガス」と呼ばれている。

患者等搬送事業

急な病気やケガ、介護・介助が必要な高齢者、身体障害者など、様々な場面で救急車以外にも患者搬送サービスが利用されています。**民間救急（民間救急車）**＊はあまり緊急性がない患者を搬送します。救急車のようにサイレンは付けませんが、日本赤十字社などが行う講習の修了者や看護師が乗務し、酸素吸入器などの医療機器を備えています。

福祉有償運送は、公共交通機関を利用した移動が困難な人を対象に、非営利法人が通院やレジャーなどのために有償で移送を行うサービスです。

最もよく知られているのは**介護タクシー**でしょう。介護や介助が必要な人が外出する際に、自宅のベッドからの乗降など様々な介助をするタクシーで、運転手は介護職員初任者研修（旧ホームヘルパー2級）資格が必要です。福祉有償運送と違って営利法人と非営利法人のどちらでも運営は可能です。基本的に二種運転免許が必要ですが、条件によっては、講習を受けるなどして要件を満たせば乗務できます。

民間救急車の決まりと装備

①患者等搬送用自動車には、サイレンおよび赤色灯の装備を有しないこと。

②患者などを収容する部分は、ストレッチャーまたは車椅子を1台以上収容できる容積があり、かつ、乗務員が業務を行うために必要な広さを有すること。

③ストレッチャーおよび車椅子を使用した状態で車体に固定できる構造であり、かつ、ストレッチャーは、患者等固定用ベルトを有すること。

④換気および冷暖房の装置を有すること。

⑤無線機その他の緊急連絡に必要な機器を有すること。

⑥患者等搬送用自動車には、次の資機材を積載していること。（一覧表省略）

出典：東京消防庁ホームページより。

Term **民間救急（民間救急車）** 緊急性の低い傷病者を搬送する民間の事業者で、消防庁管轄の「患者等搬送事業（一般乗用旅客自動車運送業）」の事業者を指すことがほとんど。消防救急（119番）と区別するため、「民間救急」または「民間救急車」と呼ばれている。転院・入退院・通院のほか、冠婚葬祭や旅行、引越しなど、「病気やケガなどで移動が難しい」といった場合に利用されている。

Section

5-8 医療情報、遠隔画像診断

IT化は医療の現場でも浸透してきました。医師のための会員制情報提供サービスでは幅広い情報が提供されています。遠隔画像診断支援サービスの中には、インターネットを活用し、医療過疎地域を含めて国内だけでなく海外からでも利用できるサービスを提供する業者もあります。

増える医療ポータルサイト

医療情報や病院経営に役立つ、医師や医療従事者向けのポータルサイトでは、国内外の一般・専門紙誌から最新の医療ニュースを紹介するほか、薬剤・文献などの医療関連情報、医師同士の意見交換、転職・求人情報まで広く提供しています。

独立行政法人の**福祉医療機構***が運営している**WAM NET**では、「医療」に加えて「高齢・介護」「障害者福祉」などのカテゴリーごとにニュースの配信を行っているほか、都道府県が運営している医療機能情報提供サイトにもすべてリンクしており、医療関係者の情報収集の場として活用されています。

クラウド型医用画像管理サービス

大規模病院などでは、CT、CR、MRIなどの各種医療検査機器で撮影した医用画像データの保管量が日増しに多くなっていることから、これらをクラウド上に保管し、ノートパソコンやタブレット、スマホなどの端末を用いて、インターネット経由でいつでもどこからでも読影可能となるシステムを取り入れるようになってきました。患者の急変時や在宅医療、往診時などの院外医療現場などで広く活用されています。近年は、このシステムとクラウド型の電子カルテシステムをシームレスに連携させるシステムを採用する病院も増えつつあります。

Term

福祉医療機構　2003（平成15）年10月1日、特殊法人等改革により、それまでの社会福祉・医療事業団の事業を承継して、福祉の増進と医療の普及向上を目的として設立された独立行政法人。同法人では2019年より、病院経営動向調査を四半期ごと（3月、6月、9月、12月）に実施し、病院経営に関する情報も配信している。

■画像読影もIT化

中小医療機関ではまだ思うように**電子カルテ**の導入が進んでいませんが、大病院では**オーダリングシステム**などを整備し、院内情報をコンピューターで管理できるようになってきました。大手では富士通とNECが大きなシェアを占め、日本IBMやソフトウェア・サービスなどがそれに続きます。大手だけでなく中小企業も参入し、地域に合わせたソフトウェアの開発で軌道に乗るケースも少なくありません。

遠隔画像診断支援サービスは、「病院で撮影したCT、CR、MRIなどの画像を、画像診断機器や回線を使用して画像診断支援センターへ送ると、依頼画像を画像診断専門医が読影し、所見レポートを作成して返信する」サービスです。セコムでは「ホスピネット」という名称で展開。所見レポートの返信は通常で翌営業日というスピーディーさも売りです。

医療過疎地域を含めて全国どこからでも利用できるサービスを展開している業者もあり、海外のサービスを使って海外の医師に読影を依頼する病院もあります。

遠隔画像診断支援サービスのイメージ

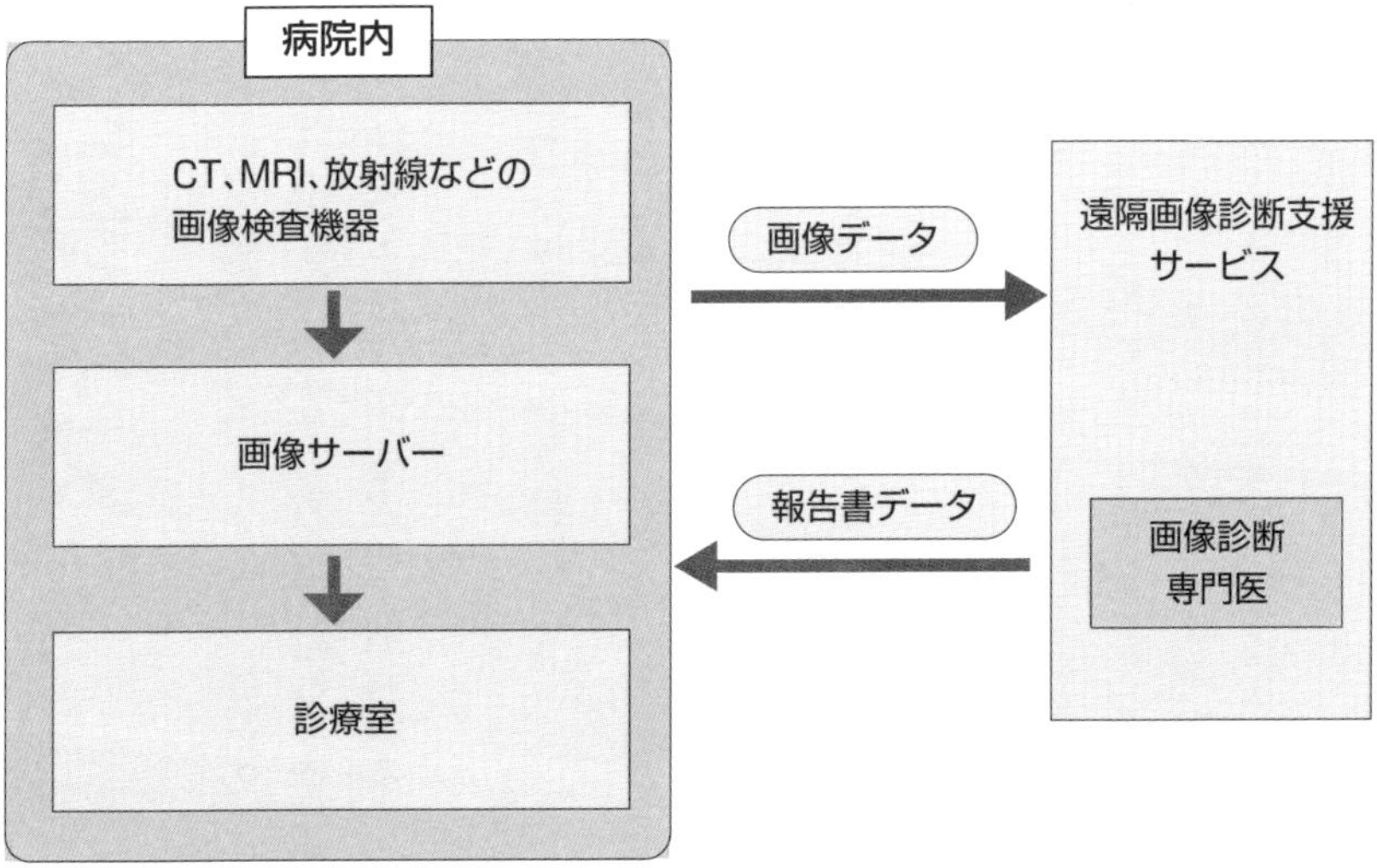

Point **画像診断AI**　CR、CT、MRI、超音波診断装置、内視鏡、眼底画像といった画像診断装置の増加に伴い、放射線科医師の偏在が問題となっている。AIによって医師の読影業務を支援するとともに、疾患の見落とし防止や読影精度の向上、そして読影時間の短縮などの業務効率化を目指す開発が進められている。

Section
5-9 病院ソリューションビジネス

医療系の問題解決や要求実現に用いられる情報システムである医療ソリューション。先進のITを活用したネットワークを取り入れて、病院は地域との結び付きを強化する方向にあります。病院経営コンサルタント会社には、経営環境の変化に沿った提案・助言の的確さが求められます。

病院経営コンサルタント会社

病院の活性化のため、役割と目標を明確にして組織の再編成やリーダー育成を促したり、病院機能を評価し改善させることで、医療の質の向上や効率化につなげる――。このようにして病院が抱える問題を解決し、経営を指南するのが**病院経営コンサルタント**会社です。

病院経営コンサルタントの役割を果たす会社には会計事務所や建築事務所などが多く、業務内容は経営診断、経営戦略支援、経営管理支援、介護サービス展開支援、その他の調査や提案のアドバイスなどです。地域医療との関わりの中で、医療機関が直面する経営環境の変化に的確・迅速に対応することが求められます。

病院再生ファンド

病院の破綻の原因としては、診療報酬の悪化による収入減少、医師不足などが考えられます。**病院再生ファンド**の運営業者は、経営の効率化や合理化に向けて、不良債権・事業再生・不動産などからアプローチし、改善策の提案を行います。

病院の質を左右する医師やスタッフから信頼を得、長期的に安定した利益を上げることで投資家に十分なリターンを与えなければ、結果として投資家は離れ、ファンドを存続させることはできません。ファンド運営業者がいかに質の高いサービスを病院に提供できるかが、ファンド存続の鍵となります。

Point

病院再生ファンドによる再生スキーム　病院が保有する不動産を証券化して流動化するとともに、これまでの借入金を返済し、銀行や商社の主導で病院再生ファンド（医療ファンド）を設立し、病院施設に新たに資金を注入。さらに病院経営の専門スタッフを派遣して経営効率化を目指す――という動きが出ている。

■医療ソリューション

国の医療費抑制政策や時代の流れの中で、病院の経営環境は大きな変革期を迎えています。そんな中で**医療ソリューション**運営企業は、複数の要素をパックにしてITでつなげ、病院ごとにオーダーメイドで提供するサービスを行います。電子カルテシステムを中心にして、経営を革新し業務を改善する病院経営の健全化はもちろん、病院内ネットワーク、さらには地域連携のためのネットワークを組んでいます。

富士通は、良質で安心な医療の世界を支援するため、病院・薬局・介護施設・保健所・地域中核病院・行政機関など、地域の医療関連団体をインターネットでつなげる構想です。日立のコンセプトは「安全・診療・経営をITで支援」。患者、医師、スタッフ、経営者のそれぞれのニーズにきめ細かく応え、病院の質の向上を目指します。富士フイルムは、統合された検査画像情報や診療情報を、院内のみならず複数の医療機関で共有することで、地域医療との連携に役立てるサービスを提供しています。

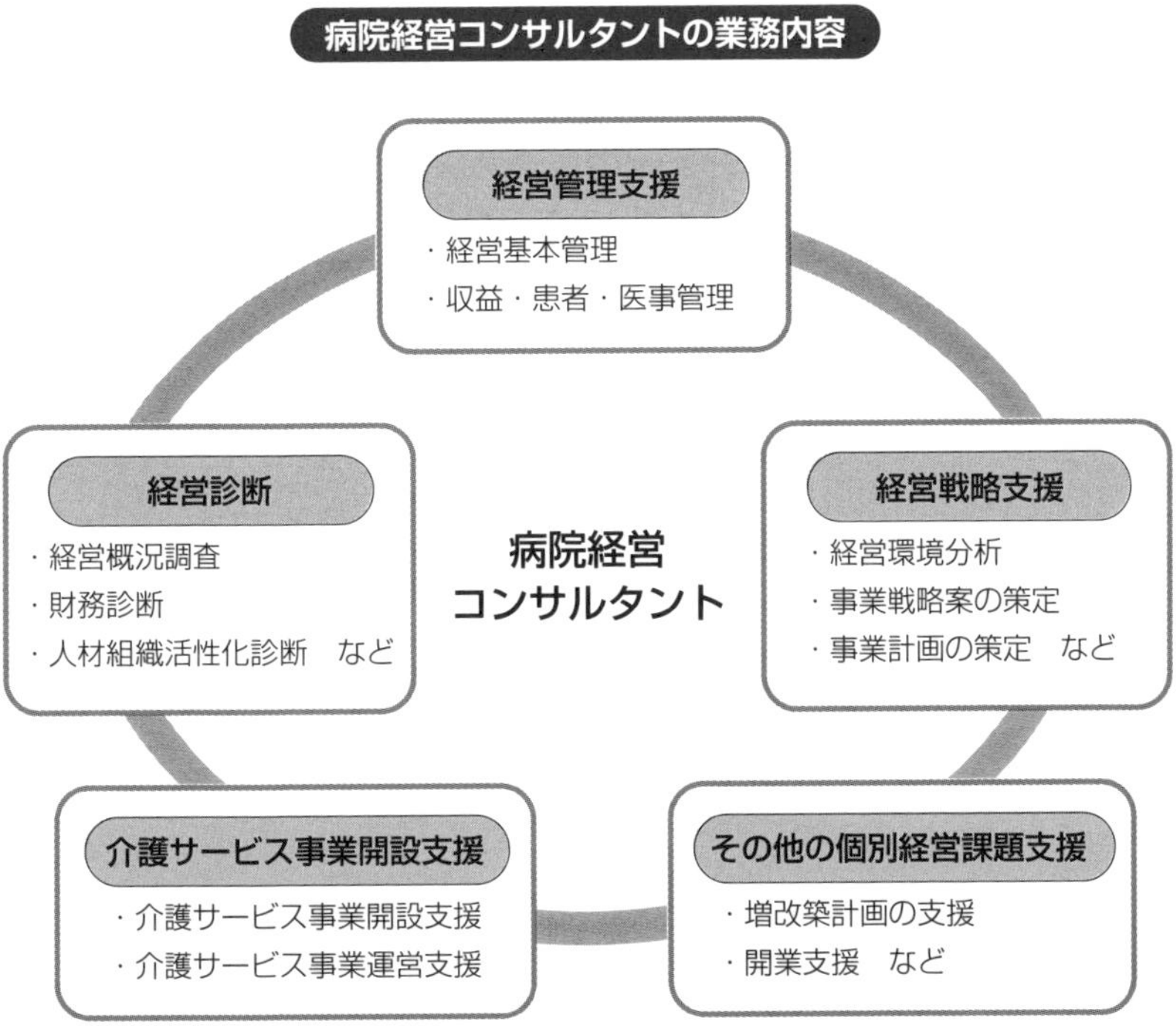

Point **地域医療連携システム**　地域の医療機関の情報や患者の診療情報などを一元管理するシステムのこと。病診連携（病院-診療所）だけでなく、退院後にスムーズに在宅へ移行できるよう、診療所や訪問看護、介護事業所などとの連携支援まで包括的に行えるタイプや、患者の投薬、注射、検査、画像検査（CR・CT・MRIなど）その他の診療情報全般を共有できるタイプなどがある。

Column 医療情報技師の仕事

2024年12月に予定されている、健康保険証のマイナンバーカードへの一体化（マイナ保険証への移行）などで、医療DXが注目されています。さらに、2024年診療報酬改定では、「オンライン資格確認」「電子処方箋」「電子カルテ情報共有サービス」を利用できる環境を整えることが求められています。

このうち、「電子カルテ情報共有サービス」については、厚生労働省と各システム開発会社との間で電子カルテシステムの要件定義・機能提供ができていないため経過措置が少し長めに設定されていますが、いずれ院内の情報システム担当者の中心業務になってきます。

今後ますますIT化の対応が急務となっていく中で、これまで病院内には数少なかったシステム担当者や医療情報担当、SE（システムエンジニア）と呼ばれる職種のスタッフを増強する必要に迫られています。さらに、IT化を進める上で必須となるサイバーセキュリティ対策やその他の安全管理を担う「医療情報システム安全管理責任者」の専任配置が求められるようになってきました。

今回の診療報酬改定では、診療録（カルテ）管理体制加算の施設基準で200床以上の医療機関でも「医療情報システム安全管理責任者」の専任配置が必要になりました。

こういった状況の中で、医療分野の情報システムを開発・運用・保守する職種として、「**医療情報技師**」の仕事が注目されています。

医療情報技師は、看護師や臨床工学技士のような国家資格ではなく、一般社団法人日本医療情報学会が実施する民間資格です。毎年、能力検定試験が行われ、それに合格することで資格の取得ができます。

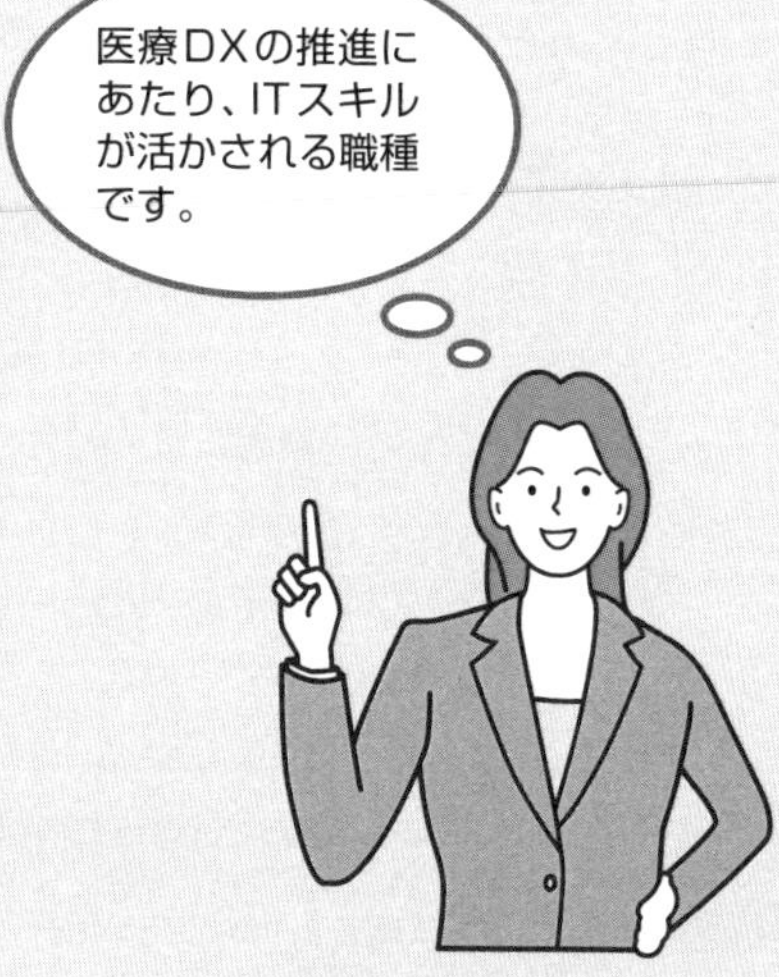
医療DXの推進にあたり、ITスキルが活かされる職種です。

第6章

病院の経営指標と評価制度

病院経営は依然として厳しい状態にあります。

高齢者人口の増加に伴い国民医療費が増大する一方で、国や地方自治体の財政事情は厳しく、多くの病院で、「医療の質・量を維持しながら、病院経営の合理化をどのように進めていくか」が大きな課題となっています。

近年は病院評価制度やDPC制度など、病院経営を取り巻く環境も大きく変化し、病院間の垂直的、あるいは水平的統合が今後ますます進むものと予想されています。また、病院業界全体では、グループ化と個人経営の二極化がさらに進んでいくといわれています。

Section

6-1 国民皆保険制度

日本国内であれば、健康保険証一枚でどんな病院にでもかかることができます。これは、日本が国民皆保険制度を採用していて、いずれかの公的保険への加入が義務付けられているからです。これば例えばアメリカならば、医療保険に加入するのも自己責任。無保険者が不用意に費用のかさむ診療を受けると、自己破産する場合まであります。

■強制加入の公的医療保険

1927年、工場法や鉱業法の適用を受ける低収入の労働者の保護を目的として始まった日本初の健康保険制度は、1961年、市町村が運営する国民健康保険制度へと発展し、ここに**国民皆保険**が実現することとなりました。

国民皆保険とは、「全国民が強制的に保険に加入させられ、被保険者または世帯主が保険料を支払う代わりに、いざ病気になったりケガをしたときは重い個人負担なく医療サービスを受けられる」制度です。日本国内に住んでいる全国民および1年以上の在留資格のある外国人は、生活保護の受給者など一部を除いて加入が義務付けられています。

■職業別加入保険

加入する公的保険は職場・地域・年齢などで異なり、大きく**被用者保険**、**国民健康保険**（**国保**）、**後期高齢者医療制度**の3つに分かれます。

被用者保険には、会社員とその家族が加入する**健康保険**、公務員とその家族が加入する**共済組合**、船員とその家族が加入する**船員保険**があります。

国保は市区町村が保険者となり、加入者は農業従事者、自営業者、無職者、年金生活者などです。

後期高齢者医療制度（**長寿医療制度**）は、75歳以上（または65～74歳で保険者により一定の障害があると認定を受けた人）が対象になります。

Point **健康保険改正の歴史①**　1973年に70歳以上の医療費が無料化（自己負担ゼロ）。続く1983年には老人保健法が施行される。1984年に職域保険（被用者保険）の本人自己負担が1割となり、その後1997年には自己2割、2003年に3割へ改正されてきた。

高い保険料で無保険者は増加傾向に

約4000万人の加入者がいる国民健康保険ですが、加入対象に無職者や年金生活者も含まれているため、中には保険料滞納者や、保険料が払えず無保険者になる人もいます。

国民健康保険は、運営主体である市町村が被保険者の前年度の所得によって独自に保険料を決めますが、半額を雇用者が負担してくれる企業の健康保険に比べると、国保の保険料は高額にならざるをえません。

その結果、無職者や非正規労働者など生活が不安定な人が加入対象者の7割を占める国保への加入率は低くなっているのです。そして、国保加入世帯をみても、そのうちの約2割が保険料を滞納しているのが現状です。

そのため、病気になっても医療機関を受診することができず、結果として亡くなるケースも出てきています。加入する医療保険によって納める保険料に格差があること、そして拡大の進む世帯間の経済格差も、国民の健康維持に大きな影響を与えています。

医療保険の種類

制度	被保険者	保険者
健康保険	大企業の会社員	健康保険組合
	中小企業の会社員	全国健康保険協会
船員保険	船員	国
各種共済	公務員	共済組合
国民健康保険	農業者、自営業者、被用者保険の退職者	市町村
	医師、土建業	国保組合
後期高齢者制度	75歳以上または65～75歳未満で一定の障害があると認定された人	後期高齢者医療
		広域連合

Point

健康保険改正の歴史②　2008年に後期高齢者医療制度がスタート。2015年には医療保険制度改革法が成立し、国民健康保険への財政支援の拡充、入院時の食事代の段階的引き上げ、紹介状なしの大病院受診時の定額負担の導入などが盛り込まれた。さらに2018年には、国民健康保険の財政運営の単位が市町村から都道府県に変更されている。

Section

6-2 混合診療とは

保険が利くもの（健康保険でまかなえるもの）が保険診療、逆に保険が利かないものは自由診療（保険外診療）といい、自由診療では医療機関が自由に料金を決められます。例えば自然分娩での出産や美容整形、マッサージなどは保険が利かない自由診療。全額が患者の自己負担になります。

■混合診療とは

混合診療とは、1つの病気の治療をする際に、**保険診療**と**自由診療**（**保険外診療**）の医療サービスを併用することをいいます。

日本では**混合診療**は原則として禁止されています。例えば、がん治療で新しく開発された抗がん剤を試したいという場合。保険適用外のものが多いため、仮にそれらの薬や未承認の治療法を用いると、がん治療に関わる検査・治療費の全額（つまり保険適用内のものも含むすべて）が自己負担となります。自己負担が高額にのぼり、治療を諦める人も出てきます。混合診療が認められれば、未承認の薬や治療法を受けられる人が増える可能性があります。

■もし混合診療が解禁になったら

混合診療が解禁された場合、患者にとって治療の自由の幅が広がるなど良い面に目が行きがちですが、医療費が急騰して国民皆保険制度が破綻し、すべてが自由診療となってしまう可能性があることを否定できません。

そうなれば、全額が患者の自己負担となり、経済的にゆとりのある人は高度な医療を受けられますが、そうでない人は経済力に見合った医療しか受けられないという事態にもなりかねません。

そのため、国民が病気になったとき、全国どこにいても、誰もが医療費を気にせず平等に医療が受けられる制度を維持する目的で、混合診療を禁止しているのです。

Point **先進医療での混合診療**　「先進医療」として認められた療養に関しては、治療に伴う診察・検査・投薬、入院等の基礎部分については、一般の保険診療と同様に公的医療保険が適用され、先進医療に関わる費用は全額自己負担となる——といった形で、「保険診療」と「保険外診療」の併用が認められている。

■保険外併用療養費制度は例外

医療の公平を維持する見地から混合診療は禁止されていますが、例外的に併用が認められているものもあります。治療法や医療サービスの多様化に対応するため、国は**保険外併用療養費制度**を設け、**選定療養**と**評価療養**については保険診療との併用を認めました。対象となる診療では、診察・検査・投薬・入院料といった通常の診療と共通する基礎部分は保険適用に、特別料金部分が全額自己負担になります。

選定療養とは、**差額ベッド代***、予約診療、時間外の診療、紹介状なしでのベッド数200床以上の病院についての初診、180日を超える入院、前歯部の金属材料代、金属床総義歯など、患者の快適性や利便性により選択する特別な医療サービスのことです。

評価療養は、「将来、保険適用にするかどうか」の評価段階にある高度な医療技術のことで、例えば先進医療や医薬品・医療機器の治験に関連する治療、薬価基準に収載されている医薬品の適応外使用などが認められています。

保険外併用療養費制度

◎選定療養

- 差額ベッド料
- ベッド数200床以上の病院についての初診・再診
- 予約診療
- 診療時間外の診療
- 薬事法に基づく承認を受けた医薬品の投与
- 180日を超える入院
- 高度先進医療
- 治験に関する診療（治験依頼者の負担）
- 前歯部の金属材料代
- 金属床総義歯
- う蝕（むし歯）患者の指導管理

◎評価療養

- 先進医療
- 医薬品・医療機器の治験に係る診療
- 薬事法承認後で保険収載前の医薬品・医療機器の使用
- 薬価基準に収載されている医薬品・医療機器の適応外使用

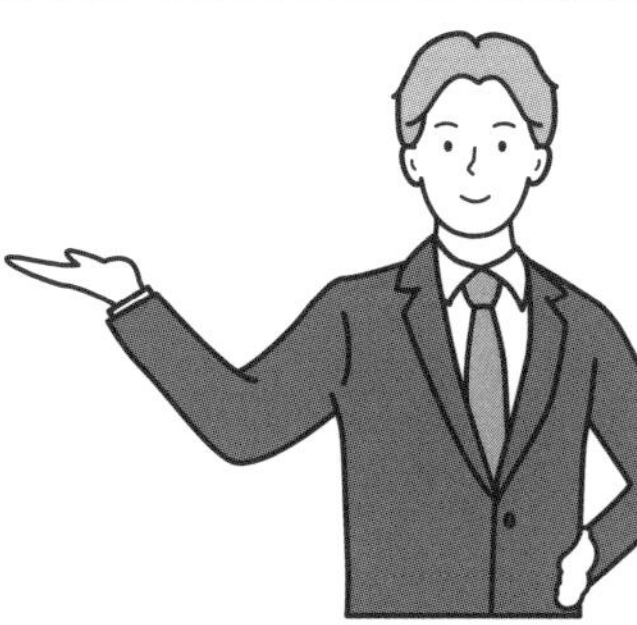

Term
差額ベッド代　個室など、保険適用外で自費となる入院費。

Section

6-3 自由開業医制度とフリーアクセス

日本の医療には、自由開業医制度とフリーアクセスという、世界的にみても特徴的な制度があります。自由開業医制度とは「医師が自由に新規開業してよい」という制度、フリーアクセスとは「患者が自由に医療機関を選択し受診できる制度」のことです。

■世界的にも評価が高い2つの制度

日本で当たり前に思われている**自由開業医制度**と**フリーアクセス**ですが、海外では多少事情が異なります。

保険医が登録制になっているドイツでは、地域に空きがなければ保険医療を行えません。イギリスでは、国民はまず家庭医に登録します。病気になったときも、原則として家庭医の了承がなければ病院を受診できません。アメリカでは、患者と医療機関の間に保険会社が入ります。

日本の**フリーアクセス**の制度では、患者は保険証さえあれば、自分の好みで自由に様々な医療機関で同じ病気に対して治療を受けられます。これは世界的にも高く評価されている制度です。

■自由開業医制度の問題点

日本では医師が自由に開業することが認められ、多くは自分の専門に対応した科目を標ぼうします。複数の専門の医療機関が地域全体の医療ニーズをカバーしていますが、そこにはいくつかの問題があります。

まず、医師がそれぞれの専門に分かれて開業しているため、個人の病気やケガを複合的に診察するのが難しく、患者は「かかりつけ医」を見つけにくくなります。

また、専門に特化しているため、複数の病気を持つ患者は医療機関をかけ持ちすることになるとともに、どの科の開業医にかかればいいのか判断がつかず、医師の選択を誤って誤診につながる可能性もあるのです。

Point

新専門医制度　「医師が一定以上のスキルを磨き、国民に良質な医療を平等に提供できる」ことを目的とし、2018年4月に発足した制度。初期臨床研修を終えた医師は「専攻医」と呼ばれ、日本専門医機構が定める所定の医療機関で3年以上の研修を受けることになった。

フリーアクセスの問題点

患者の都合でかかりたい病院を選べる制度は優れている一方で、医療資源の効率的な活用を考えたときには無駄が生じやすく、医療従事者の疲弊を招きやすいことが指摘されています。

患者の多くは医療についての知識が深いわけではありません。イギリスでは、患者は最初に地域の家庭医の診察を受け、必要があれば病院を紹介してもらいます。患者が適切な医療サービスを受ける上でのゲートキーパー（門番）の役割を、家庭医が担っているのです。

一方、日本では患者が自由に病院を選べるために見当違いな判断をし、選ぶ病院を間違う可能性が高いのです。軽症であっても大病院を受診したり、緊急性が低いにもかかわらず救急車で救急センターへ向かうことがあり、こうしたことが問題視されてきました。日本人は大病院での受診を望む傾向にありますが、患者がそこに集中することで勤務医が疲弊し、さらには病院の規模が大きくなることで医療費が高額となり、結果として医療費の無駄遣いにもつながります。

日本固有のフリーアクセス

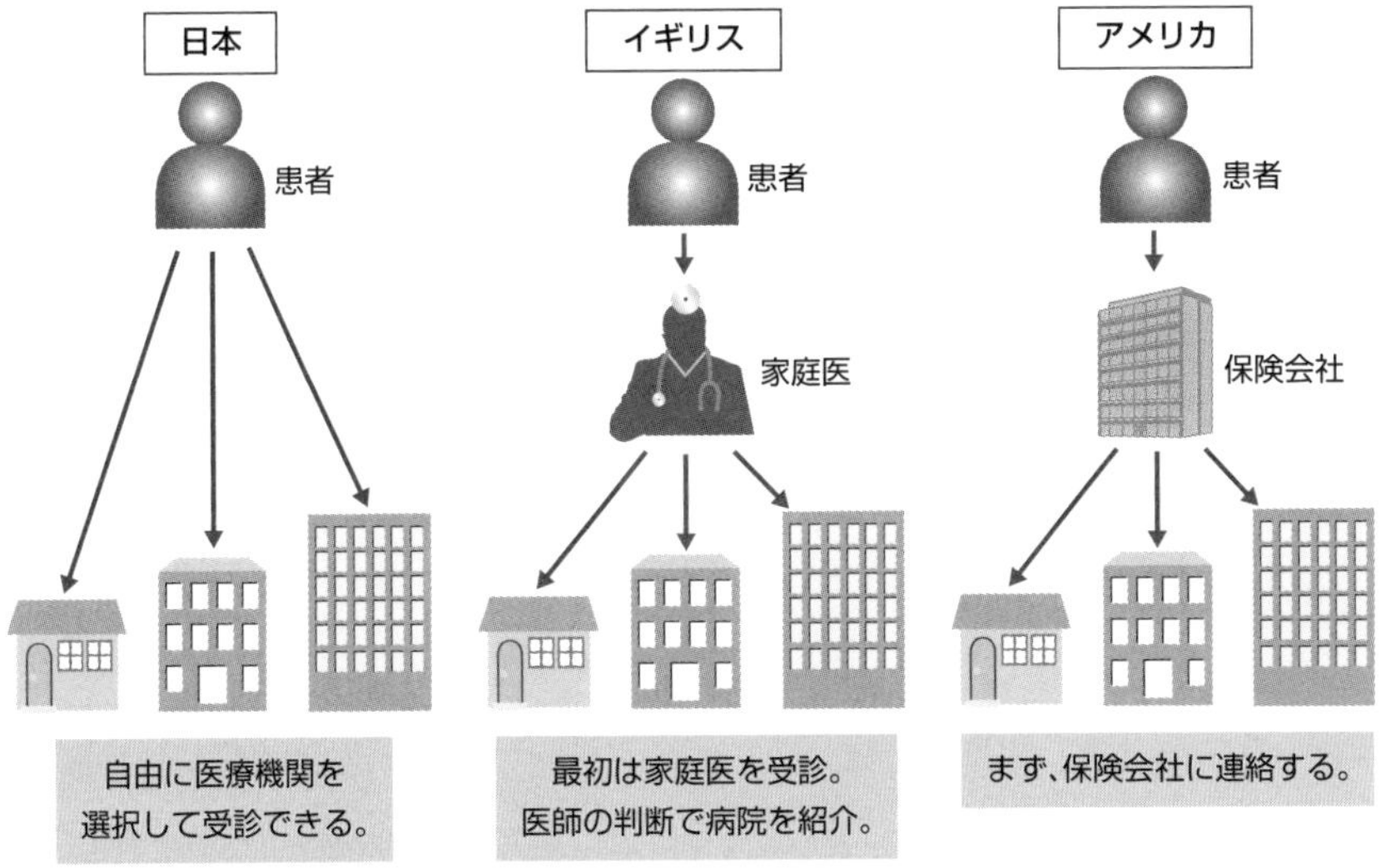

Point

シーリング制度　前記したように2018年からスタートした新専門医制度に伴い、条件に応じて専攻医の採用数上限を設ける仕組みとして「シーリング制度」が導入されている。この制度は、特定の地域や診療科に応募が集中して医師偏在になっている状況を是正するために導入されたもの。必要医師数を確保できていない地域で研修を実施することにより、その地域で働く臨床医を充実させることも目的の1つとなっている。

Section
6-4 病院の収入と医療費の計算

病院の収入のほとんどは患者への医療行為によるものです。大きく外来と入院に分けられますが、入院収入が多くを占めています。また、収入のほとんどが、患者からの自己負担分と保険診療による診療報酬によります。

■病院の収入はどこから

これまで解説してきたように、日本では国民皆保険制度により、ほとんどの国民がなんらかの公的医療保険制度に加入していることから、医療機関の収入は保険診療によるものが大変多くなっています。そのため、患者が会計窓口で支払う**自己負担金**と、保険者から支払われる**診療報酬**の2つが主なものですが、保険外診療の場合は患者の全額自己負担になるため診療報酬分はなく、窓口で支払われる収入のみとなります。保険診療による診療報酬算定の基本は、主に**基本診療料**と**特掲診療料**＊になります。算定時に用いる診療報酬点数表の構成も、これらの2つに分かれています。

■医療費の計算方法

基本診療料とは「診療を受けると必ず発生する料金」であり、初診料・再診料・入院料などの基本的な診療行為や簡単な検査、入院サービスなどの費用を指します。特掲診療料は、基本診療料に含まれない検査・処置・投薬や往診などの診療行為にかかる、いわばオプション料金のことです。これに入院時食事療養費を加えたものが、実際の医療費になります。

診療報酬の支払い方法には、出来高払いと包括払いがあります。**出来高払い**とは「実施した医療行為の診療報酬を合算していく」方式です。外来診療は出来高方式で診療報酬が支払われます。

Term
特掲診療料　病状や処置法によって対応が大きく異なることから、基本診療料のような包括的な支払いになじまないため、個々の行為について評価して算定できるようにしたもの。

DPC／PDPS

一方、「病名や重症度、年齢などに応じて、はじめから（検査や投薬の種類・回数・量とは無関係に）包括的な評価金額が決まっている」方式を**診断群分類包括評価**（**DPC***）方式といいます。

入院治療費は1日当たりの定額点数をもとに計算され、入院の診療報酬も「包括評価分」と「出来高評価分」を合わせたもので計算されますが、DPCの対象とする範囲は入院基本料、検査、画像診断や投薬、注射などの施設報酬に限られており、手術、麻酔、リハビリ、放射線治療や内視鏡検査などの約1000点以上の医術技能料は、従来どおり出来高払いとして計算されます。

ところで、DPCは「Diagnosis Procedure Combination」の略であって、本来は、診断群分類を意味しており、「診断群分類に基づく支払い方式」まで指すのは混乱のもとです。そこで2010（平成22）年のDPC評価分科会において、支払い制度としてのDPC制度の略称が「**DPC／PDPS**」（PDPSはPer-Diem Payment Systemの略）と定められ、使用されることになりました。

診療報酬の支払方法

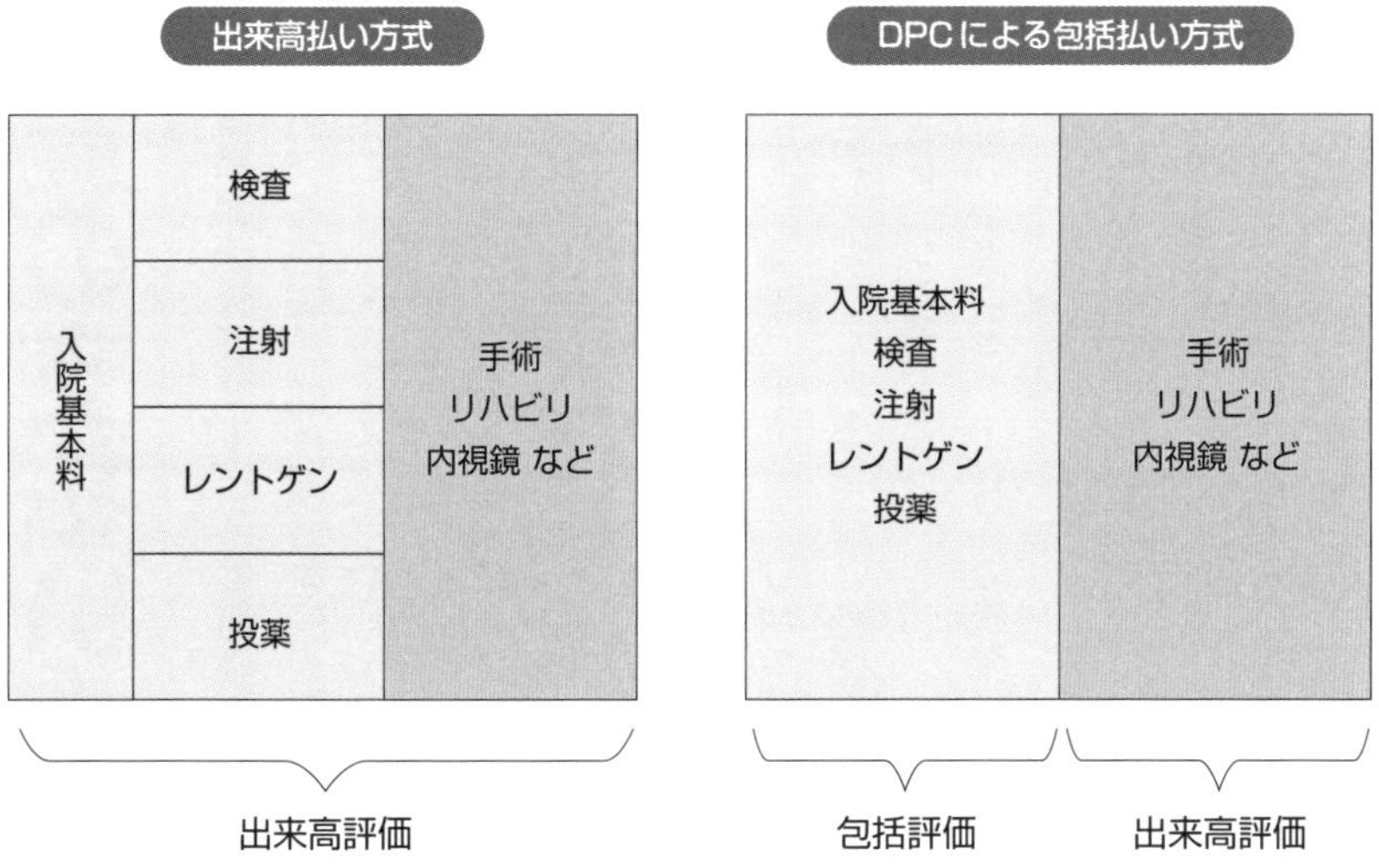

DPC　Diagnosis Procedure Combinationの略。

Section

6-5 診療報酬制度と医療費の支払い方式

前述のとおり病院の収入源の多くは診療報酬です。医療機関は医療サービスの対価として、医療保険から診療報酬を受け取ります。診療後に患者が窓口で支払う一部負担金を差し引いた残りの部分は、医療機関が書類を作成・提出し、審査支払機関を通して保険者から支払われます。

■診療報酬制度

診療報酬とは、病院や診療所などの医療機関が行った診療や手術・検査・投薬などの医療サービスへの対価として受け取る報酬のことで、医療保険の中から医療機関に支払われる医療費があてられます。全国一律の公定価格であり、10円を1点とする**診療報酬点数表**を用いて算定します。

医療事務の担当者は、カルテをもとに診療行為や処方した薬などを漏れなく拾い上げ、医療費を計算します。患者が支払った一部負担金を差し引いた残りの部分を保険者に請求するのですが、その際に必要なのは**診療報酬請求書**と**レセプト**（**診療報酬明細書**）です。

■レセプト

レセプトとは、医療機関が保険者に診療報酬を請求するときに用いる書類のことです。ここには、患者に施した薬、注射、処置、手術、検査、画像診断、リハビリといった医療費の明細が記してあり、医療機関はこの診療報酬点数を合算して保険者に請求するのです。

レセプトには、患者ごとに1カ月間の診療行為の内容と点数が書き込まれてあり、診療報酬請求書とともに翌月10日までに審査支払機関に提出されます。かつては、患者がレセプトの内容を知る機会は限られていましたが、今日ではレセプトの内容を記載した診療明細書の発行が原則義務化されています。

Point **オンライン請求の義務化**　厚生労働省は医療機関に対し、2024年9月末までのタイムリミットを設けて、オンラインでのレセプト請求への移行を原則「義務化」で求めている。

■医療費支払い方式の仕組み

基本的に病院の収入は、年齢で区分された自己負担率に基づく患者の自己負担額、入院食事療養費、そして全国一律の**診療報酬**の3つの合計です。

日本の医療保険は、保険事業を実際に運営・管理する市町村や健康保険組合などの**保険者**、保険に加入している**被保険者**、病院などの**医療機関**、医療費の審査と支払いを行う「社会保険診療報酬支払基金」や「国民健康保険団体連合会」などの**審査支払機関**の4者で構成されています。

支払いの流れですが、まず患者である被保険者は診療後に病院の窓口で一部負担金（自己負担額や入院食事療養費）を支払います。医療機関が毎月レセプトと呼ばれる診療報酬明細書を作成し、実際にかかった医療費から一部負担金を差し引いた金額を審査支払機関に送ります。そこで審査されたものが保険者に送付され、保険者はこのレセプトを再度点検してから審査支払機関に診療報酬を支払い、それを審査支払機関から医療機関に支払う――という仕組みになっています。

医療費支払い制度の仕組み

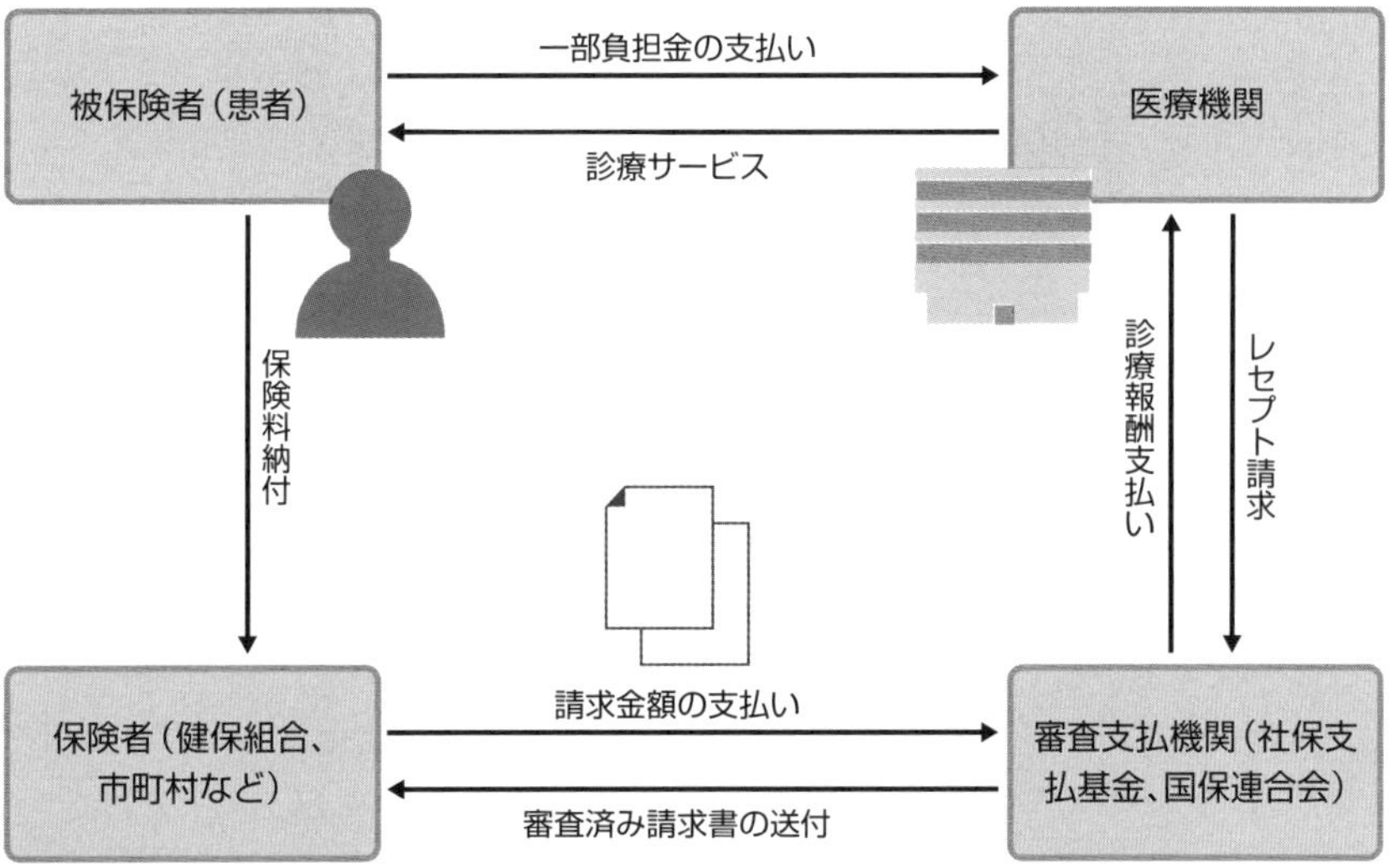

Point

審査委員会　審査支払機関には「審査委員会」が設置され、中立公正な運営を確保するため「診療担当者代表」「保険者代表」「学識経験者」の3者で構成されている。また、審査委員会の中には「審査運営委員会」「審査専門部会」「再審査部会」「調剤審査部会」「審査研究会」等が設置されている。

Section
6-6 病院の原価

病院経営に限らず経営分析においては原価計算が必要不可欠です。その中でも病院経営においては、原価の発生場所が多岐にわたるため、「どこでどのような収益があり、そのコストがどうなっているか」の分析が複雑になっています。

■原価計算の難しさ

部門別では、病棟と外来に分けられますが、病院の種別によってはリハビリや療養介護も区分できます。診療科別は、単一の病棟では比較的明確に算出できますが、混合病棟になると、材料費だけでなく、担当医師・看護師の時間的な労力の配分などもあり、算出が不明確になりがちです。

医療行為別の原価では、保険点数に応じたものが割り出せますが、それで採算がとれているかどうかの判断はまだ難しくなっています。疾病別も同様で、DPCの導入に伴い原価の割り出しは重要になっているものの、区分はまだ難しくなっています。

■損益計算上の費用科目

損益計算上の医業費用では、医薬品や給食材料費、診療材料費、医療消耗器具備品費などの「材料費」、そして「給与費」「委託費」などときめ細かく仕訳されています。しかし、これらは各費用科目の総額であり、ここからさらに細分化した原価を割り出すことはできません。

経営分析上、必要とされる原価は、「部門別」「診療科別」「医療行為の別」そして「疾病別」と、大きく4つに分けることができます。

それに基づき、コストの発生場所と経営改善のための指標が明らかにされます。

Point **行為別原価計算**　診療行為ごとにコストを計算するやり方。仮に高額な保険点数の手術を行ったとしても、原価計算によってはその医療行為で採算がとれているとは限らない。採算割れをしている場合は、材料費の状況などを調べて原因を特定する必要がある。

■原価計算における配賦とコンセンサス

病院の部門は、病棟と外来の診療部門だけでなく、医事課や人事、経理、総務などの管理部門もあり、一般管理というものの配分も必要になってきます。また、費用には直接費と間接費があり、直接費は部門に直接計上されますが、間接費は部門間にまたがって共通で発生する費用であり、CTやMRIなど全診療科で共有して用いるものの減価償却費などが該当します。さらに、水光熱費や委託費などの経費についても、配賦が求められます。

病院の経営分析を進める上では、部門別・診療科別の分析が求められますが、院内のコンセンサスが十分でないと、部門別・診療科別の原価が曖昧になりがちなので、院内基準の確立が必要になってきます。仮に、診療科別の原価計算を実施して、赤字部門が判明したとしても、総合病院としての機能性を考えると、原価と収益性だけで判断することはできません。病院全体の経営戦略を確立し、その上で総合的に判断することが求められるのです。

部門別原価計算と科別原価計算

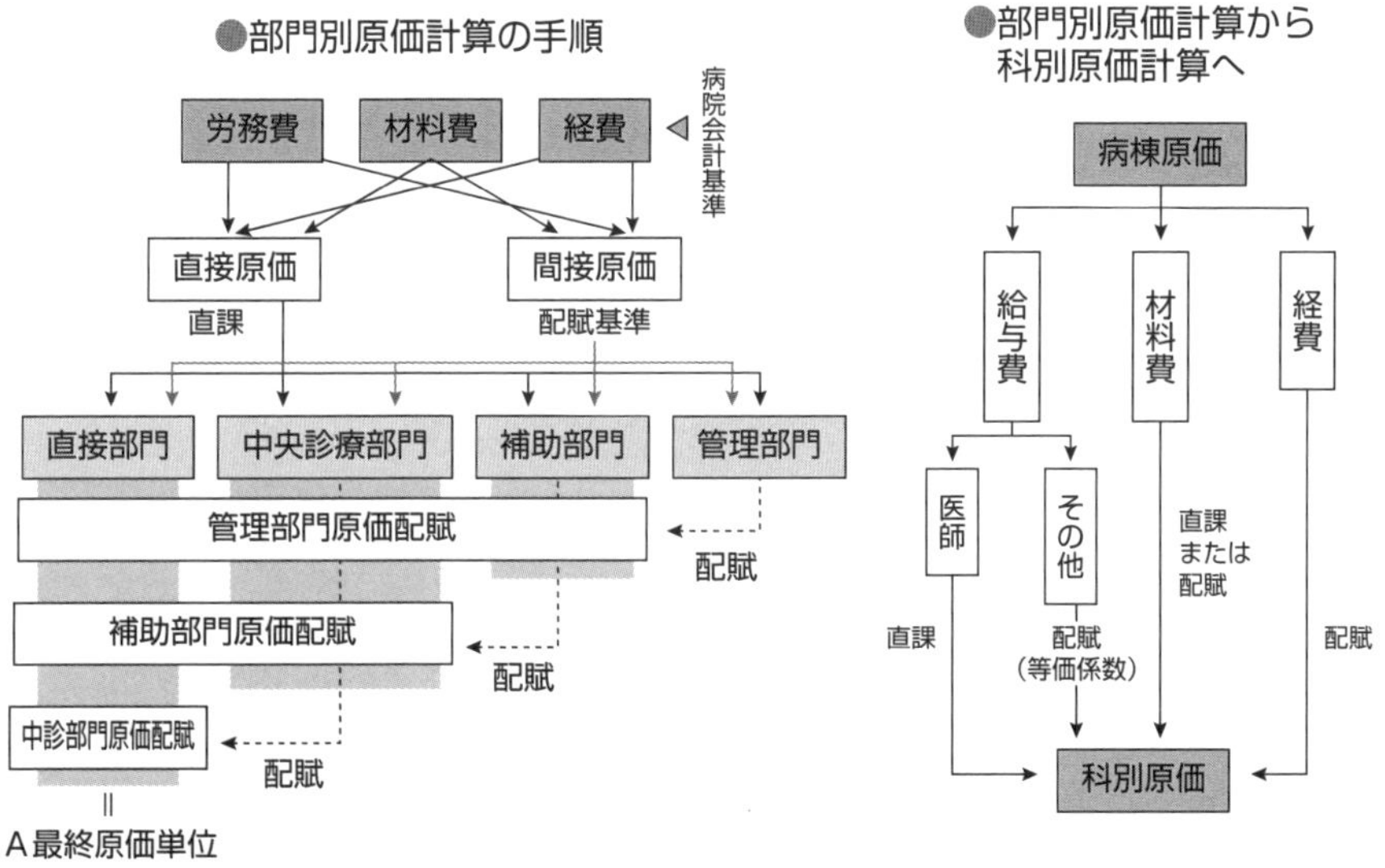

経費の性格と配賦　病院の経費には、各部門で行われた医療行為に関して直接的に消費されたもののうち、発生部門が特定されるためにその部門に直課できる「**直接経費**」と、発生部門が特定できない「**間接経費**」がある。特に水光費などの間接経費の場合には、面積割りや病床数割りなどの合理的な基準によって関係部門に配賦して、部門別の収支を出すことがある。

Section
6-7 病院の財務会計と経営分析

医療法人には、会計年度終了後2カ月以内に、事業報告書と財産目録、貸借対照表、損益計算書、その他厚生労働省令で定める事業報告書等を作成し、これに監査報告書を添付し、都道府県知事などに提出する義務があります。

■財務会計とは

病院においても、一般企業と同じように財務諸表の作成が義務付けられていますが、財務会計については「病院会計準則」に基づき作成されます。この準則は1965（昭和40）年10月、厚生省医務局により制定されました。2003（平成15）年9月には、企業会計原則の大幅な改正を受けて病院会計準則も改正（厚労省）され、現在に至っています。

新旧の相違点としては、「利益金処分計算書」がなくなり、「キャッシュ・フロー計算書」が導入され、さらには金融商品会計や退職給付会計、リース会計など6項目が追加されています。

■損益計算書の仕組み

病院の損益計算書では、まず医業収益について、入院診療収益、室料差額収益、外来診療収益、保健予防活動収益、受託検査・施設利用収益、その他の医業収益へと仕訳され、この合計に保険等査定減が計上されます。

一方、医業費用としては、材料費、給与費、法定福利費、検査や給食、寝具、医事などの委託費、設備の減価償却費や機器賃借料、地代家賃、さらには研究研修費など、病院経営ならではの科目と一般的な経費が仕訳されます。さらに、控除対象外消費税等負担額も計上されます。

Point

医業外費用　勘定科目としては、支払利息のほか、患者に無料または低額な料金で診療を行う場合の割引額等の診療費減免額、有価証券売却損、その他の医業外費用がある。

■重視されるキャッシュ・フロー計算書

病院の財務諸表が一般企業のものと異なるのは、前記したように、損益計算書で医業収益や医業費用の科目がかなり細かく区分されること、委託費・設備関係費・研究研修費・控除対象外消費税等負担額・本部費配賦額なども別項目として細かく区分計上され、かつこれらの経費比率が損益に与える影響が高いことです。

特に、設備関係費の負担が人件費と同様に高いことが、病院の経営分析を進める上では極めて重要になってきます。

近年注目されるようになったのがキャッシュ・フローです。損益計算書で算出される最終利益は、剰余資金とは別モノです。未収金であっても収益に計上されるほか、大きな設備投資による減価償却費やリース料などの経営に及ぼす影響の度合いも高くなっているからです。そのため、病院経営の安定度を測る尺度としても、キャッシュ・フロー計算書が重視されるようになっています（次節でさらに詳しく解説します）。

病院会計準則の財務諸表

病院会計準則の財務諸表は、貸借対照表および損益計算書、キャッシュ・フロー計算書、附属明細表からなる。

- 会計制度
  - 制度会計（法律の裏付けあり）
    ・財務会計　・税務会計
  - 非制度会計（事業体により設計）
    ・管理会計など
    病院会計準則が含まれる。
- 病院会計準則
  - 貸借対照表
  - 損益計算書
  - キャッシュ・フロー計算書
  - 附属明細表＊

Term

附属明細表　病院会計準則の附属明細表は、貸借対照表、損益計算書およびキャッシュ・フロー計算書の記載を補足する重要な事項について、その内容、増減状況等を明らかにするもの。種類としては、純資産明細表、固定資産明細表、貸付金明細表、借入金明細表、引当金明細表、補助金明細表、資産につき設定している担保権の明細表、給与費明細表などがある。

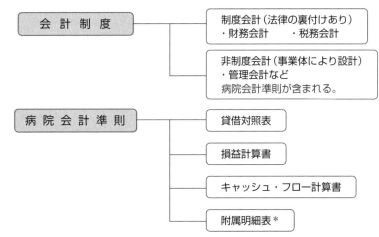

Section

6-8 病院のキャッシュ・フロー経営

キャッシュ・フローは、企業経営における資金の流動性、つまり増加（収入）と減少（支出）の動きです。前記したように、「損益計算書」「貸借対照表」に加え、「キャッシュ・フロー計算書」が基本財務諸表として確立してきました。

■経営状況の把握とキャッシュ・フロー

病院経営に限らず、資金力の増大を図ることは企業価値を高めることにつながり、資金繰りの環境を良くすることは経営の信頼度を高めます。

さらに、新たな資金調達や有利な返済など、金利負担の軽減による財務の改善などにも考慮しなければなりません。

キャッシュ・フロー経営とは、常に手元に十分な現金（キャッシュ）を保有しておくことで、自己資本の充実を図るとともに、資金調達を有利に進め、新規の設備投資を行いやすくして、機動性のある病院経営を可能にすることです。逆にいえば、十分な現金がなければそういった経営は難しくなります。

■3つの事業活動と資金の動き

病院のキャッシュ・フロー計算書では、資金の動きを次の3つの事業活動に区分しています。

①医療業務活動での資金の流れ
②建物・医療機器への投資活動での資金の流れ
③基本財産の運用における資金の流れ

病院はホテル経営と同じく労働集約型の事業であるとともに、建物や医療機器などの更新投資の大きい装置産業であり、設備投資型産業になっています。そのため、大型の固定資産における減価償却やリース料、土地建物や基金など、基本財産の運用などでの資金の流れに注目しなければなりません。

Point

医業未収金補償保険　病院のキャッシュ・フローの問題として、医療費の未収金の増加がある。株式会社日本病院共済会では、入院患者が負担すべき医療費の未収により医療機関が被る損害を補償する保険を扱っている。未収発生後の90日間は医療機関で回収作業を行い、回収できない未収金に対して保険金が支払われる。

■ストックからフローへの意識が薄い

日本型の病院経営では、長くストックが中心で、フローにはなかなか着目されなかったといわれています。

特に公立病院では、投資についても、また日々の資金繰りについても、「税金や国庫の補助金から投入される」という感覚が強く、また減価償却という意識も希薄で、「耐用年数が経過したら、予算によってまたすぐに更新投資ができる」という感覚があります。日々の資金繰りでも「資金がショートする」という感覚はなく、「不足分は財政の一般会計から補てんされるから」という感覚でいます。そのため、医療費の未収金回収についても関心が薄く、公立病院における未収金増加の要因の1つだとさえいわれています。

公立病院の経営陣には、民間病院のような「競争」という意識が希薄で、更新投資も遅れがちになり、経営そのものが陳腐化し、それがキャッシュ・フロー経営への関心の低さにもつながっています。

病院のキャッシュ・フロー経営の概念

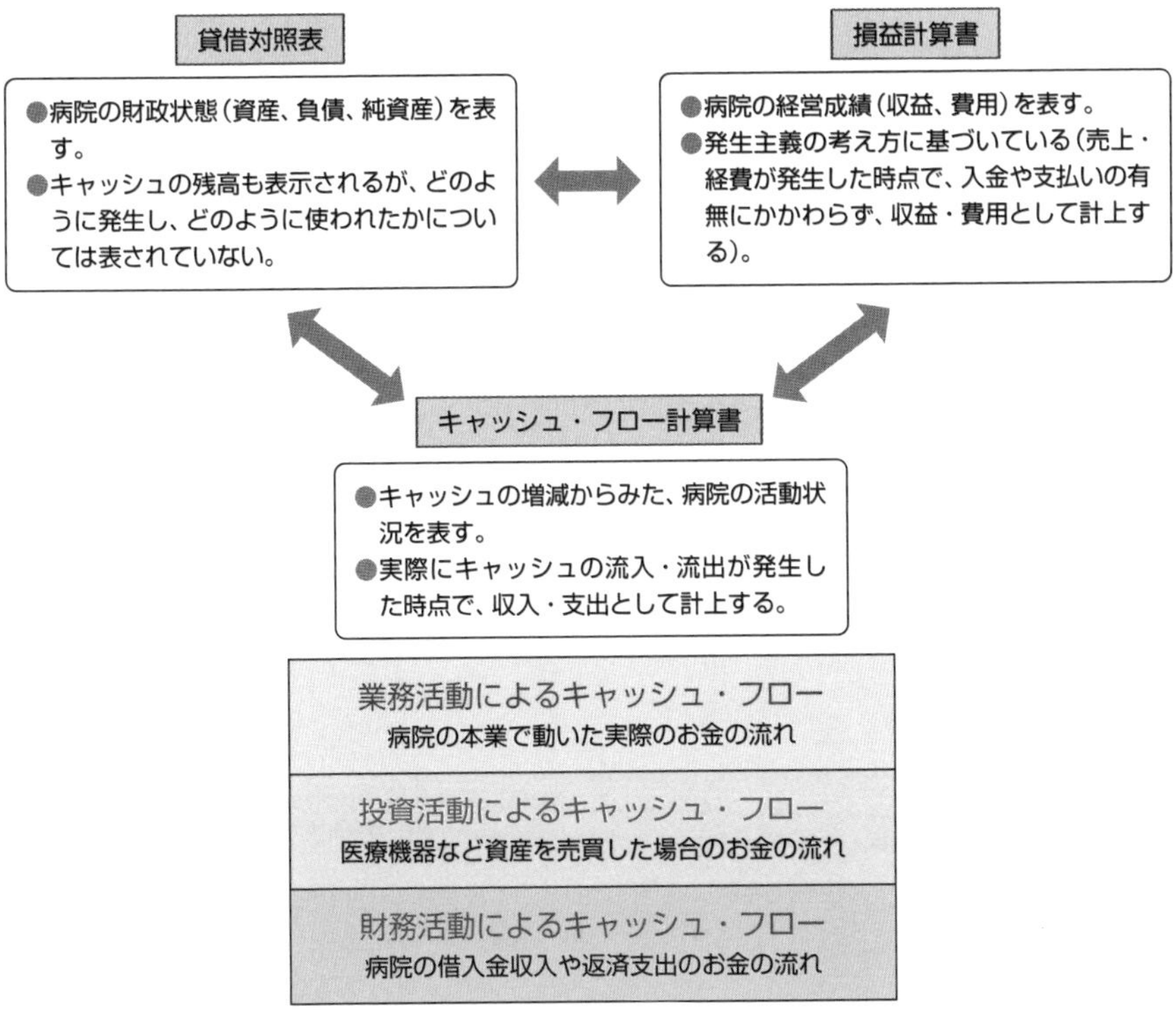
貸借対照表
●病院の財政状態（資産、負債、純資産）を表す。
●キャッシュの残高も表示されるが、どのように発生し、どのように使われたかについては表されていない。
損益計算書
●病院の経営成績（収益、費用）を表す。
●発生主義の考え方に基づいている（売上・経費が発生した時点で、入金や支払いの有無にかかわらず、収益・費用として計上する）。
キャッシュ・フロー計算書
●キャッシュの増減からみた、病院の活動状況を表す。
●実際にキャッシュの流入・流出が発生した時点で、収入・支出として計上する。
業務活動によるキャッシュ・フロー
病院の本業で動いた実際のお金の流れ
投資活動によるキャッシュ・フロー
医療機器など資産を売買した場合のお金の流れ
財務活動によるキャッシュ・フロー
病院の借入金収入や返済支出のお金の流れ

Section
6-9 病院経営の重要な指標

厚生労働省医政局から毎年、「病院経営管理指標」と題した統計資料が出されます。この資料では、病院を一般病院・療養型病院・精神病院に分類し、さらに地域ブロック・病床規模別に分類して、各種の経営指標の比較分析が行われています。

■財務会計と経営分析

各病院は「**病院経営管理指標**」をもとに、自院の経営分析を進めることになります。

一般的にはどの企業においても、財務会計によって表される財務諸表から企業の安定性などが分析されます。

病院においても、「安定性」は固定・流動比率などの指標で測られます。また「収益性」として、総収益と医業収益をもとに利益率・回転率の分析が行われ、資本・資産の回転率や資産の活動状況から「流動性」が把握されます。

そして、資本・収益・付加価値などを算出して「成長性」が分析されます。

■医業収支比率*と基礎指標

医業収支比率は、病院の収益性をみる際、**経常収支比率***とともに代表的指標として用いられています。医業収支比率は「医業費用が医業収益で賄われるか」、そして「どの程度の収益率を上げているか」をみるもので、これが100%未満の病院は「医業費用を医業収益で賄えていない」ため、経営は健全ではないということになります。

病院の経営分析にあたっては、「機能性」「収益性」「生産性」に分けて分析されますが、まずは基礎指標として病床数、病院が開設されてからの経過年数、1日平均入院・患者数、1日平均外来患者数などが比較されます。

Term
医業収支比率　「(医業収益 − 受託工事収益)÷(医業費用 − 受託工事費用)×100〔%〕」で求められる。

■機能性分析と病床利用率

基礎指標をベースとした**機能性分析**では、病床利用率、平均在院日数、入院外来比、新患率、患者規模100人当たりの医療従事者数、患者1人1日当たり入院収益、患者1人1日当たり外来収益などが計算されます。これで同型の病院間での比較が可能になります。

病床利用率は、「病床を、利用者である入院患者がどの程度利用したか」を示すもので、病院の収益に関する分析では極めて重要な指標になります。

外来入院患者比率は職員規模をみる場合の補助比率であり、病院の性格、立地条件、医療需要、診療体制等を他病院と比較する際に用いられます。

さらに、医業収益対医業利益率や人件費率、材料費率、経費率、委託費率、減価償却費率など多岐にわたる分析によって病院の収益性が判断され、常勤医師や常勤看護師の1人当たり年間給与費、従事者1人当たりの年間医業収益などから労働生産性や労働分配率が求められます。

平均在院日数と病症稼働率の算出方式

平均在院日数（日）

$$\frac{\text{年間在院患者延べ数}}{(\text{年間新入院患者数}+\text{年間退院患者数})\times 1/2}$$

※自費、労災、交通事故、老人特定患者を除く

病床稼働率（%）

$$\frac{\text{年間24時時点在院患者数}+\text{年間退院患者数}}{\text{稼働病床数}\times 365\text{日〔1年暦日〕}}\times 100\text{〔\%〕}$$

Term
経常収支比率　経常費用（医業費用、医業外費用）に対する経常収益（医業収益、医業外収益）の割合であり、通常の病院活動による収益状況を表す指標。100%以上の場合は単年度黒字を、100%未満の場合は単年度赤字を表すことになる。

Section

6-10 ベンチマーク比較による経営分析

他の病院との違いから自院の経営的な課題を見つけ出す「ベンチマーク比較」が行われます。様々な経営指標を、施設形態や病床数の似通った他院と比較します。近年よく使われるのは人件費率と生産性です。

■基本的な人件費分析指標

基本的な人件費分析指標として、次のような項目が挙げられています。

①1人当たりの医業収益高
＝医業収益高÷平均従事員数

②1人当たり給与費
＝給与費総額÷平均従事員数

③1人当たり限界利益
＝限界利益÷平均従事員数

④労働分配率〔%〕
＝人件費÷限界利益×100

⑤人件費率〔%〕
＝人件費÷医業収益高×100

■人件費の分析と経営改善

病院の経営指標のうち「患者規模100人当たり従事者数」は、「年間平均従事者数÷（1日平均入院患者数＋1日平均外来患者数）×100」で求められます。取扱患者数に対する従事者数の適正値を一律に判断するのは難しく、診療機能やサービスの程度、職種によって異なりますが、同型の病院の平均値と自院の数値の比較により判断することができます。

また、労働生産性は「付加価値÷年間平均従事者数」（ここで付加価値は医業収益から材料費・経費・減価償却費の合計を引いた額）で求められ、「従事者が効率よく価値を生み出しているかどうか」の尺度として用いられています。

Point **ベンチマーク比較**　ベンチマーク比較は、資産運用において「市場平均に対して運用結果がどうであったか」を評価する方法としてよく使われる。病院の経営分析では、病院の財務状況や収益状況について、他の病院と比較することで自院の位置付けを知る方法としてよく使われる。

■労働分配率と人件費率

労働分配率は、「病院の生み出した付加価値額のうち、どの程度が人件費に配賦されたか」を示す指標であり、「人件費を付加価値額（限界利益額）で除する」ことによって求められます。労働分配率を適正な水準に改善あるいは維持するには、労働生産性の上昇率と賃金の上昇率を比較しながら、賃金上昇率よりも労働生産性の上昇率が高くなることが必要になります。

しかし、人件費を付加価値額（支払原資）の中に納めるのは当然のことですが、給与という性格上、労働分配率が高い場合には、人件費の増加率が生産性の上昇を上回っていることを意味するので、収益性は悪化します。逆に低すぎると、労働意欲の低下や働き方など質の低下を招きやすく、必ずしも低ければいいということにはなりません。

人件費率の適正な水準は、職種別人員や給与水準、平均年齢などによって異なりますが、病院間で水準にそれほど大きな格差はなく、医師や看護師は国家資格でもあることから、比率は平準化しています。

生産性分析と指標算出の目的

	指標名	算出の目的
生産性	限界利益率	「医業収入から変動費（外部購入費用）を控除した限界利益（付加価値）」の医業収入に対する比率をみる。
	1人当たりの医業収入	1人当たりの医業収入の効率をみる。
	1人当たり限界利益率	1人当たりの限界利益創出力をみる指標で、労働生産性を表している。
	1人当たり人件費率	1人当たりの総額人件費（社会保険料などの事業所負担も含めたもの）をみる。
	労働分配率	限界利益に占める人件費の割合をみる。

Point **病床100床当たり職員数（人）**「年度末（各種）職員数 ÷ 年度末病床数 × 100」で求められる。

Section

6-11 診療アウトカム評価事業と病院経営

医療サービスの質的向上を図るために、クリニカルインディケーター*（臨床指標）などが使われています。厚生労働省によって2010年度から「医療の質の評価・公表等推進事業」として毎年公開され、20年度からは「**診療アウトカム評価事業***」に改称されています。

■臨床指標（質評価指標）とは

クリニカルインディケーターすなわち臨床指標は、その名のとおり医療の質が客観的な指標として示され、それに基づき評価される制度です。医療の質は、「構造：ストラクチャー」「過程：プロセス」「結果：アウトカム」の3つの視点から評価されます。

診療アウトカム評価をもとに、症例数、四半期ごとのデータの安定性などから、対象疾患および臨床指標が選定されています。

毎年、厚生労働省のホームページ上に臨床データおよび対象疾患が公開されますが、社会の要請に対応して年度ごとに指標の一部が変更されています。

■患者満足度など

近年問われているのが患者満足度です。入院満足度や外来満足度、病院推奨度などについて、調査期間中の退院患者に対して4段階評価による調査が行われています。

また、病院全体の指標として、2017（平成29）年度には期間中退院した患者の「平均在院日数」について、24疾患を対象とし、疾患別全体／重症度別／年代別／性別に集計しています。さらに、「期間中に退院した患者人数に対する、期間中に死亡した患者人数の割合」を死亡率として、重症度別／年代別／性別に集計しています。

Term **クリニカルインディケーター**　医療の質を具体的な数値（定量指標）として示したもの。「病院の種々の機能を適切な指標で表し、これらを分析し改善することによって医療サービスの質の向上を図り、より良い医療の提供につなげていく」ことを目的として利用されている。

■インシデント・アクシデントの報告

このほか、病院全体では、「再入院」や「医療費」、「手術ありの患者の肺血栓塞栓症（予防対策の実施率や発生率）」、「中心静脈カテーテル挿入時の気胸発生率」、「褥瘡の持込率と発生率」、「職員の予防接種率」なども調査されています。

さらに、「65歳以上の患者における認知症の保有率」として、認知症高齢者の日常生活自立度判定基準を用いた認知症の症例割合を、入院経路別（自宅、施設、他病院など）を集計しています。

このほか、「転倒・転落の件数」、「期間中の月別の入院患者延べ数に対するインシデント・アクシデント報告の割合」も公開されています。

主要な疾病では、「胃腸の悪性新生物」、「気管支・肺の悪性新生物」、「急性心筋梗塞」、「脳梗塞」など24症例の手術の施行率や、「チーム医療（服薬指導・栄養指導）」、「感染管理（血液培養の実施）」、「地域連携（地域連携パスの使用率など）」が細かく指標化され、公開されています。

クリニカル・インディケーターの概念

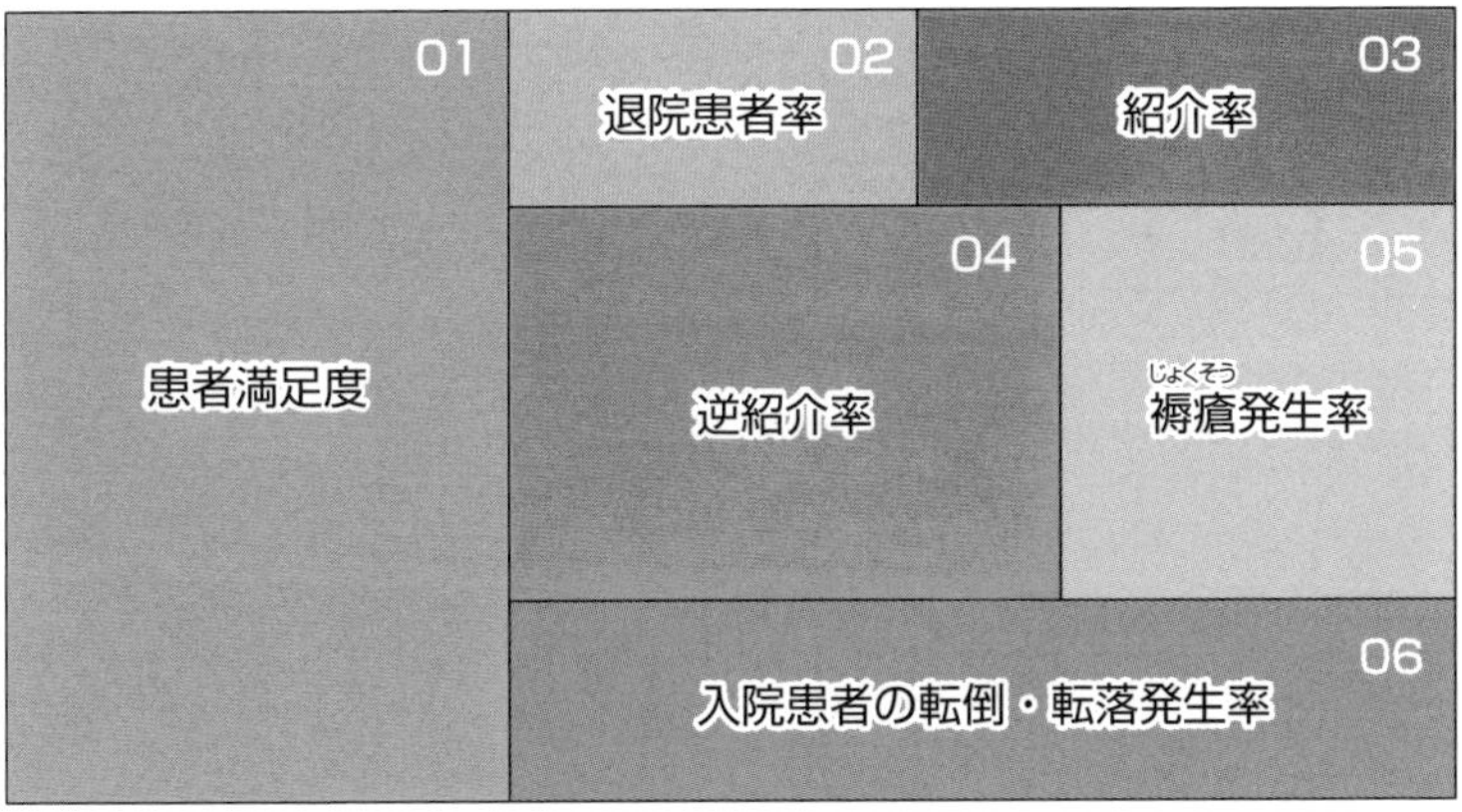

Term **診療アウトカム評価事業**　2020年度より、名称の変更に伴って、臨床データおよび対象疾患の指標も変更されている。

医薬分業

Column

近年は**院外処方**という、「医療機関において診察や受付の際に処方箋を渡され、院外の調剤薬局に行ってその処方箋を渡し、薬剤師から説明を受けて薬をもらい、その場で薬の代金を支払う」方法に移行する病院が増えてきました。

いまでこそ当たり前になってきた院外処方――つまり「医療機関と薬局との分業制」ですが、日本では長らく、どこの医療機関においても「診察後に窓口で薬をもらって会計を済ませる」**院内処方**の方法がとられていました。「医療機関が薬を薬品メーカーや問屋から〈医療保険へ請求する薬価より安い価格〉で購入し、差益を得る」というやり方だったため、医療機関は「処方する薬の種類や量が多ければ多いほど、差益でもうけが出る」という構造だったのです。そのため、本来不必要な薬まで処方されやすい、という問題がありました。

その後、厚生労働省は増加する医療費の抑制のため、薬に関する部分を医療機関から分離した医薬分業制度を導入。診療報酬改定で処方箋料を引き上げたり、薬価改正で薬の差益が出なくなるように縮小政策をとるなどして、この制度の普及に努めてきました。その結果2023年時点の医薬分業率は全国平均で80.3%までになりましたが、普及は都道府県ごとにばらつきがあるのが現状です。

医薬分業の主なメリットとしては、「院外薬局で薬歴を管理されることにより、薬剤の重複投与などが防げ、安全性・有効性が高まる」、「使用法や保管方法などについて薬剤師による丁寧な指導ができる」などが挙げられます。

ちなみにヨーロッパでは、医師と薬剤師が相互に役割を悪用しないよう監視するため、13世紀頃から医薬分業が取り入れられていましたが、日本ではなかなか普及しませんでした。その理由としては、医師をかつては「**薬師**《くすし》」と呼んでいたように、日本では「薬の調剤は医師がやるものだ」と思われていたこと、さらには先述した薬価差益の問題もあり、医療関係者が分ける必要に迫られなかったことが挙げられます。

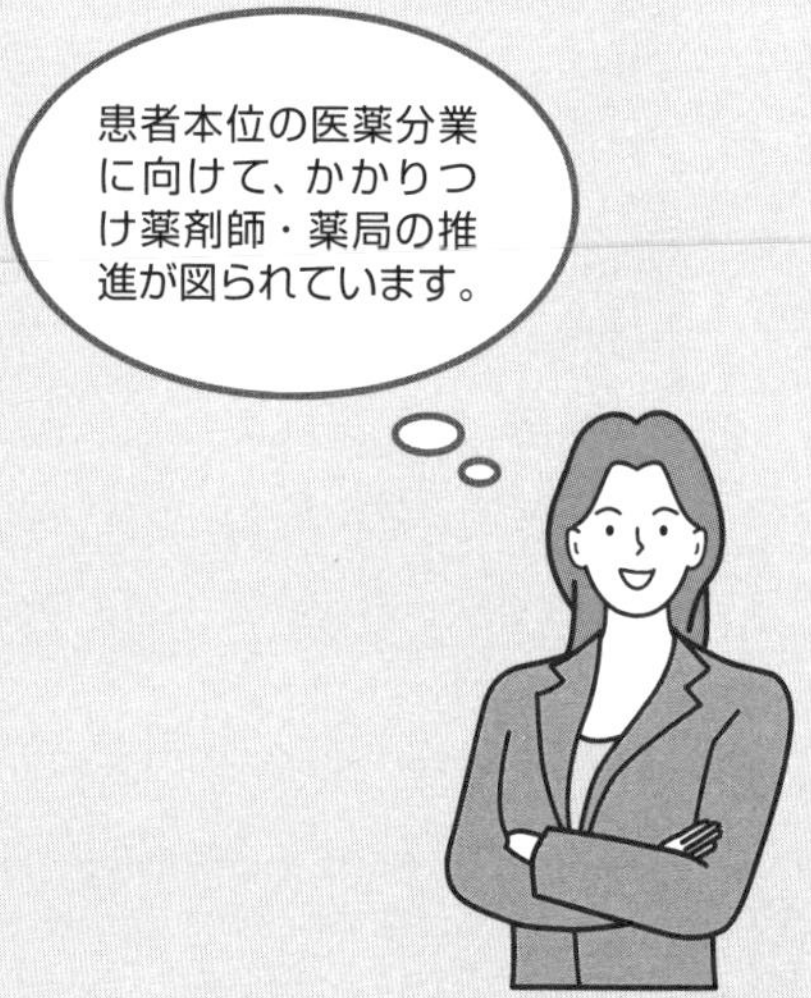
患者本位の医薬分業に向けて、かかりつけ薬剤師・薬局の推進が図られています。

第7章

病院経営とコンプライアンス

近年、日本での「コンプライアンス」の定義が、単に「法令遵守」というだけでなく、「社会的規範や企業倫理（モラル）」を守ることも含まれるようになりました。コンプライアンスとそのための内部統制を確立することは、「企業の社会的責任（CSR）」の基本であるともいわれています。そして、そのCSRへの取り組みがしっかりとしている企業ほど、企業価値が高く、成長力もまた高い企業だと評価されています。

病院経営もまさにそのとおりであり、多くの患者からの支持や、地域社会との信頼関係の厚さが、病院の価値を表しています。医療事故、診療報酬の不正受給、パワハラやセクハラ、個人情報の漏えいなど、医療と医事業務のあらゆる面で、信頼性を損なう行為があったり、内部統制に不備があったりすることは、絶対に許されなくなっています。

Section

7-1 アクシデントとインシデント

医療事故は「医療に関わる場所で、医療の全過程において発生する人身事故のすべて」を指し、アクシデントともいわれます。また、「医療事故となる手前の段階で、事故につながる可能性があった出来事」をインシデントと呼んでいます。

増加傾向にある医療事故

医療事故は医療提供者の「過失」の有無によって区分されますが、近年は過失の範囲が多岐にわたり、原因分析も複雑化しています。

日本医療機能評価機構*には毎年、医療事故ならびにインシデントに当たるヒヤリハットの報告が登録の病院よりなされます。2022年の医療事故報告件数は5313件で、2021年と比較して70件増加し、統計開始以来の最多件数になったと報告されています。同機構が調査を開始した2005年には1265件だったので、2022年の事故件数はその4・2倍に増加しています。最近の10年間でも約1・4倍の増加になっています。

ヒヤリハット

インシデントが起こったときに、「ヒヤリ」としたり「ハッ」としたりすることから、「**ヒヤリハット**」という表現もよく使われています。

日本医療機能評価機構には、医療事故のほか、「医療に誤りがあったが、患者に実施される前に発見された」事例や、「誤った医療が実施されたが、患者への影響が認められなかった」事例、あるいは「軽微な処置・治療を要した事例」など、医師や看護師、薬剤師などが体験したヒヤリハット事例についてもとりまとめて、再発防止につなげています。2022年に報告があった件数は3万件を超えています（事例情報報告参加医療機関691施設、病床数合計21万5359床）。

Term **日本医療機能評価機構**　「医療機関の第三者評価を行い、医療機関が質の高い医療を提供していくための支援を行う」目的で設「立。病院機能評価事業をはじめ、産科医療補償制度運営事業、EBM医療情報事業、医療事故情報収集等事業、薬局ヒヤリ・ハット事例収集・分析事業、認定病院患者安全推進事業などを進めている。

■医療事故調査制度

厚生労働省では2015年10月より、前年度に改正した医療法に基づき、「**医療事故調査制度**」という新しい制度をスタートさせています。この制度により、全国のすべての病院・診療所・助産所は、診療行為に関連した患者の「予期せぬ死亡事例や死産」があった場合、第三者機関である厚生労働省指定の「**医療事故調査・支援センター**（**日本医療安全調査機構**）」に報告し、院内で事故調査を行った上で、調査結果を遺族に説明しなければなりません。そして遺族は、その調査結果に、不服があれば、「医療事故調査・支援センター」に再調査を依頼することができます。

対象となる「医療事故」については、「すべての病院、診療所（歯科を含む。）又は助産所に勤務する医療従事者が提供した医療に起因する（又は起因すると疑われる）死亡又は死産。また、医療機関の管理者が当該死亡又は死産を予期しなかったもの」とされています。

この制度の目的については、「医療安全の確保を目的とし、紛争解決、責任追及を目的としない」と明文化されてはいるものの、年間千件近く起こされている医療訴訟が制度の背景となっています。

医療事故調査・支援センターによる調査の概要

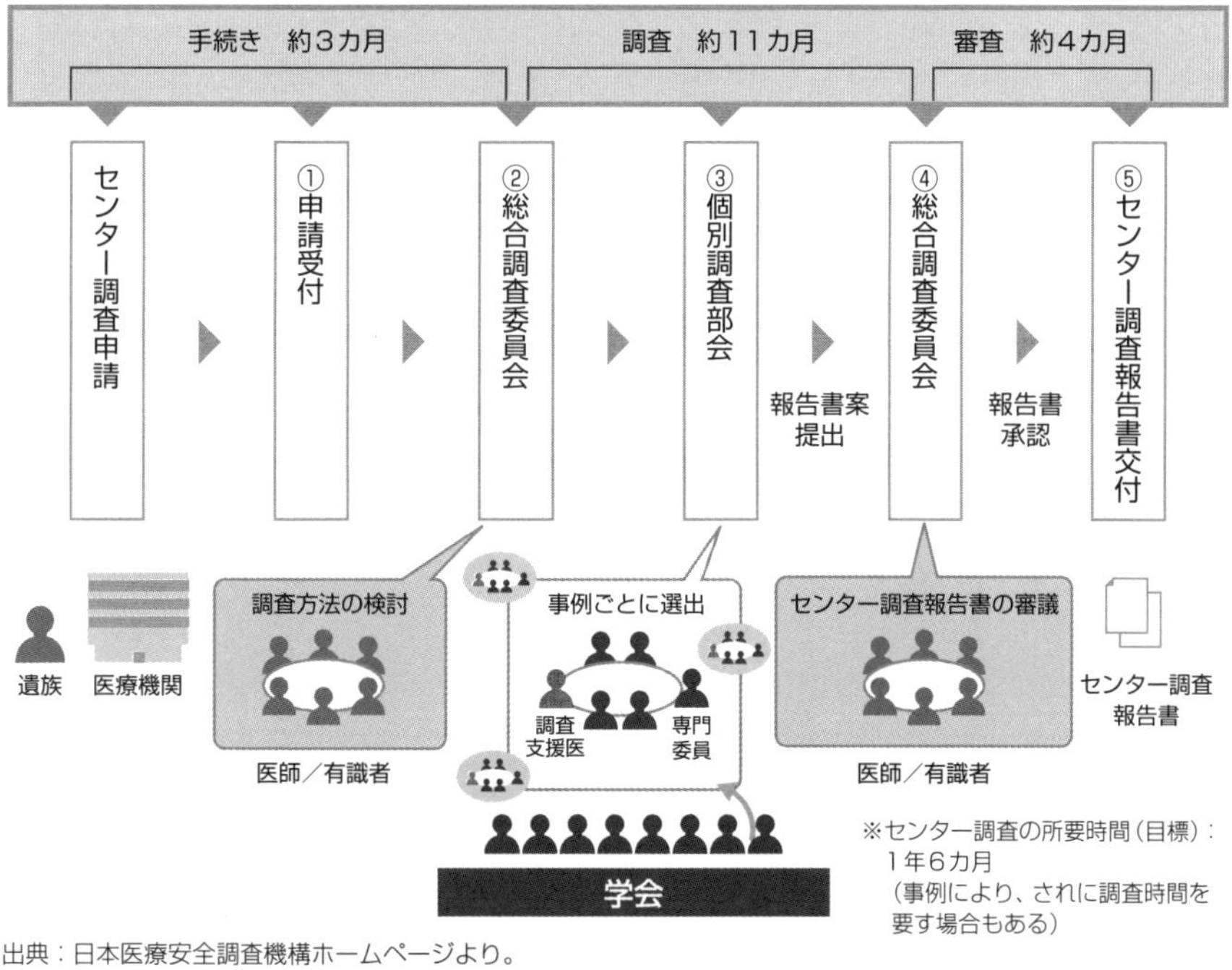

出典：日本医療安全調査機構ホームページより。

Section

7-2 医療機関の第三者評価制度

医療機関を評価し改善を促すための第三者機関の1つに、前節にも出てきた日本医療機能評価機構があります。病院の管理、運営、リーダーシップ、各課の診療体制など、病院機能・診療・組織を総合的に審査します。また前節でも紹介したように、2015年10月より、医療事故調査制度の施行に伴い、日本医療安全調査機構も設置されました。

■日本医療機能評価機構

1995年に設立された**日本医療機能評価機構**（公益財団法人）では、**サーベイヤー**と呼ばれる評価調査者が所定の評価項目に沿って病院の活動状況を評価し、一定の水準を満たしていると認めた病院には「**認定病院**」として認定証を発行します。

この病院機能評価は、病院側からの申請に基づいて行われますが、2024年4月5日現在、全国の8139の病院のうち2045が認定病院になっています。

日本医療機能評価機構の病院機能評価は、書面審査と訪問審査から構成されています。

■医療をみつめる第三者の目

様々な分野でサービスの質を問う声が高まり、その要求に応えるための評価が行われるようになりました。医療業界においても同様であり、適切で質の高い医療を安心して受けるために、医療を受ける側だけではなく提供する側からも評価制度が望まれています。病院が中立的な立場の機関による審査を受け、医療の質の確保と向上に努めることにより、患者の信頼と安心は高まります。また、地域や患者の要望に応える病院改革を進めるため、そして診療報酬に関連する施設基準の要件の1つとして、第三者機関による中立的・科学的な判定が広く利用されています。

Term

日本医療安全調査機構 2015（平成27）年10月、改正医療法により施行された「医療事故調査制度」における「医療事故調査・支援センター」としての業務を、厚生労働大臣の指定を受けて行っている。医療機関から報告された院内調査結果報告を集積・整理・分析し、「再発防止に向けた提言」として取りまとめている。

日本医療安全調査機構*

改正医療法の中で「**医療事故調査制度**」が制定され、2015年10月から制度の運用が始まりました。

日本医療安全調査機構はこの制度の中で、「医療事故調査・支援センター」として厚生労働大臣から指定を受けて、報告があった院内事故の調査に加えて、病院からの相談なども受け付けています。

2024年5月の発表によると、直近6カ月の月平均医療事故報告件数は31・3件で、新型コロナウイルス感染症の流行前（19年12月まで）の平均報告件数である月31・5件と同程度となっています。23年1年間の医療事故報告件数は361件であり、そのほかに2076件の相談が寄せられています。

相談内容の内訳は、「医療事故報告の判断」に関するものが151件、「手続き」関連554件、「院内調査」関連248件、「センター調査」関連68件、「再発防止」関連5件、その他139件でした。

センターでは、院内事故調査の終了後あるいは同時並行で調査を行い、調査終了後はその結果を医療機関と遺族に調査結果報告書として交付しています。

日本医療機能評価機構による「病院機能評価」の流れ

受審申込み・受審病院説明会

↓

書面審査

「現況調査票」（施設基本票・部門別調査票・診療機能調査票・経営調査票）と「自己評価調査票」に受審病院専用サイトから回答する。病院資料（病院案内・入院案内・病院沿革・組織図・委員会組織図・会議委員会一覧の現物）、「訪問審査当日の進行表」「施設基準等に関する状況」「訪問1日目に確認する書類一覧」を提出。

↓

訪問審査

審査体制区分に応じて2～3日間。書類確認・合同面接調査・領域別面接調査・ケアプロセス病棟訪問・領域別部署訪問など。

↓

中間的な結果報告

↓

審査結果通知

評価部会・評価委員会・運営会議を経て、評価結果が確定。

↓

審査結果報告書の送付

審査結果通知から約1カ月後に「病院機能評価 審査結果報告書」が送付される。

※病院の規模・機能に応じて、料金や審査の日数、訪問する評価調査者（サーベイヤー）の人数は異なる。

出典：日本医療機能評価機構ホームページより。

Section

7-3 日本の医療訴訟

テレビや雑誌などで取り上げられる医療訴訟は、医療行為上の過失により刑事責任を問う刑事訴訟が多く、注目も集まりがちですが、実際には多くが損害賠償請求の形をとる民事事件です。

増加傾向にある医療訴訟

全国で新たに裁判所に訴えが提起された新受件数のうち医療訴訟件数については、2005年度以降、しばらく減少傾向にあったものの、14年頃より再び増加してきました。しかし、審理の期間は短縮されてきています。

争点となっているのは、「医療行為の適否」、「患者に生じた死亡・後遺障害などの結果と不適切な医療行為との因果関係」、「その結果に伴い発生した損害の有無および額」などで、**医事関係訴訟事件**、**医療過誤訴訟事件**とも呼ばれます。しかし、患者側が医療訴訟で勝訴するのは困難で、判決による終局は少なく、示談や取り下げによる終局が6割近くになっています。

低い一審の認容率*

2022年の医事関係訴訟事件（地裁）の診療科目別既済件数をみると、合計で792件あるうち、内科が193件と一番多く、次いで外科の141件になっています。

原告である患者側からみれば、患者側の勝訴率が低いのは医療訴訟の難しさを表していると受け取れますが、一方で被告側の立場になると、逆に勝訴率（被告側にとっての敗訴率）が高すぎて、高度な治療法の使用をためらってしまう場合もある、と指摘する専門家もいるようです。医療過誤における司法の判断は時として難しく、医療訴訟の閉鎖性が指摘されることも多くなっています。

Term

認容率　判決総数に対して認容（一部認容を含む）件数の占める割合。ただし、患者側の勝訴率。損害賠償請求の民事事件では、示談や調停、和解など、訴訟による判決以外の解決も複数あり、それらの結果は勝訴率には含まれない。

■訴訟の回避に向けて

最高裁判所の医事関係訴訟事件統計によると、２０２２年に新しく裁判所が受けた医事関係訴訟は６４７件（21年は７５８件）、22年に終了した医事関係訴訟は７９７件（21年は８５０件）、平均審理期間は26・５カ月（21年は26・７か月）になっています。

22年の認容率（原告＝患者側の請求が一部でも認められた率）はわずかに18・５％（21年は20・１％）。22年の医療事件のうち、判決31・９％、和解52・７％、請求の放棄９・９％、取り下げ７・８％（21年は５・６％）、その他６・８％と、原告＝患者側に厳しい状況が一段と進んでいます。

訴訟を避けるためにも、中立的な立場で患者・家族側と医療者側との間を取り持ち、事故の原因究明を進め、紛争の短期化を図るため、院内に事故調査委員会を設置するほか、**医療メディエーター***という、中立的立場を保ちつつクレームや事故の初期対応の際の仲介にあたる、裁判外紛争処理の役割を担う職員を院内に置く病院も増えています。

医療メディエーターは、精神的・金銭的負担が大きい訴訟を回避するため、両者の会話を促し関係修復を目指します。

医療訴訟とは

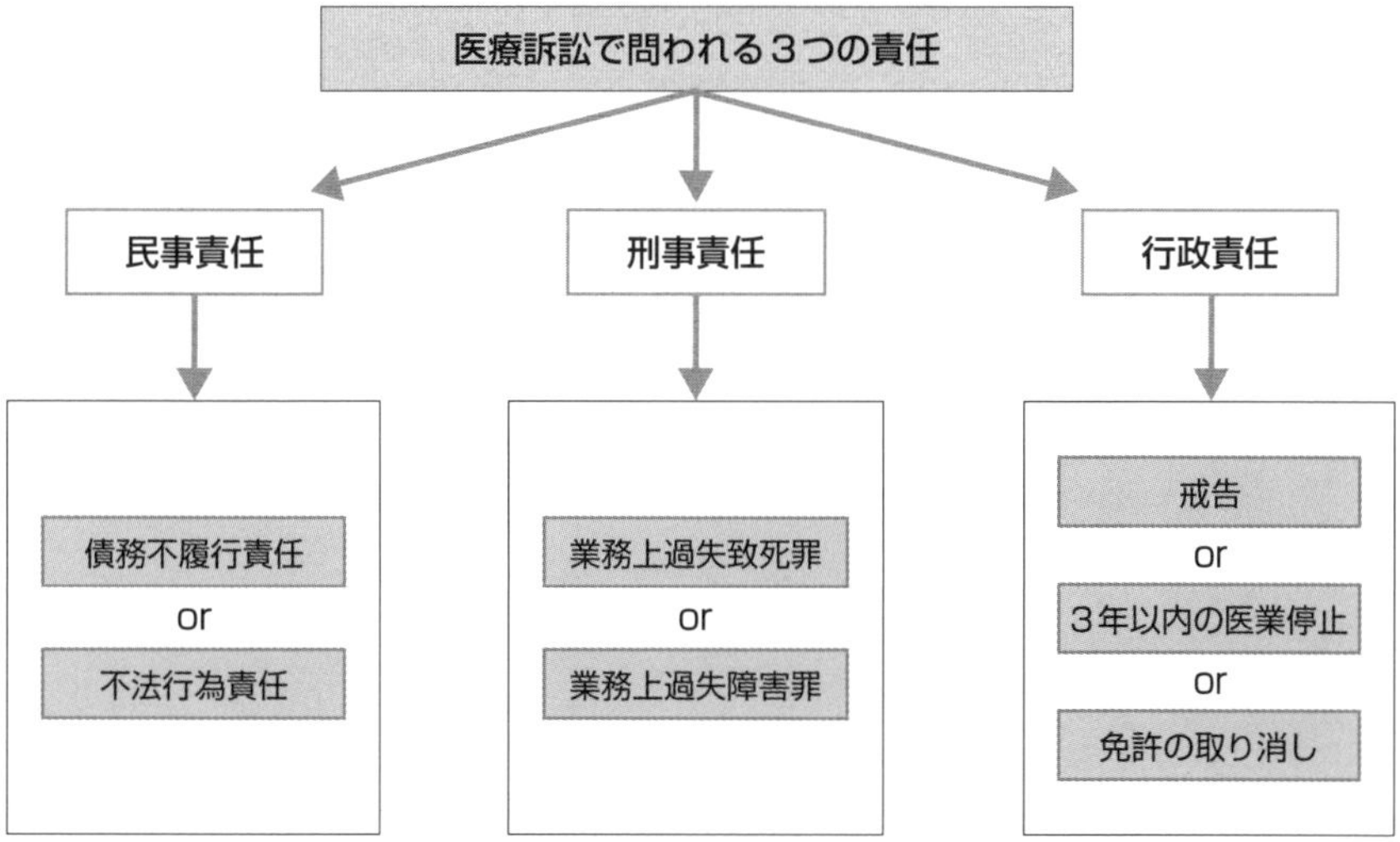

Term
医療メディエーター　医療事故が発生した場合や、患者と医療者の間で意見の食い違いなどが起こった場合に、双方の意見を聞き、話し合いの場を設定するなどして、問題解決に導く仲介（メディエーション）役のこと。

医療訴訟の水準

医療訴訟は日本だけでなく世界各国で、様々な訴訟類型の中でも非常に難しいものだとされています。

原告・被告の双方の負担が大きく、審理の期間も長くなっていますが、それにもかかわらず件数は増加傾向にあり、審理の内容も複雑になってきました。

まず患者側としては、高度に専門化した医学的知見を用意することを強いられ、長い年月（平均20カ月以上）と高額の費用がかかり、カルテなどの証拠が偏在している状態での立証活動が求められます。

一方、被告である医師や医療機関の側でも、訴訟リスクに備えた保険などの加入、当該医師個人に対するケアなどの周辺整備が必要になります。

そしてついには、法廷が医学論争の場になるケースが少なくないようです。

医療訴訟は、「高度な専門性を必要とする」、「医療という普遍的な行為を対象としている」、そして、「判例なき訴訟が多い」といった特徴のある、訴訟の中でも特異なものになっています。

各国の医療訴訟と周辺制度

アメリカでは、「弁護士を食わすために医者になる」という言葉があるように、数字をみればまさに「医療訴訟大国」といえる状況です。２０００年代には医療紛争の諸費用が10兆円にも及ぶとされていました。膨れ上がる賠償金、それに対する保険制度の崩壊——。この医療危機を乗り越えるため、「医療過誤訴訟の賠償金に上限を設ける」ことを内容とした不法行為改革法が全米で制定され、状況は多少の改善がみられています。

北欧では、医療者の過失の有無を問わず患者に保障する「**無過失補償制度**」があります。また、双方が選任した仲裁人に解決案を委ねる「**裁判外紛争解決手続**（**ＡＤＲ**）」も、医療過誤の終局的解決手段として注目されつつあります。

日本の医療訴訟は１９９０年に３５２件、２０００年には７６７件と急激に件数が伸び、今日では１０００件弱の件数で推移しています。日本の医療訴訟の特徴として、判断に高度な専門性が必要とされるため、医師などの「鑑定人」が選任されることが多くあります。

Term

東大ルンバール事件　1955年に発生した事件で、原告は3歳児。化膿性髄膜炎で入院中に、連日のルンバール検査が行われ、症状は軽快していた。事件当日は、通常は避けている昼食20分後にルンバール検査を実施し、その際、患者がいやがって泣き叫んだものの、医師が馬乗りになって患児の体を固定し、何度も穿刺してようやく成功した。その後、患児はけいれん発作を起こし、右半身不全麻痺や言語障害、知的障害、運動障害を発症、後遺症として残ってしまったもの。これらの障害と医師が行ったルンバール検査との因果関係の有無、そして医師の過失の有無が争点となった。

日本の医療訴訟

日本の医療訴訟の特徴として、判断に高度な専門性が必要とされるため、医師などの「鑑定人」が選任されることが多く、一方で鑑定人を置いても医療機関に厳しい判断が示される例が散見されます。例えば「**東大ルンバール事件***」では、因果関係の証明について「高度の蓋然性」があれば足りるとし、医療機関に損害賠償を命じました。また、別の訴訟では、肝炎検査の受検の勧めを無視し、禁酒の指示にも従わないなど、受診態度の芳しくない患者に対する、病気治療に関する「説明・説得義務」が尽くされていない医療機関が賠償責任を負っています。

医療機関に対して、司法は厳しい判断をみせるときがあります。普遍的な価値を有する医療に対する高度な注意義務の要求ともいえるかもしれません。医療過誤事案には、患者と医療機関のコミュニケーション不足といえる状況が存在します。医療機関が患者との交流機能を備えることは、リスクヘッジになりうるのではないでしょうか。

日本の医療訴訟

年	既済（単位：件）	平均審理期間（単位：月）	全事件審理延べ期間（単位：月）	認容率（%）	認容＋和解率（%）
2001（平成13）年	722	32.6	23,537.2	38.3	61.8
2002（平成14）年	869	30.9	26,852.1	38.6	61.0
2003（平成15）年	1,035	27.7	28,669.5	44.3	66.5
2004（平成16）年	1,004	27.3	27,409.2	39.5	62.0
2005（平成17）年	1,062	26.9	28,567.8	37.6	64.0
2006（平成18）年	1,139	25.1	28,588.9	35.1	65.7
2007（平成19）年	1,027	23.6	24,237.2	37.8	65.6
2008（平成20）年	986	24.0	23,664.0	26.7	60.0
2009（平成21）年	952	25.2	23,990.4	25.3	59.4
2010（平成22）年	921	24.4	22,472.4	20.2	60.1
2011（平成23）年	801	25.1	20,105.1	25.4	60.0
2012（平成24）年	844	24.5	20,678.0	22.6	59.8
2013（平成25）年	803	23.3	18,709.9	24.7	58.9
2014（平成26）年	793	22.6	17,921.8	20.4	54.1
2015（平成27）年	787	22.8	17,943.6	20.6	56.6
2016（平成28）年	790	23.2	18,328.0	17.6	57.1
2017（平成29）年	782	24.2	18,924.4	20.5	61.3

出典：最高裁判所事務総局「裁判の迅速化に係る検証に関する報告書」（平成29年7月）より。

Section
7-4 医事法と医療法

今日の日本には「医事法」としてまとめられた法律はありませんが、医事に関係する法規は多数存在します。これらはみな、「医師の行動を規制する定め」と「医療供給等に関する定め」を含んでおり、規範的な側面が強いものになっています。

■医事法と呼ばれるもの

「**医事法**」に関係する法律としては、医師などの医療従事者の資格や義務を規定する「医師法」「保健師助産師看護師法」「薬剤師法」などがあり、病院の開設、種類、病院長の義務などを規定する法律としては「**医療法**」があります。また、医薬品や医療機器については「医薬品、医療機器等の品質、有効性及び安全性の確保等に関する法律」があり、これらを包括して「医事法」と呼んでいます。

「医事法」の概念は、インフォームド・コンセント*や脳死問題、臓器移植や遺伝子医学、不妊治療や人工受精など、医学の領域から少しはみ出た、倫理的な側面を探求する法律だともいわれています。

■医療法

医療法は医療施設と医療行政についての基本法で、1948（昭和23）年に制定され、時代の流れや医学の進歩などに応じてたびたび改正されてきました。医療提供体制の確保ならびに国民の健康の保持という目的を達成するため、主に「①医療に関する適切な選択を支援する、②医療の安全の確保、③医療機関の開設と管理、④施設の整備と医療提供施設相互間の機能分担および業務提携推進」の4つの事項を定めています。

現行の法律は2021年に改正された第9次改正医療法で、医師の長時間勤務を制限する「医師の働き方改革」や、地域の実情に応じた医療提供体制の確保などが盛り込まれています。

Term

インフォームド・コンセント　「説明を受けて納得した上での同意」。医師が、病気や容態など「患者の体の中でどのようなことが起こっているか」、検査・治療の内容、処方される薬について十分な説明をし、患者は内容をよく理解し、納得した上で同意して治療を受ける——という意味になる。

■医療法改正の流れ

医療法は、これまで9回の改正を重ねてきました。

最初の改正は1986年の施行で、医療に対する国民の信頼の確保を狙いとし、各都道府県が「地域医療計画」を策定することを盛り込みました。93年施行の第2次改正では、特定機能病院と療養型病床群の制度化、看護と介護の明確化、医療の類型化と在宅医療推進の法整備、広告規制の緩和を盛り込んでいます。さらに98年施行の第3次改正では、地域の必要な医療を確保し、地域の医療機関の連携などを図る観点から、かかりつけ医などを支援する地域医療支援病院制度の創設、およびインフォームド・コンセントを新たに盛り込んでいます。

2001年施行の第4次改正では、一般病床と療養病床の区別、医師の臨床研修必修化などが盛り込まれ、07年施行の第5次改正では、医療機能の分化・連携推進により、患者に切れ目のない医療を提供することが盛り込まれました。14年以降も3回にわたる改正が行われ、24年には第10次改正が行われます。

医療法の近年の主要改正点

第1次改正	1986年 (昭和61)	都道府県医療計画制度を導入し、全国を2次医療圏と3次医療圏に分けて医療施設を整備。
第2次改正	1993年 (平成5)	特定機能病院の制度化、療養型病床群の制度化、医療提供の理念規定の整備。
第3次改正	1998年 (平成10)	総合病院制度を廃止して地域医療支援病院を新設、有床診療所への療養型病床群の設置。
第4次改正	2001年 (平成13)	入院医療提供体制の整備、一般病床を結核・精神・療養病床以外の病床と規定。
第5次改正	2007年 (平成19)	患者の選択に資する医療機関情報提供の推進、広告規制緩和、医療安全対策の強化、患者相談窓口設置の努力義務、医療計画の見直し、医療機能の分化・連携、都道府県の医療対策協議会制度。
第6次改正	2014年 (平成26)	病床機能報告制度と地域医療構想の策定、認定医療法人制度創設、医療事故調査制度創設、「社会保障・税一体改革」に基づく適切な医療の効率的な提供。
第7次改正	2015年 (平成27)	地域医療連携推進法人制度創設、医療法人制度の見直し、地域医療・地域包括ケアの充実の推進による地方創生。
第8次改正	2018年 (平成30)	医療機関開設者に対する監督規定の整備、検体検査の品質・精度管理に関する規定の新設、医療機関のウェブサイトなどにおける虚偽・誇大などの表示規制。
第9次改正	2021年 (令和3)	医師の長時間勤務を制限する「医師の働き方改革」、医師養成課程の見直し、地域の実情に応じた医療提供体制の確保。

Section
7-5 医師法などと労働基準法

病院の労働条件の悪さは、医師の病院離れなどを生み、良質で安全な医療の供給を危うくします。現行医療制度のもとで患者中心の医療を行う病院は、医師に対して、労働基準法を徹底して遵守させせなければなりません。医療行為ができる特定看護師制度も始まり、医師の負担を軽減する期待も出てきました。

■医師法、歯科医師法

医師法と**歯科医師法**が制定されたのは医療法と同じく1948年です。医師・歯科医師になるには、大学の医学部・歯学部で6年間教育を受け、国家試験に合格しなければなりません。患者の病気の治療として投薬したり患部にメスを入れる医療行為や歯科医療行為は、この条件をクリアし免許を持っている者のみができる行為です。

違反者には「医師・歯科医師でない者が開業した場合には、3年以下の懲役若しくは100万円以下の罰金」、「医師またはこれに類似した名称を用いたときは、3年以下の懲役若しくは200万円以下の罰金に処される」といった処罰があります。

■保健師助産師看護師法

医師法と同時に制定されたのが**保健師助産師看護師法**です。ここには看護師、保健師、助産師の職種の資格の定義や業務範囲や義務などが定めてあります。2002年の改正では、それまで看護婦（士）だった名称が看護師に変更されました。

本来、医師の指示がなければ医薬品の投与は認められていませんが、医師不足や医師の負担軽減を図るため、看護師の業務範囲を拡大した特定看護師を養成すべきとの動きもあり、法改正が検討されています。ただし、専門知識を持つ者でなければ患者に危害が及ぶおそれもあるとして、反対意見が根強くあるのが現状です。

Point **看護婦から看護師へ** 2001年に「保健婦助産婦看護婦法」が「保健師助産師看護師法」という名称に変わり、2002年3月から男女ともに「看護師」という名称に統一されることになった。その背景には、男女雇用機会均等法に盛り込まれた「職業における男女平等」という考え方があったようだ。

■医療スタッフと労働基準法

医療崩壊のリスクを高めている要因は、医療費の増大だけではありません。要因の1つに挙げられるのが医師不足。それとともに、「医師の4人に1人は月に4回以上の宿当直をし、翌日連続して通常の勤務をしている」などという医師の重労働も問題になっています。過重労働のため健康を損ない、結果として重大な医療事故を引き起こさないとは限りません。

労働基準法は、「週に40時間を超えて労働させてはならない」と規定していますが、実際にはうまく機能していないのが現状です。厚生労働省は使用者に対し、労働者と労基法第36条による通称**36（サブロク）協定**＊を結ぶ際、「残業時間が月に45時間、年間360時間を超えないように」と告示を出していますが、法的拘束力はありません。

また、医師を「管理職」扱いにすることで、残業時間については労基法の適用外となり、長時間残業が正当化されています。結果として、医師が過労死や自殺に追い込まれるケースも決して少なくありません。

医師法違反（無資格医業）の事例

①無資格でホクロ除去（東京）

女性５人に医療用放電機器を使ってイボやホクロを焼き取る医療行為をしたとして、エステ店の経営者と従業員の２人が医師法違反（無資格医業）の疑いで逮捕される。「ホクロを取ったら陥没した」「赤くシミが残った」との健康被害の訴えもある。

②無資格でレーザー脱毛（徳島）

エステ店で医師免許を持たない従業員にレーザー光線を使った脱毛施術をさせたとして、医師法違反の疑いで、美容外科の医師と元従業員の准看護師が逮捕。厚生労働省は2001年11月、「医師免許を持たない者が業務としてレーザー光線を照射し、脱毛を行うことは医師法違反に当たる」との見解を出した。

③電気治療でケガを負わせる（千葉）

医師免許がないのに、長時間にわたって患者に電気治療器を当てる医療行為をして男性に重傷を負わせたとして、整体院の元経営者の女を業務上過失傷害と医師法違反（無資格診療）の疑いで逮捕。

Term

36協定　労働者に時間外労働（残業）をさせる場合には、労働基準法第36条に基づく労使協定（36協定）の締結と所轄労働基準監督署長への届出が必要で、36協定には「時間外労働を行う業務の種類」や「1日、1カ月、1年当たりの時間外労働の上限」などを定めなければならないとされた。

病院における働き方改革

政府による働き方改革の実行計画においては、長時間労働是正のため労働基準法を改正し、前記のとおり「**36協定**締結により、上限なく時間外労働が可能になっている」現状を見直す方向性が示されています。

この中で、医師の時間外労働については、医師法に基づく応召義務等の特殊性を踏まえた対応が必要であることから、時間外労働上限規制の対象とされたものの、実際に規制が適用されたのは第９次改正法の施行期日の２０２４年４月からとなりました。

しかしながら、医師の健康を確保し、高品質の医療を提供するための新しい働き方の創出、そして若手医師のキャリア形成などについては、規制を待つまでもなく長年の課題であり、個々の医療機関が自主的に取り組みを進めることが必要とされてきました。

緊急的な取り組み

厚生労働省が各医療機関に自主的な取り組みを促してまとめた「医師の労働時間短縮に向けた緊急的な取組」（２０１８年２月）の内容は次のとおりです。

①医師の労働時間管理の適正化に向けた取り組み——労働時間短縮の目的のため正確な実態の把握

②36協定などの自己点検——協定が有名無実なものになっていないか、自己点検をする

③既存の産業保健の仕組みの活用——労働安全衛生法に定める衛生委員会や産業医など、既存の産業保健の仕組みが設置されていても、十分に活用されていない状態の是正

④タスクシフト／シェア（業務の移管の推進）——医師の業務負担を軽減するため、他職種へのタスクシフト／シェア（業務の移管）を推進する。例として、診断書などの代行入力や検査手順の説明、入院の説明などが挙げられる

⑤女性医師などに対する支援

⑥医療機関の状況に応じた医師の労働時間短縮に向けた取り組み——**勤務間インターバル**＊や完全休日の設定

Point

労働衛生の３管理と５管理　労働衛生は「作業環境管理」「作業管理」「健康管理」の３つを基本とし、これを「労働衛生の３管理」と呼ぶ。これに「総括管理」「労働衛生教育」を加え、「労働衛生の５管理」とすることもある。

医師の残業時間規制 厚生労働省案のイメージ

		年間上限
	一般の労働者	960時間
医師	一般の勤務医	960時間
医師	地域医療の核となる医療機関の勤務医	1860時間（2035年度まで）
医師	専門性や技能を高めようとする若手勤務医	1860時間

※年間上限には休日の勤務も含む

義務化

・連続勤務は28時間まで
・勤務間インターバル9時間以上
・インターバルを確保できなければ休暇を取得

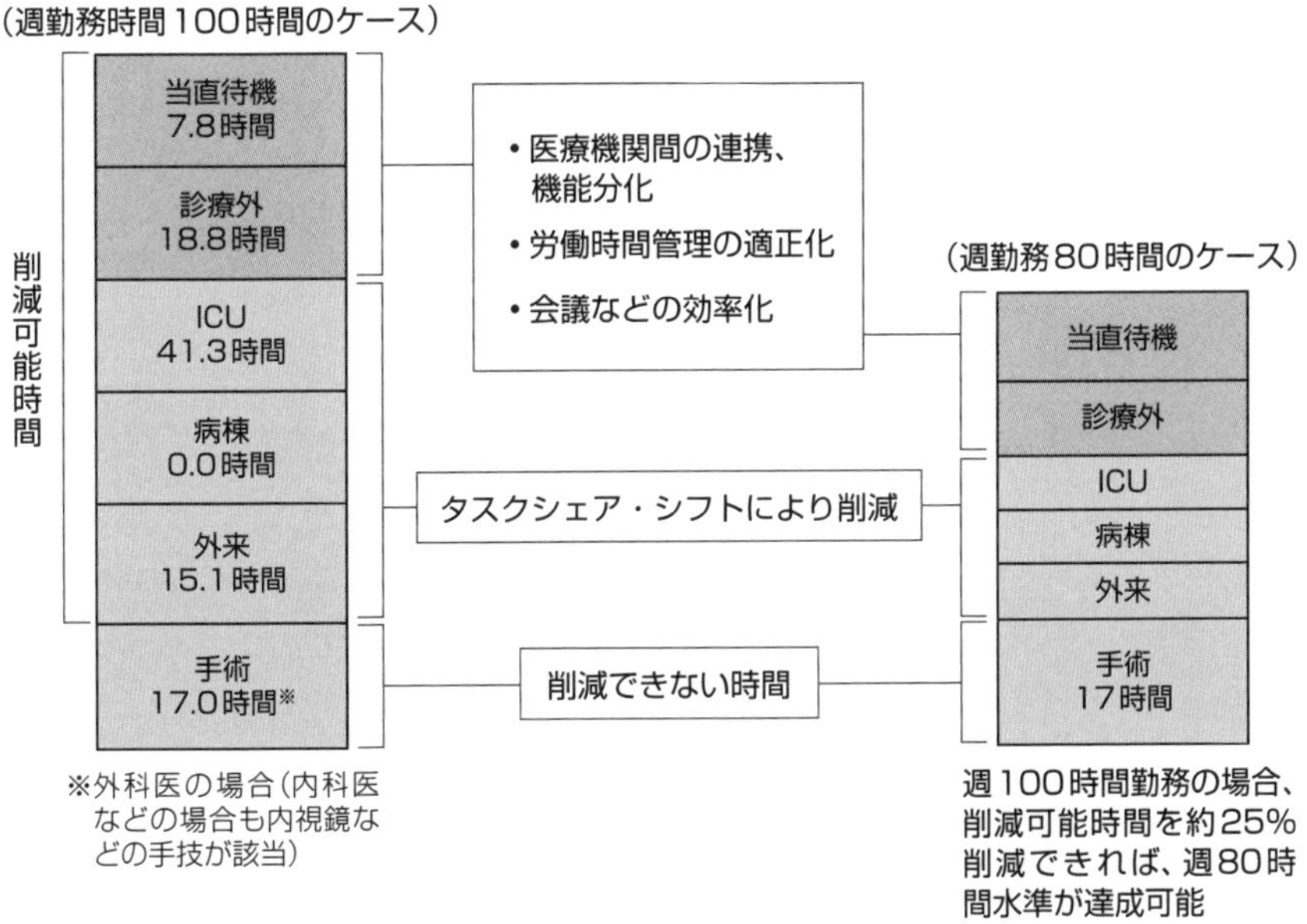

出典：厚生労働省「医師の働き方改革に関する有識者検討会」資料より。

Term **勤務間インターバル**　労働において、前日の終業時刻と翌日の始業時刻の間に一定時間の休息を確保することをいう。 労働者が十分な生活時間や睡眠時間を確保し、ワーク・ライフ・バランスを保ちながら働き続けることを可能にする制度とされている。

Section

7-6 名称が変わった旧薬事法

２０１４年11月より薬事法の改正法が施行され、法律の名称が「薬事法」から「医薬品、医療機器等の品質、有効性及び安全性の確保等に関する法律」に変わりました。少し長いことから、略称の「医薬品医療機器等法」がよく使われています。

薬事法のあゆみ

「**薬事法**」の歴史は古く、太平洋戦争中の１９４３（昭和18）年、戦時下での医薬品統制の臨時的な法律として「薬事法」が制定されました。終戦後の１９４８（昭和23）年には、医療法などとともに、戦後の薬事制度の基本法として改めて制定されました。そして、現行法のように整備されたのが１９６０（昭和35）年です。その翌年に国民皆保険制度が導入され、医療機関での投薬量が増えたり、大衆薬が国民の日常生活に不可欠の商品となり、製薬業界が急成長し始めました。一方で、副作用による薬害などが社会問題化し、法的規制の強化が求められてきました。

再生医療など技術革新への対応から

２０１４年の改正では、「医薬品のインターネット販売」に関する改正のほか、医療機器や再生医療といった医療技術の進化に対応した改正が行われています。

これまでの薬事法に、新しく「医療機器」の章を追加し、さらに、将来性が見込まれる再生医療技術の早期の実用化に向けた規定を盛り込んでいます。

また薬についても、治験で有効性と安全性がある程度確認できれば、条件期限付きで承認を行い、早期の段階で市販開始できるような内容になっています。

医療機器・再生医療についても、基本的には安全性と迅速性に重点が置かれた内容になっています。

Point **薬局機能情報提供制度**　2007（平成19）年4月1日より施行された改正薬事法により創設された制度。薬局はその薬局機能に関する情報を都道府県へ報告することとなっており、報告を受けた都道府県は住民・患者に対してわかりやすい形でそれらの情報を提供するよう定められている。

■薬剤師法

かつては旧薬事法の中でその身分や義務が規定されていた薬剤師ですが、1960年に現在の**薬剤師法**が制定されたのは、医薬品の急速な進歩によって、より高度な知識を持つ職種として位置付けられたことによるものです。

薬剤師の任務は「調剤、医薬品の供給その他薬事衛生をつかさどることによって、公衆衛生の向上及び増進に寄与し、もって国民の健康な生活を確保する」と第1条に定められています。なお、販売・授与の目的で調剤する際には、医師の処方箋が必要です。

2004年には、教育期間がそれまでの4年から医師・歯科医師と同じ6年に延長されましたが、これは薬剤師の資質向上を図るためです。

また、14年の改正では、それまでの「情報提供義務」が「情報提供及び指導義務」へと変更になり、調剤したときは患者または現にその看護にあたっている者に対し、必要な情報を提供し、必要な薬学的知見に基づく指導をすることが義務付けられました。

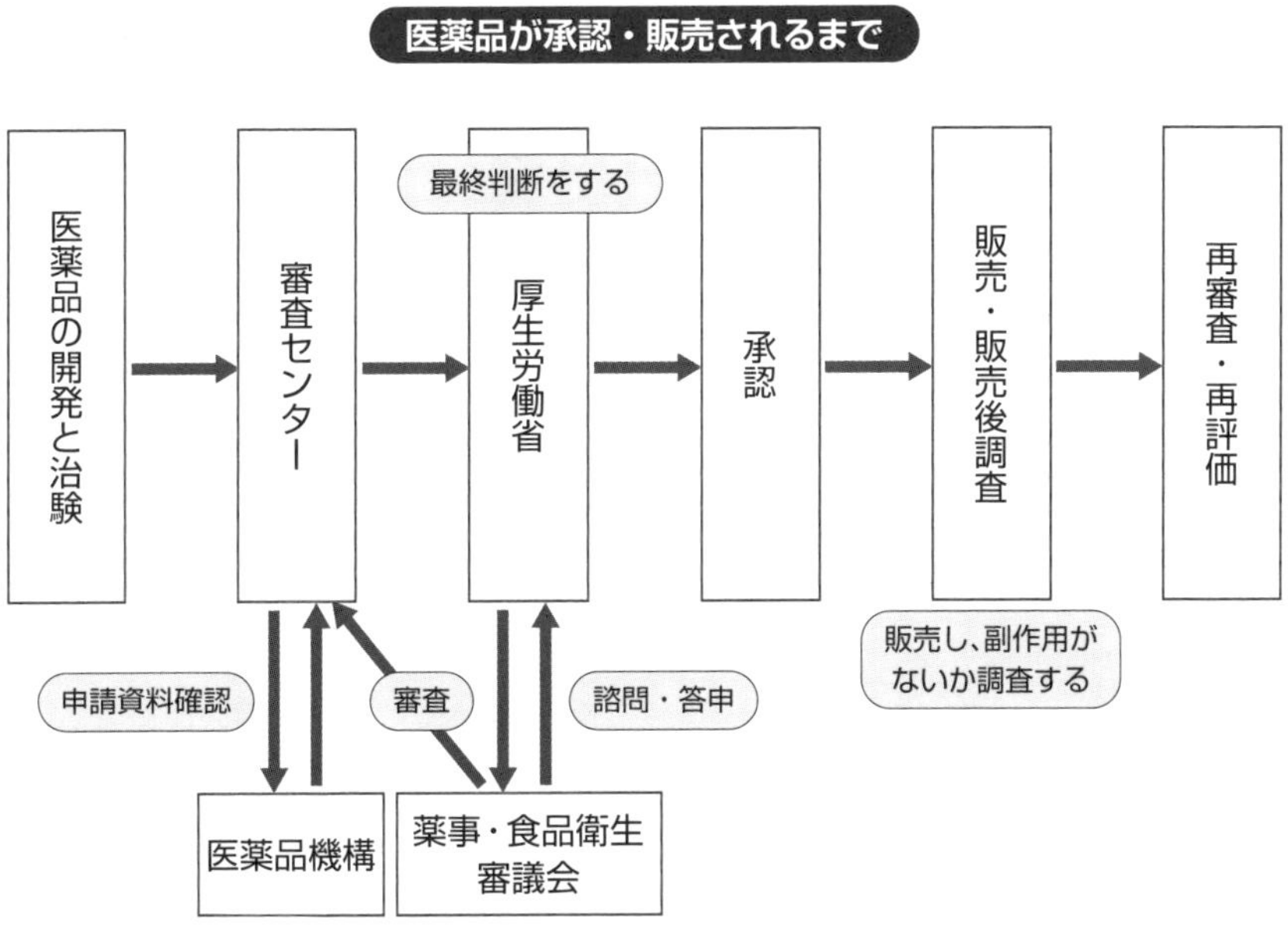

G-MIS（医療機関等情報支援システム） G-MISはGathering Medical Information Systemの略。全国約3万8000の医療機関について、病院の稼働状況、病床や医療スタッフの状況、受診者数、検査数、医療機器（人工呼吸器等）や医療資材（マスクや防護服等）の確保状況等を一元的に把握・支援するシステム。薬局機能情報提供制度については、2003年度定期報告から、G-MISを利用したオンライン報告を開始している。

Section

7-7 病院における産業廃棄物処理

病院において発生する廃棄物は、通常、非感染性の事業系一般廃棄物、産業廃棄物、感染性廃棄物の3つに区分されて管理する必要があります。それぞれ、不適正処理が起きないように適切に分別して保管し、それぞれの委託先に処理を委託しています。

■廃棄物処理法

厚生労働省は、医療行為に関係して排出される廃棄物について、「廃棄物処理法に基づく感染性廃棄物処理マニュアル」（環境省）を通達して感染性廃棄物の適切処理化を義務付けています。そして、廃棄物の「形状」や「排出場所」、「感染症の種類」から、感染性廃棄物か非感染性廃棄物かの区別をするとしています。**感染性廃棄物**については、「医療関係機関等から生じ、人が感染し、若しくは感染するおそれのある病原体が含まれ、若しくは付着している廃棄物又はこれらのおそれのある廃棄物をいう」と定義されています。

■特別管理廃棄物

特に、血液の付いた注射針などでB型肝炎ウイルスなどに感染した例が過去に何件も起きていることから、病院では適切に処分することが義務付けられています。

血液製剤、摘出臓器、注射針、実験・検査器具、血液汚染材料など、二次感染を起こす可能性のある感染性廃棄物を**特別管理廃棄物**に指定しています。医療機関などは**特別管理産業廃棄物管理責任者**を置き、施設内で焼却したり、滅菌施設で処理します。

外部に委託する場合は、運搬・処理が確実に行われるよう、管理票で報告させるようにしています。

Point

バイオハザードマーク　感染性廃棄物であることを示す全国共通の記号。色によって内容物の大まかな種類も識別される。赤色は血液など液状のもの、だいだい色は血液が付着したガーゼ、紙くずなどが含まれる。また黄色は感染性廃棄物の中でも特に鋭利なものが該当し、注射器やメスなどが含まれる。

■特別管理産業廃棄物管理責任者

廃棄物処理法では、「その事業活動に伴い特別管理産業廃棄物を生ずる事業場を設置している事業者は、当該事業場ごとに、当該事業場に係る当該特別管理産業廃棄物の処理に関する業務を適切に行わせるため、特別管理産業廃棄物管理責任者を置かなければならない」（法第12条の2第8項）と規定しており、この規定に違反した場合は30万円以下の罰金に処せられます。また環境省令では、特例で医師、歯科医師、薬剤師、獣医師、保健師、助産師、看護師、臨床検査技師、衛生検査技師または歯科衛生士の資格がある人は、講習会の受講なしに特別管理産業廃棄物管理責任者の資格がある、となっています。

しかし、事務職などで資格要件がない人たちが、特別管理産業廃棄物管理責任者の資格をとる場合には、「これと同等以上の知識を有すると認められる者」という項目から、日本医師会と日本産業廃棄物処理振興センターの開催する講習会を修了すれば資格を取得できるようになっています。

感染性廃棄物の判断フロー

【STEP1】（形状）
廃棄物が以下のいずれかに該当する。
①血液、血清、血漿および体液（精液を含む）（以下「血液など」という）
②病理廃棄物（臓器、組織、皮膚など）
③病原微生物に関連した試験、検査などに用いられたもの
④血液などが付着している鋭利なもの（破損したガラスくずなどを含む）

→ YES → 感染性廃棄物

↓ NO

【STEP2】（排出場所）
感染症病床、結核病床、手術室、緊急外来室、集中治療室および検査室において治療、検査などに使用されたあと、排出されたもの

→ YES → 感染性廃棄物

↓ NO

【STEP3】（感染症の種類）
①感染症法の一類、二類、三類感染症、新型インフルエンザなど感染症、指定感染症および新感染症の治療、検査などに使用されたあと、排出されたもの
②感染症法の四類および五類感染症の治療、検査などに使用されたあと、排出された医療器材など（ただし、紙おむつについては特定の感染症に係るものなどに限る）

→ YES → 感染性廃棄物

↓ NO

非感染性廃棄物

出典：環境省「廃棄物処理法に基づく感染性廃棄物処理マニュアル」より。

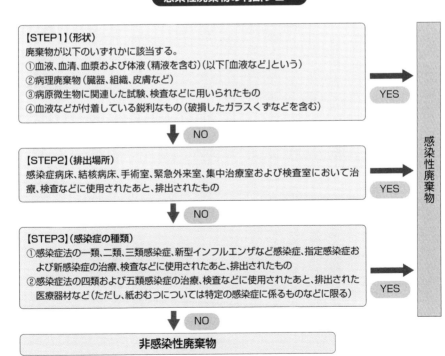

Section 7-8

病院における個人情報保護

個人情報保護法は民間部門と公的部門に分かれています。一般的な病院や一部の大学病院などは民間部門のものが適用され、国立病院などでは「行政機関の保有する個人情報の保護に関する法律」や「独立行政法人等の保有する個人情報の保護に関する法律」といった公的部門が適用されます。

改正個人情報保護法

2000年代に旧個人情報保護法が生まれましたが、その後の爆発的なICTの広がりに対応できないでいたことから、2015年に改正され、さらに20年、21年にも大きな見直しが行われています。

現代のような**ユビキタス社会***において、ビッグデータの有効利用は必要不可欠なイシューで、改正個人情報保護法はこの社会の流れに即したものでした。改正内容には、「個人情報の定義の明確化」、「適切な規律のもとでの個人情報の有用性の確保」、「個人情報の保護強化」、「個人情報保護委員会の創設」などが盛り込まれました。

医療業界と個人情報保護

医療機関については、現行法における事業者の義務に加え、厚生労働省が公表した「医療・介護関係事業者における個人情報の適切な取り扱いのためのガイドライン」により、さらに義務が加重されていた状態でした。2015年の改正では、さらに重い責任が医療機関に生じました。

改正法では、個人情報以外に「**要配慮個人情報**」が創設されました。そこでは「病歴」も要配慮個人情報に該当するとされています。さらに政令では、「身体障害・知的障害・精神障害、健康診断その他の検査結果」などが列挙されています。

ユビキタス社会　ITネットワークが生活環境のあらゆるところに組み込まれ、パソコンや携帯情報端末などが利用される情報環境を意味する。「物と物」「人と物」「人と人」がネットワークにつながることにより、様々なサービスが提供され、人々の生活がより豊かになる社会を指している。

■医療情報連携ネットワーク

　厚生労働省は「地域における医療及び介護を総合的に確保するための基本的な方針」において、「質の高い医療提供体制及び地域包括ケアシステムの構築のためには、医療・介護サービス利用者も含めた関係者間での適時適切な情報共有が不可欠であり、情報通信技術（ICT）の活用は情報共有に有効な手段である」としています。この手段の1つとして、**医療情報連携ネットワーク（医療情報連携基盤）**があります。

　「医療情報連携ネットワーク」は、患者の同意のもとに、患者に対して最適な健康管理・診療・ケアを提供するための基盤として、国が整備する全国規模のネットワークです。医療機関間で共有閲覧できる医療情報には、患者の基本情報、処方データ、検査データなどがあります。病院や薬局、介護事業所などが持つ情報を巨大なネットワークでつなぎ、生涯にわたる医療などの情報を個人や関係機関が経年的に把握できるようにするものです。

個人情報保護法改正（2015年）のポイント

個人情報の定義の明確化	・個人情報の定義の明確化（身体的特徴などが該当） ・要配慮個人情報（いわゆる機微情報）に関する規定の整備
適切な規律のもとで個人情報などの有用性を確保	・匿名加工情報に関する加工方法や取り扱いなどの規定の整備 ・個人情報保護指針の作成や届出、公表などの規定の整備
個人情報の保護を強化	・トレーサビリティの確保（第三者提供に係る確認および記録の作成義務） ・不正な利益を図る目的による個人情報データベースなど提供罪の新設
個人情報保護委員会の新設およびその権限	・個人情報保護委員会を新設し、現行の主務大臣の権限を一元化
個人情報の取り扱いのグローバル化	・国境を越えた適用と外国執行当局への情報提供に関する規定の整備 ・外国にある第三者への個人データの提供に関する規定の整備
その他改正事項	・本人同意を得ない第三者提供（オプトアウト規定）の届出、公表など厳格化 ・利用目的の変更を可能とする規定の整備 ・取り扱う個人情報が5000人以下の小規模取扱事業者への対応

出典：内閣官房ホームページより。

Section
7-9 インフォームド・コンセント

「インフォームド・コンセント」は「十分な情報を得られた上での合意」と定義されます。1997年の医療法改正時に明文化されました。医療訴訟が増加する中で、裁判の審理の過程では、本来の「説明と同意」という意味に加えて、「十分な」という部分が争点になっています。

インフォームド・コンセントとは

インフォームド・コンセントの法制化により、医師は治療をするにあたって、患者に病名や治療の方針など、患者が治療を受けるかどうか判断するのに必要な医療情報を提供し、かつ詳しく説明する義務を負うようになりました。このことにより、「治療方針決定プロセスにおいて主導的役割を果たす医療機関と、それに従う患者」という固定化された関係性を改善する効果が期待されていました。「インフォームド・コンセントは、患者が治療プロセスに主体的に参加する契機になる」という理念には価値があります。しかし、「法制化することで、患者への意思確認が形骸化したものになる」との指摘もあり、さらなる制度設計の見直しが求められています。

必要とされる説明内容

医師からの説明では、患者が治療方針についてよく理解し、同意できる内容の説明と、治療後の療養指導や生活指導などの説明も必要になってきます。さらに、手術などの場合には術後の説明義務もあります。特に、患者死亡の際には、治療経過や死亡原因について遺族に説明する義務も含まれます。

これらの説明義務を怠り、患者が死亡したり重症に陥った場合には、慰謝料などの損害賠償義務が発生することもあります。また、「医師が十分な説明を尽くしていれば、患者はその治療には同意しなかったことが明らかに推測される」ような場合にも、慰謝料だけでなく、損害賠償の対象になることがあります。

Point

インフォームド・コンセントの3原則　患者または治験（治療試験）の被験者から同意を得るための３つの基本は、①医療処置、治療や治験に関する利点、予想される結果などの詳細な情報提供、②書面による同意、③患者や被験者のプライバシーならびに機密性のある関連情報を適切に保護すること。

■病院での一般的な手順

・説明の内容

①現在の健康状態、病状、予後
②治療計画の概要とその必要性
③代替的な治療法
④予測される効果と不利益。副作用、危険性、合併症など
⑤ほかの医療機関で意見を聞くことのできる権利
⑥同意しない権利もあることの説明

・説明の手順

①説明の時期……医療行為実施前のなるべく早期に
②説明者……原則として主治医（または執刀医）
③立会い者……医療者側として、説明者とは別の医師、あるいは看護師が同席。患者側の立会い者は患者の希望する者とし、常識的な範囲の数
④説明場所……プライバシーが保護される場所
⑤患者が未成年者、あるいは意識障害などで判断不可能と思われるときは、説明の相手を三親等以内の親族、または法定代理人とする

インフォームド・コンセントの概念図

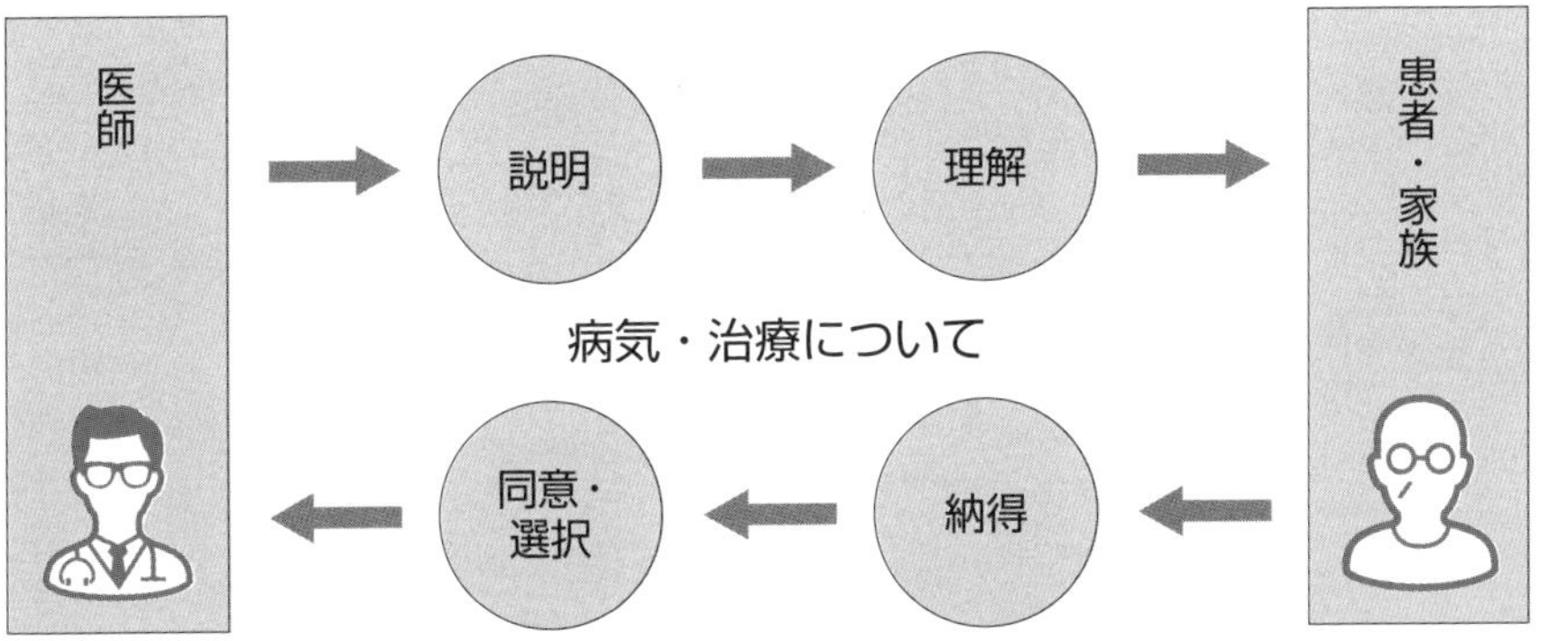

インフォームド・コンセントでは、医師は「患者が理解できる言葉」で病気や治療について十分説明し、患者・家族はそれを理解した上で、納得・同意して治療を選択していく。

Point **インフォームド・アセント**　法的規制義務のない、小児患者または治験の小児被験者からの同意のこと。保護者とのインフォームド・コンセントとは違って法規制上の義務がないにもかかわらず、医師または治験スタッフが自発的に小児患者本人に対して治療・治験に関する説明および同意取得を行うことをいう。

・説明方法

①専門用語、外国語の使用は極力避ける
②患者の使用言語に翻訳して説明する
③医療者側には常識的な事柄でも、かみ砕いて説明
④説明資料（図や模型）の活用
⑤質問の機会を妨げない
⑥医療者が推奨する医療行為を強要しない
⑦理解が得られるまで、繰り返し説明
⑧障害者への配慮
⑨説明段階では、まだ同意はとらない
⑩患者側が希望する医療であっても、医学的合理性がない場合には拒否することができる

・手術、侵襲を伴う検査の場合など

①侵襲を伴う検査の場合、説明書に記載する。血液検査や一般レントゲン検査などは、治療方針の説明に含める
②手術説明書は、局所麻酔と全身麻酔を問わず、すべての手術に適用する
③局所麻酔手術の場合は、麻酔説明書を使用せず、局部麻酔の説明は手術説明に含める
④外来においても、侵襲を伴う検査や手術は同様の手続きとする

・同意の手続き

同意は患者自らの判断により行うものであり、医療者が同意を強要するような言動をしてはならない。また、説明の場では同意を求めてはならず、必ず説明書を読む時間、考える時間をとらなくてはならない。同意書は説明の翌日、ないし翌々日にもらうようにする。緊急時にも考える時間をとることが必要である。不同意の場合には、次善の策について説明し、改めて同意を得る。

指定書式としては、次のようなものがある。

①入院診療計画書
②検査、処置等の説明と同意書
③手術および麻酔の説明と同意書
④麻酔に関する説明と同意書
⑤輸血についての説明書と輸血同意書
⑥患者の理解を深めるために、診療各科で独自に用いる検査、治療、手術等の説明書

Point

インフォームド・コンセントの電子化　同意書や承諾書などの電子化により、患者や医療従事者の負担軽減を目指す取り組みが始まっている。ペーパーレスによる「スキャン・保管料などのコスト削減」や「業務効率化」、「同意書の紛失や持ち忘れなどのリスクの軽減」がメリットとして挙げられるが、「署名後に書類が改変されていないことを担保できる仕組み」の実現が求められる。

患者の自己決定権と医師の裁量権

説明義務は、基本的には患者の自己決定権を尊重し、それを保障するものとされていますが、場合によっては患者の自己決定権と医師の裁量権とが衝突するときがあります。その場合でも、患者の自己決定権が優先され、患者の同意のない限り、侵襲的な治療を行うことは一切できません。また、患者の宗教的な信条から輸血などを拒否する場合でも、患者の人格権が優先されるという判例もあります。しかし、生命の危機が差し迫っている事態では、医師の裁量権が優先されるべきだという考え方もあります。

手術同意書の一般的な書式

詳しい説明のあとに同意が求められます。

様式第３号（第８条関係）

手術同意書

（患者氏名）＿＿＿＿＿＿＿＿様

1 創の状態	部　位（　　　　）		
	開放創（　　　　）		感染（　　　　）
	その他（　　　　）		
2 手　術	縫　合	皮膚切開	整復固定
	その他（　　　　　　　　）		
3 麻　酔	局所麻酔	静脈麻酔（　　　　）	
	注意）この麻酔による副作用があり得ます		
		（　　　　　　　　）	
4 その他の事項	＿＿＿＿＿＿＿＿		
	＿＿＿＿＿＿＿＿		

年　月　日　午前・午後　時　分　［説明場所　外来］

（医師氏名）＿＿＿＿＿＿印

＿＿＿＿＿＿＿＿＿＿＿＿印

この度、上記の手術の実施に当たり、その必要性、内容、必要に応じた処置の変更および合併症などの危険性について、担当医から十分な説明を受けよく理解できました。

つきましては、上記手術の実施に同意し、依頼いたします。

（患者氏名）＿＿＿＿＿＿印

（代理人）＿＿＿＿＿＿印

【次回来院日】　創の消毒のため　月　日　科（外来）へお越しください。
心配なことがあれば、いつでも御連絡または御来院ください。

Section
7-10 セカンドオピニオン制度

患者が自分の体のことを知りたいときに、他の病院を紹介するのは医師の仕事として当然だと考える医師も多くいます。加えて、紹介状およびそれまでの検査結果や画像データを患者に渡すことで、情報提供料が診療報酬として主治医に支払われるようになりました。セカンドオピニオンを勧める医師は増えています。

■セカンドオピニオン

「**セカンドオピニオン**」は、医学的により良い決断をするために、当事者以外の専門的な知識を持った第三者に求める「意見」、または「意見を求める行為」と定義されます。ゆえに主治医を変更することではありません。「診察」ではなく「相談」になるため、健康保険の対象とはならず、全額自己負担になるなどの特徴があります。納得のいく治療を行っていくためには、主治医の診断ではない他のとりうる方法の存在を知り、そのメリットとデメリットを多角的に整理し比較衡量することが重要になってきます。セカンドオピニオンが功を奏するには、患者と医療機関の間に強い信頼関係がなければなりません。

■主治医の紹介状が必要

セカンドオピニオンはあくまで第2の意見です。最初に主治医ありきの制度なので、別の医師の意見を聞くためには、「患者自身が主治医の説明を理解している」、「診断に必要な検査データを持参している」ことが前提になります。必要な検査データを持ち合わせていないと、初診、検査、画像診断などすべての診察・検査をやり直すことになり、医療費が高くつき、時間も無駄になってしまいます。

セカンドオピニオンを希望する場合は、主治医に紹介状を書いてもらい、検査結果や画像データなどを借りることが必要になります。

Point **セカンドオピニオンの料金**　ホームページなどでセカンドオピニオンの料金を表示している病院も多い。例えば国立がん研究センター東病院の場合は、30分以内 3万3000円、30分を超える場合は15分ごとに1万1000円加算（延長は最大90分まで）となっている（2024年5月現在、税込み）。

■提供すれば診療情報提供料が発生

　2006年の診療報酬改定では、主治医が紹介状とその患者の治療計画、それまでのX線写真などの画像診断の結果を患者や家族に提供すると、「**診療情報提供料**」として通常の紹介状の2倍に当たる500点の診療報酬が主治医に支払われることになりました。さらに、国は「がん診療連携拠点病院」の整備を進めていますが、ここではセカンドオピニオンなどの情報提供に対応することが、信頼できる医療機関として認められるための条件になっています。

　セカンドオピニオンのほとんどは保険適用外の特別料金です。30分1万円や1時間3万円、30分ごとに延長料金が発生するなど、病院によって設定は様々なので、事前に確認が必要です。

　また、セカンドオピニオンを受け付けてもらえない場合もあります。例えば「主治医に話を聞きにくいので困っている」、「主治医の腕前を判断してほしい」、「以前受けた手術は適当だったのか」、「家族の死因は医療ミスではないのか」といった類いのケースがこれに当たります。

セカンドオピニオンの活用の仕方

セカンドオピニオンを試したい

↓

主治医と相談する

↓

主治医から紹介状＋診断情報をもらう
（主治医に依頼し、病理検査、内視鏡検査、画像診断などの診断情報を出してもらう必要がある。）

↓

他の医師にセカンドオピニオンを聞く
（診断情報を持参し、現状の診断・治療方針への意見や他の治療案などを聞く。）

↓

治療法について主治医と再度相談する
（セカンドオピニオンで聞いた内容を持ち帰り、改めて主治医と相談する。）

↓

治療する病院を決定する

Point **セカンドオピニオンの受け付を拒まれるケース**　「紹介状（診療情報提供書）がない場合」、「主治医に対する不満や苦情だけの場合」、「医療訴訟、裁判に関する場合」、「専門外である場合」、「死亡した患者を対象とする場合」などは、受け付けてもらえないことが多い。

SDM——協働的意思決定

SDM*は、医療機関と患者がエビデンス（科学的な根拠）を共有し、一緒に治療方針を決定することで、「協働的意思決定」と呼ばれます。確実なエビデンスを有する治療法があるときには、インフォームド・コンセントがなされます。逆に、確実なエビデンスに乏しい場合は治療方法の選択肢が多くなり、このような場面ではSDMが重宝されるのです。

医療機関と患者が協力して治療方法の選択を行うための、強い信頼関係を前提とする対話——。そこでは、医療の世界であまり重要視されることのなかった人の尊厳やQOL（人生の質）に、スポットライトが当てられます。「エビデンスの不確実性」「価値観と多様性の尊重」を折衷・調和させる、新たな医療コミュニケーションとされています。

ここでもやはり医療機関と患者の良質なコミュニケーションが必要とされ、そこでは医療者の視点や現実の臨床の状況、患者とその家族の生活観、ひいては人格までも要素とする闊達《かったつ》な議論にも思える対話がなされます。目的はその患者にとって最適の医療の提供であり、手段・方法は医療機関が真剣に考える必要があります。

また、SDMを円滑に進めるための具体的な手法として、「チーム・トーク」「オプション・トーク」「ディシジョン・トーク」という3つのステップで話し合いの内容を明確にする「**スリー・トーク・モデル**」（three talk model、3段階会話モデル）という手法が紹介されています。医療者はこのモデルに基づき、患者の意思決定がより良いものになるように進めていくことが最良だとされています。3段階目のディシジョン・トークは、患者の希望や意向を明確にして、意思決定をするための話し合いです。それまで話し合われた情報を十分理解した上で、自分の希望や価値観などに沿った意思決定をすることが最終の目標となります。さらには、「一度決定を下しても、あとから変更できる」、「不安や疑問があればいつでも相談できる体制にある」といった説明を付け加えておくことも必要だとされています。

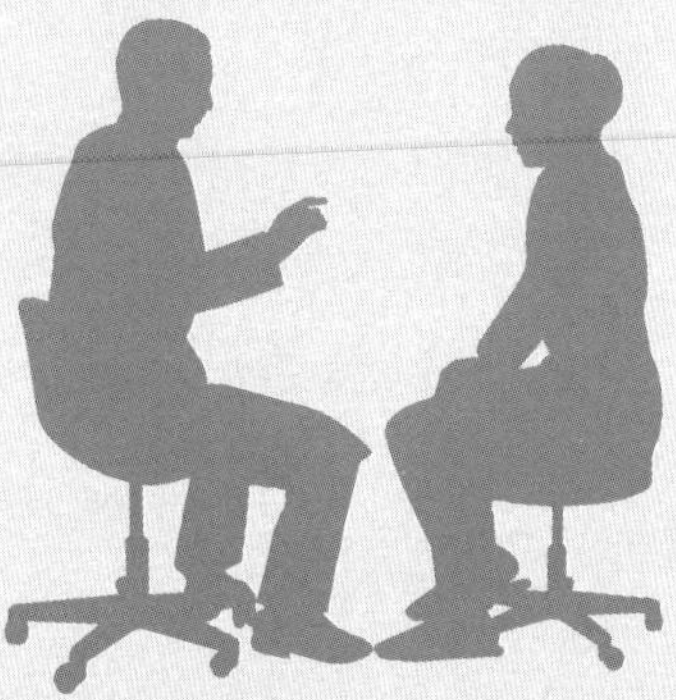

SDM　Shared Decision Makingの略。

第8章

公立病院と大手医療法人グループの動向

病院経営は依然として厳しい状態にあります。

高齢者人口の増加に伴って国民医療費が増大する一方で、国や地方自治体の財政事情は厳しく、多くの病院で、「医療の質・量を維持しながら、いかにして病院経営の合理化を図っていくか」が大きな課題となっています。

公立病院について、総務省では2022（令和4）年3月に、「持続可能な地域医療提供体制を確保するための公立病院経営強化ガイドライン」を公表し、都道府県等に、このガイドラインを踏まえた「公立病院経営強化プラン」を2023（令和5）年度中に策定することを求めました。

Section

8-1 公立病院経営強化プラン

コロナ禍を機に公立病院の重要性が改めて認識された一方で、医師や病院スタッフの不足と地域偏在など、依然として厳しい経営状況に直面していることから、総務省では都道府県等に、「持続可能な地域医療提供体制の確保」という視点に立った公立病院経営強化プランの策定を求めています。

■医療資源の地域全体での効率的な活用

2022（令和4）年に出された国の新しい経営強化ガイドラインでは、「限られた医師・看護師等の医療資源を地域全体で最大限効率的に活用する」という視点を最も重視しています。具体的には、2015（平成27）年3月に発出された「新公立病院改革ガイドライン」の中の、「再編・ネットワーク化」に代えて、病院間の役割分担と医師派遣等による連携強化に主眼を置いた「機能分化・連携強化」を推進することとしています。

さらに、新たな課題への対応として、「医師・看護師等の確保と働き方改革」、「新興感染症の感染拡大時等に備えた平時からの取り組み」を盛り込んでいます。

■公立病院経営強化プランの策定

国の新たなガイドラインに沿って、地方公共団体や地方独立行政法人などの病院管理者が、地域の実情を踏まえ、各公立病院の経営強化に主体的・積極的に取り組むことにより、持続可能な地域医療提供体制の確保が実現されるものとしています。しかし、これまで長く不採算医療等を担っている公立病院においては、地方自治体の一般会計等からの繰入れは不可欠なことから、持続可能な地域医療の提供体制と当該病院が果たすべき役割や機能とを表裏一体で議論する必要があるとして、地方公共団体や地方独立行政法人などでは、中期目標に基づいた計画を経営強化プランとして位置付けることが必要だとしています。

Term

基幹病院　救命救急センター設置による重症患者の受け入れや、高度・専門的医療の提供など、地域に必要な医療の中核としての役割を担うとともに、地域医療支援病院や災害拠点病院、地域医療連携など地域医療支援等の拠点としての役割を担う病院。

第8次医療計画との整合性

総務省では経営強化プランを2023（令和5）年度中に策定するよう求めていましたが、これは、2024（令和6）年度から始まる**第8次医療計画**の内容との整合性を図る必要があるからです。特に、「地域医療構想」の推進と病院の経営強化プランは、表裏一体の関係にあります。つまり、経営強化の要は、病院の役割・機能の最適化と連携の強化にあるからです。

経営強化ガイドラインでは、公立病院を「基幹病院*」と「基幹病院以外の病院」の2つに大別して、経営強化プランを策定する必要があるとしています。

前者は「地域において中核的医療を行う」とし、後者は「回復期機能・**初期救急***等を担う」とした上で、また後者の例として「不採算地区病院をはじめとする中小規模の病院」を挙げています。

その不採算地区病院については、150床未満という基準を定めており、中小規模の病院については、一般的には200床未満の病院を指すものとしています。

公立病院経営強化プランの主な記載項目

①役割・機能の最適化と連携の強化

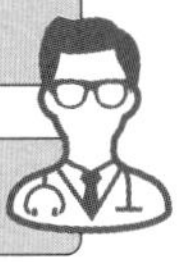

②医師・看護師などの確保と働き方改革

③経営形態の見直し

④新興感染症の感染拡大時などに備えた平時からの取り組み

⑤施設・設備の最適化

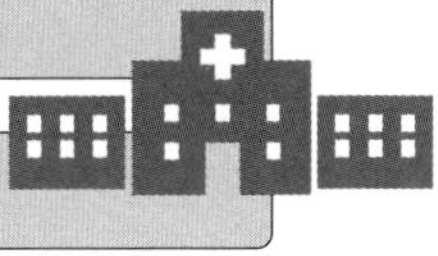

⑥経営の効率化など

Term

初期救急　初期救急（一次救急）とは、入院や手術を伴わない医療を指している。

Section
8-2 民間病院の経営統合とその手法

民間病院での経営強化にあたっては、「経営規模のダウンサイジング」や「経営再建のための医療法人同士の経営統合」などが行われます。その形態としては、「業務提携・業務支援型」「系列化（グループ化）」「合併」「譲渡」の大きく4つに分類することができます。

■業務提携と系列化

業務提携や業務支援の形態では、「医師不足対策として診療機能の分担や医師の派遣」、「共同購買」、「医療機器の共同運用」、「情報システムなどの共同開発」といった形で提携関係を構築することが多くあります。

系列型（グループ化）の場合には、**フランチャイズ化**と**系列化**と**子会社化**があり、グループのコアとなる医療法人を中心に統合が進みます。フランチャイズ化は、商標の利用や運営ノウハウ等の支援を受け、その代わりにロイヤリティーを支払うものです。系列化は傘下の複数法人をグループとして経営する形であり、子会社化は完全に買収してグループに属させる形です。

■合併と譲渡、事業継承

近年、民間企業でよく行われる手法として、持株会社による**企業統合**というものがあります。医療法人においても、持株会社（ホールディングカンパニー）制によって、医療グループが異なる法人の複数の病院をチェーンオペレーションしていく方法です。

このほか、法人合併は、対等もしくは吸収合併によって法人組織を1つに統合し、病院施設も統廃合する形です。

事業譲渡や継承は、例えば「公的病院を民間に譲渡する」場合や、「個人病院などで後継者がいないために、病院の施設や経営権を他の法人や個人に譲渡する」場合などで、近年、増えてきました。

Point **MS（メディカルサービス）法人**　法律上、医療機関だけが行うことができると規定されている医療業務など以外の、医療機関経営に関連する周辺業務を行う法人。基本的に営利事業が禁じられている医療法人において、経営の効率化、節税などを目的として設立・運営されている法人。

自治体病院の機能分化・連携強化

前節では、公的病院での経営強化のために、これまでの再編、ネットワーク化から、機能分化や連携強化の方向性に変わってきたことを紹介しました。医療費抑制政策や医師不足の影響が最も大きい国や自治体の経営する病院だといわれ、自治体病院を中心に統廃合や民間への譲渡などの再編も行われてきました。

しかしながら前記のとおり、コロナ禍を経験する中で、地域医療における自治体病院の重要性が再認識されたことから、新しい経営強化ガイドラインの中では、地域医療構想の中での基幹病院の位置付けと役割について、「これから進められる地域医療構想の中では機能分化・連携強化の取り組みによって、急性期機能を集約して医師・看護師等を確保した上で、中小規模の病院に積極的に医師・看護師等を派遣することが強く求められる」としています。

さらに、地域医療構想の中では、民間病院を含めた形での機能分化や連携強化などについても推進体制の確立が図られています。

再編・ネットワーク化のパターン例

パターンⅠ

2次医療圏内のA市立病院、B市立病院、C町立病院、D町立診療所を、4市町が設立した新たな地方独立行政法人に経営統合し、新設の公立S病院と4地区診療所に再編・ネットワーク化。

パターンⅡ

2次医療圏内のA市立病院、B市立病院、C町立病院、D町立診療所を、4市町が設立した新たな地方独立行政法人に経営統合し、B地区病院を増築して基幹病院とする。A・Dの2地区は無床の診療所とし、C地区は救急機能の診療所化。

パターンⅢ

A町立病院およびB町立病院は、ともに無床の診療所化し、共同して2次医療圏内の拠点病院である日本赤十字社S病院を指定管理者に指定。同病院から安定的に医師の派遣を受ける体制を構築。

パターンⅣ

2次医療圏内の県立A病院、A市立病院（200床）、B町立病院のうち、建物が老朽化した県立A病院およびA市立病院は新築した公立A医療センターに機能を統合、継承し、S医療法人（S総合病院を経営）を指定管理者に指定。B町立病院は救急機能を存置し、S医療法人を指定管理者に指定することにより、公立A医療センターと一体的経営。

出典：総務省「公立病院改革ガイドライン」（2008〈平成20〉年度）資料より。

Section

8-3 国立病院と大学病院の動向

国立病院機構は、2000（平成12）年に閣議決定された行革大綱に基づき、2004年4月、国立高度専門医療センターと国立ハンセン病療養所を除く全国154カ所の国立病院と国立療養所を移行して設立された、独立行政法人です。

■軍事関連施設が始まり

国立病院・国立療養所の多くは、明治時代から太平洋戦争（大東亜戦争）期までに開設された「陸海軍病院」「傷《しょう》痍《い》軍人・傷病軍人療養所」「結核療養所」などの軍事関連施設を前身としています。

発足した**国立病院機構**は、本部を東京都に置き、全国を6地域（北海道東北、関東信越、東海北陸、近畿、中国四国、九州）に分けて、各地域にブロック事務所を設置しました。その後、全国で統廃合や組織の再編成を行い、2021年10月1日現在、140病院、5万2699病床、職員数6万2000人の病院ネットワークになっています。

■災害急性期の医療活動

診療事業の中心は、結核、重症心身障害、筋ジストロフィー、神経難病患者に対する医療、心神喪失者等医療観察法に基づく医療など。政策医療と呼ばれる、他の病院では必ずしも実施されないおそれのある医療を提供するとともに、都道府県が策定する医療計画を踏まえた医療を行っています。

2011年3月に発生した東日本大震災においては、発生直後から全国的なネットワークを活用して、災害急性期の医療活動を展開。被災地へ**DMAT***、医療班などの形で医師、看護師ほかの医療スタッフを多数派遣し、被災地の医療の確保に重要な役割を果たしました。

Term

DMAT　Disaster Medical Assistance Teamの略。「災害急性期に活動できる機動性を持ったトレーニングを受けた医療チーム」と定義される。

■国公私立大学の附属病院

全国の**大学病院**の本院の数は、国立大学が42病院、公立大学が8病院、私立大学が29病院あります（ほかに、国立がん研究センター中央病院や防衛医科大学校病院などの研究機関の附属病院が7病院ある）。また、公立大学の附属病院の分院が4病院、私立大学の附属病院の分院が52病院あり、大学附属の病院施設は合計で135病院あります。

大学病院でも、79病院が特定機能病院に指定されているほか、臓器移植登録施設やがん診療連携拠点病院、高度救命救急センター、総合周産期母子医療センター、難病医療拠点病院などの医療施設としても承認されています。

国立の医大・大学でも、法人化以降は運営費交付金の急激な削減や診療報酬のマイナス改定、財投借入金債務の返済などから、経営的には厳しい環境にあります。そのような中でも大学病院は、「診療（医療）」だけでなく、「教育」と「研究」の場に加えて、近年は「地域・社会貢献」の面でも大きな役割を課せられています。

附属病院を置く国公私立大学一覧

国立大学	滋賀医科大学
北海道大学	京都大学
旭川医科大学	大阪大学
弘前大学	神戸大学
東北大学	鳥取大学
秋田大学	島根大学
山形大学	岡山大学
筑波大学	広島大学
群馬大学	山口大学
千葉大学	徳島大学
東京大学	香川大学
東京医科歯科大学	愛媛大学
新潟大学	高知大学
富山大学	九州大学
金沢大学	佐賀大学
福井大学	長崎大学
山梨大学	熊本大学
信州大学	大分大学
岐阜大学	宮崎大学
浜松医科大学	鹿児島大学
名古屋大学	琉球大学
三重大学	**（42病院）**

公立大学	東京女子医科大学
札幌医科大学	東邦大学
福島県立医科大学	日本大学
横浜市立大学	日本医科大学
名古屋市立大学	北里大学
京都府立医科大学	東海大学
大阪市立大学	聖マリアンナ医科大学
奈良県立医科大学	金沢医科大学
和歌山県立医科大学	愛知医科大学
（8病院）	藤田保健衛生大学
私立大学	大阪医科大学
岩手医科大学	関西医科大学
自治医科大学	近畿大学
獨協医科大学	兵庫医科大学
埼玉医科大学	川崎医科大学
杏林大学	久留米大学
慶應義塾大学	福岡大学
順天堂大学	産業医科大学
昭和大学	**（29病院）**
帝京大学	
東京医科大学	
東京慈恵会医科大学	

国立病院機構のあゆみ

終戦・黎明期	
1945年12月	厚生省の外局として医療局を設置 国立病院は旧陸海軍病院（146施設）を引き継いで発足 国立療養所は傷痍軍人療養所（53施設）を引き継いで発足
1947年4月	日本医療団の結核療養施設（93施設）を移管し、国立療養所として運営

特別会計による運営	
1962年2月	国立がんセンター発足
1977年6月	国立循環器病センター発足

行政改革と再編成・政策医療の実施	
1986年1月	国立病院・療養所の再編成の全体計画を公表
1986年10月	国立精神・神経センターを設置
1987年4月	国立精神・神経センター国府台病院を設置
1993年10月	国立病院医療センターと国立療養所中野病院を統合し、国立国際医療センターを設置
2002年3月	国立大蔵病院と国立小児病院を統合し、国立成育医療センターを設置
2002年12月	第155回臨時国会において、「独立行政法人国立病院機構法」が成立
2004年3月	国立療養所中部病院を改組し、国立長寿医療センターを設置

独立行政法人へ	
2004年4月	国立高度専門医療センターおよび国立ハンセン病療養所を除く全国154カ所の国立病院・国立療養所について、独立行政法人に移行
2004年10月	「甲府病院」と「西甲府病院」を統合、「甲府病院」を設置
2004年12月	「西奈良病院」と「奈良病院」を統合、「奈良医療センター」を設置 「大牟田病院」と「筑後病院」を統合、「大牟田病院」を設置
2005年3月	「豊橋東病院」と「豊橋病院」を統合、「豊橋医療センター」を設置 「長良病院」と「岐阜病院」を統合、「長良医療センター」を設置
2005年7月	「医王病院」と「金沢若松病院」を統合、「医王病院」を設置 「西鳥取病院」と「鳥取病院」を統合、「鳥取医療センター」を設置 「大竹病院」と「原病院」を統合、「広島西医療センター」を設置
2006年4月	「九州循環器病センター」を「鹿児島医療センター」と改称
2008年4月	「松本病院」と「中信松本病院」を「まつもと医療センター」として組織一元化（2病院1組織） 「高松東病院」を「高松医療センター」と改称

独立行政法人へ	
2008年10月	「山陽病院」を「山口宇部医療センター」と改称 「小倉病院」を「小倉医療センター」と改称
2008年12月	「南横浜病院」を廃止
2009年4月	「松江病院」を「松江医療センター」と改称 「長崎神経医療センター」を「長崎川棚医療センター」と改称
2009年10月	「高崎病院」を「高崎総合医療センター」と改称
2010年3月	「西札幌病院」と「札幌南病院」を統合、「北海道医療センター」を設置
2010年8月	「道北病院」を「旭川医療センター」と改称
2010年10月	「東徳島病院」を「東徳島医療センター」と改称
2011年4月	「長野病院」を「信州上田医療センター」と改称 「松籟荘病院」を「やまと精神医療センター」と改称
2012年4月	「久里浜アルコール症センター」を「久里浜医療センター」と改称 「柳井病院」を「柳井医療センター」と改称
2013年4月	「栃木病院」を「栃木医療センター」と改称 「滋賀病院」を「東近江総合医療センター」と改称 「愛媛病院」を「愛媛医療センター」と改称
2013年5月	「善通寺病院」と「香川小児病院」を統合、「四国こどもとおとなの医療センター」を設置 「指宿病院」を「指宿医療センター」と改称
2013年10月	「さいがた病院」を「さいがた医療センター」と改称
2013年12月	「西多賀病院」を「仙台西多賀病院」と改称
2015年4月	「福井病院」を「敦賀医療センター」と改称 「都城病院」を「都城医療センター」と改称
2015年8月	「兵庫青野原病院」を「兵庫あおの病院」と改称
2016年3月	「西群馬病院」と「渋川市立渋川総合病院」が再編統合、「渋川医療センター」を設置
2017年10月	「静岡富士病院」の医療機能を「静岡医療センター」へ移転
2018年4月	「鹿児島逓信病院」の医療機能を「鹿児島医療センター」へ移転
2018年5月	まつもと医療センターの「中信松本病院」の医療機能を同センターの「松本病院」へ移転・統合し、「まつもと医療センター」に改組
2018年9月	「近畿中央胸部疾患センター」を「近畿中央呼吸器センター」と改称
2019年3月	「盛岡病院」を「盛岡医療センター」と改称
2019年4月	「刀根山病院」を「大阪刀根山医療センター」と改称 「熊本再春荘病院」を「熊本再春医療センター」と改称
2020年9月	「八雲病院」の医療機能を「北海道医療センター」および「函館病院」へ移転
2022年4月	「弘前病院」と「弘前市立病院」が再編統合、「弘前総合医療センター」を設置
2024年4月	「東徳島医療センター」と「徳島病院」を「とくしま医療センター」として一体の組織運営

出典：国立病院機構ホームページより。

Section
8-4 日赤、済生会、JA厚生連

公的病院グループの最新動向①

日本の病院運営にあたっては古くから、日本赤十字社や恩賜財団済生会など医療法に定められた公的医療機関や、全国厚生農業協同組合連合会（JA厚生連）などに参加している病院も数多くあります。

■日本赤十字病院

日本赤十字社は、社員と呼ばれる個人の参加者による結合体で、名誉総裁を皇后が務めておられます。本社は東京にあり、支部が全国、47都道府県にあります。支部には「医療施設など」「血液事業施設」「社会福祉施設」の大きく分けて3つの施設があり、国内外の災害救護や医療支援、血液供給などを行っています。本社直轄の病院として、東京に一般病床709床の日本赤十字社医療センターがあり、そのほか全国の都道府県支部が運営する赤十字病院が現在、92施設あります。このうち日赤が設立した病院が48施設、移譲を受けた病院が44施設になっています。

■恩賜財団済生会病院

済生会の歴史は古く明治時代までさかのぼることができます。済生会は1911（明治44）年、明治天皇の済生勅語によって創立され、2011（平成23）年には創立百周年を迎えています。

東京に本部を置くほか、40都道府県に支部があり、社会福祉法人として、また公的医療機関として、病院や介護老人保健施設、老人・児童福祉施設、訪問看護ステーションなど405施設で約6万4000人の職員数になっています。このうち済生病院は83あり、2018年には滋賀県守山市民病院の指定管理者になっています。

Point

済生会の理念と目標　済生会は、明治天皇による「恵まれない人々のために施薬救療によって生活困窮者を救済しよう」という理念のもとで、［生活困窮者を済（すく）う］、［医療で地域の生（いのち）を守る］、［医療と福祉、会を挙げて切れ目のないサービスを提供］の3つの目標を掲げている。

■JA厚生連

JAの厚生事業は1919（大正8）年、島根県の青原村で信用購買販売生産組合が医療事業を兼営したのが始まりです。以来、全国的に広がり、1951（昭和26）年、厚生農業協同組合連合会が医療法に規定する公的医療機関の開設者として指定を受け、現在まで農山村地域での保健・医療・高齢者福祉事業を積極的に推進しています。

厚生連は全国に103の病院と60の診療所（2023年4月現在）があります。

厚生連病院の特長として、約43％の施設が人口5万人未満の市町村に立地しています。2010年にはJA新潟厚生連が阿賀野市立水原病院の指定管理者となっています。

現在、厚生連がないのは14府県ですが、栃木県のように、県レベルの厚生連は2013年に病院を移譲して解散したものの、県内に上都賀厚生連（上都賀総合病院）および佐野厚生連（佐野厚生総合病院）という市町村単位の厚生連が存在するケースもあります。

JAにおける厚生連の位置付け（組織図より）

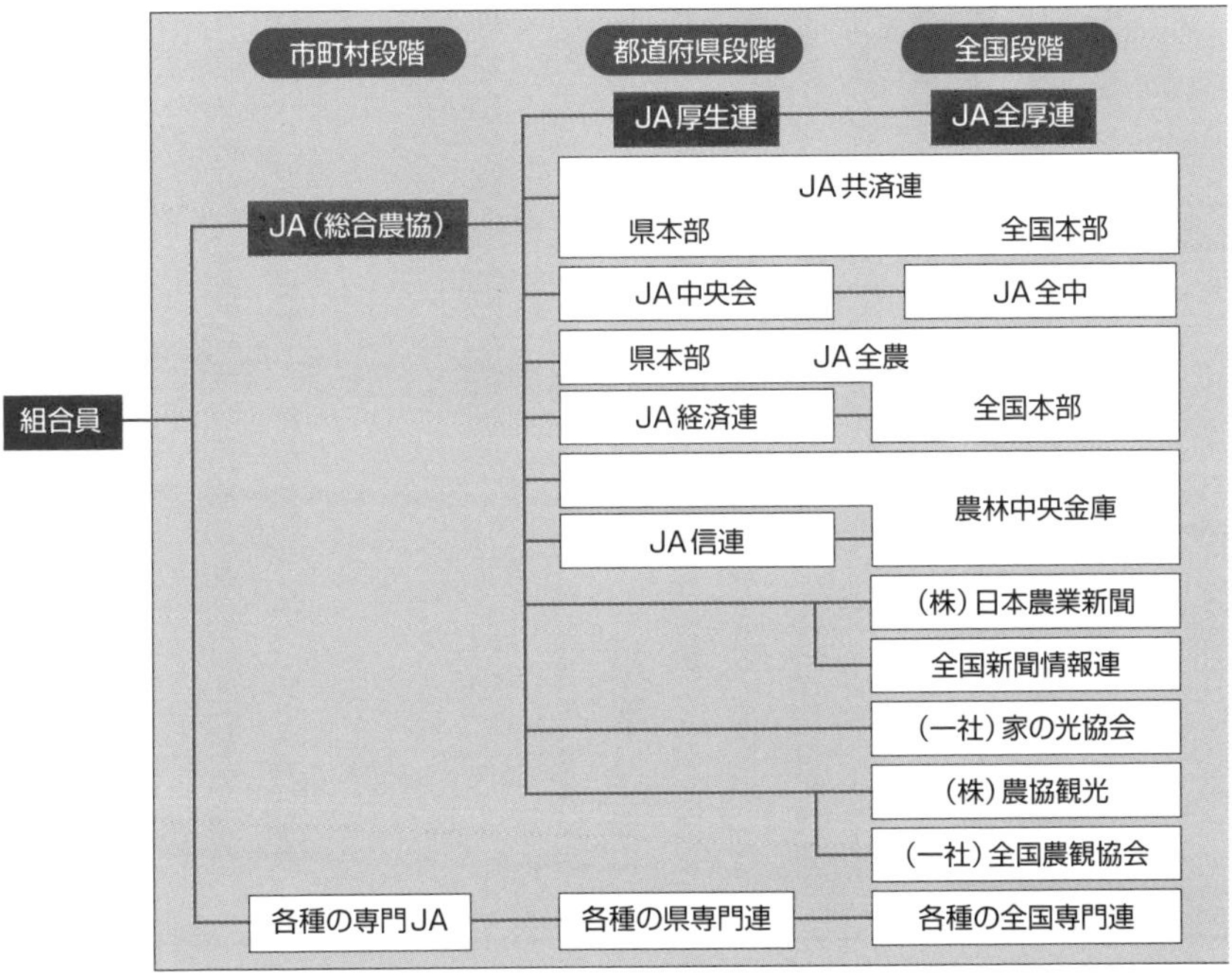

出典：厚生連ホームページより。

Section

8-5 労災病院、JCHO、医療生協、KKR

公的病院グループの最新動向②

労災病院の歴史は古く、1949年、当時の労働省が九州労災病院を開設したのが始まりです。その後、各地に労災病院が設置され、今日、全国に32の病院を開設し、総病床数1万2064床で、約1万5000人のスタッフが勤務しています。

■労働保険料で整備の労災病院

初期の運営は財団法人労災協会でしたが、1957年に労働福祉事業団へ移管。労働保険料で整備された労災病院や予防医療センター、健康診断センターなどを運営していました。

2001年に「特殊法人等整理合理化計画」で労災病院の廃止・移譲が打ち出され、2004年の「労災病院の再編計画」で労災病院37施設を30施設に再編することになりました。

2004年に独立行政法人労働者健康福祉機構へ移行し、16年には現在の独立行政法人**労働者健康安全機構**＊となりました。2019年4月現在、全国には32の労災病院があり、総病床数1万2064床となっています。

■地域医療機能推進機構（JCHO）

独立行政法人**地域医療機能推進機構**は、2014年4月に発足し、旧社会保険病院などを運営しています。全国の社会保険病院や厚生年金病院、船員保険病院などは、社会保険庁の廃止に伴い、年金・健康保険福祉施設整理機構（RFO）が、全国社会保険協会連合会など3つの団体に運営を委託していたものを、再び統合してJCHOが直接運営する病院グループとなったのです。現在、地域医療支援病院や地域がん診療連携拠点病院、都道府県が指定するがん診療連携推進病院など57の病院施設と、26の介護老人保健施設、2つの看護専門学校を運営しています。

Term

労働者健康安全機構　2016年、独立行政法人労働者健康福祉機構が独立行政法人労働安全衛生総合研究所を統合し、中央労働災害防止協会に委託されていた日本バイオアッセイ研究センターの事業を追加して、独立行政法人労働者健康安全機構（JOHAS）に改組している。

■医療福祉生協

医療福祉生協は「消費生活協同組合法（生協法）」に基づいて設立された生協法人で、医療・福祉事業を中心に行っています。「日本医療福祉生活協同組合連合会」は、その全国連合組織で、傘下には、2022年現在で、75の病院施設があり、病床数は1万2163床となっています。診療所も326施設を数え、歯科の診療所も73施設あり、職員の総数は3万8754人となっています。

■国家公務員共済連合会（KKR）

国家公務員共済連合会（KKR）は、国家公務員の年金や福祉事業に関する業務を行っています。直営病院と旧海軍共済組合の施設を引き継いだ旧令共済病院の計32施設を運営し、2022年11月現在、病床数は1万463床、このほか、3つの介護老人保健施設を運営し、職員総数は2万72人となっています。同病院もまた、全国で地域がん診療連携拠点病院などの指定を受けています。

「公的医療機関等2025プラン」の策定状況

厚生労働省が公的医療機関等に策定を指示している「2025プラン」では、地域医療構想の推進にあたり、公的医療機関等においても経営強化とともに地域における医療確保の役割を果たすよう努めることとされている。

	策定対象	策定完了
日本赤十字社	92病院	20病院
社会福祉法人恩賜財団済生会	79病院	63病院
厚生農業協同組合連合会	103病院	39病院
社会福祉法人北海道社会事業協会	7病院	7病院
国家公務員共済組合連合会	32病院	23病院
公立学校共済組合	8病院	5病院
健康保険組合および健康保険組合連合会	9病院	1病院
独立行政法人地域医療機能推進機構	57病院	24病院
独立行政法人国立病院機構	137病院	91病院
独立行政法人労働者健康安全機構	32病院	10病院

（2017年10月末時点）
出典：厚生労働省「地域医療構想に関するワーキンググループ」資料より。

Point **国家公務員共済連合会の病院事業**　現在、全国に32カ所ある病院のうち22カ所は直営病院。残りの10カ所の病院は旧令共済病院といい、うち9病院は旧海軍共済組合の病院を引き継いだもの。

Section
8-6 徳洲会グループ

大手民間病院グループの最新動向①

徳洲会《とくしゅうかい》グループは、医療法人徳洲会を中心とし、北海道から沖縄県まで国内76の病院をはじめとする総数401の医療・介護施設を経営する、日本最大の医療・介護事業グループです。また、海外では2006年、ブルガリア・ソフィア市に1016床のソフィア徳田病院をオープンさせています。

■日本最大の医療・介護事業グループ

徳洲会グループは1973年、徳田虎雄氏が大阪府松原市に徳田病院（現在の松原徳洲会病院）を開院したのが始まりで、2023年には満50周年を迎えています。これまで、国内では北海道から沖縄県まで76の病院と診療所・クリニック35施設、老人保健施設42施設など、400を超える医療・介護施設を展開しています。自治体病院の指定管理については、2010年に静岡県牧之原市の榛原《はいばら》総合病院の指定管理者になったほか、2014年4月からは大阪府和泉市の市立病院の指定管理者となり、和泉市を中心とする泉州北部の中核病院の役割を担っています。

■徳洲会グループ病院の基本的概念

徳洲会グループ病院の医療に対する基本的な概念として、次の6点が掲げられています。

①救命救急医療
②離島・へき地医療
③在宅福祉医療
④予防医療
⑤高度先進医療
⑥海外医療協力

特に、鹿児島県徳之島出身の創設者・徳田氏による「徳洲会の原点は離島の徳之島の医療に貢献することにある」

Point

未来医療研究センター　徳洲会グループの治験実施医療機関を中心に「治験」「製造販売後臨床試験」「特定臨床研究」などを大規模に実施するとともに、大学・研究機関との連携によりがんおよび難治性疾患の医薬品開発、ならびに再生医療を含む先進医療の実現を推進している。

との決意を受けて、②の離島・へき地医療には積極的に取り組んでいます。

■年中無休24時間オープン

徳洲会病院は大阪で開業してから13年目の1986年に、徳洲会グループとしては18番目に当たる徳洲会徳之島病院を開設しています。このほか、種子島、屋久島、奄美大島、喜界島《きかいじま》、加計呂麻島《かけろまじま》、沖永良部島《おきのえらぶじま》、与論島《よろんじま》などにも病院やクリニックを設立。沖縄県では宮古島、石垣島、伊良部島《いらぶじま》に設立しています。また、離島に限らずへき地など医療供給の不足している地域にも、病院やクリニックを開設してきました。

「生命だけは平等だ」の理念のもとに、「いつでも、どこでも、誰でもが最善の医療を受けられる社会」を目指すべく、その理念の実行方法として、「年中無休、24時間オープン」を掲げています。さらに、「健康保険の3割負担にも困っている人には猶予する」、「入院保証金、大部屋の室料差額などは一切無料」、「患者からの贈り物は一切受け取らない」、「生活資金の立て替え、貸与をする」などのサービスも提供しています。

徳洲会グループの概要（2024年現在）

病院	76
診療所・クリニック	35
介護老人保健施設	42
訪問看護ステーション	57
介護・福祉・施設事業所 ほか	191

出典：徳洲会ホームページなどを参考に作成。

●経営統合の例

- 榛原総合病院（2010年／静岡県）指定管理者として
- 和泉市立病院（2014年／大阪府）指定管理者として

Point

介護医療院の開設　山北徳洲会病院（新潟県）に併設された山北徳洲会介護医療院に次ぐ2施設目として、2024年4月、静岡徳洲会病院の院内に介護医療院「ゆうかりの木陰」（定員41人）を開設している。静岡病院では急性期病棟、回復期リハビリテーション病棟、医療療養病棟、障害者病棟に介護医療院を加えたことで、切れ目のない医療提供体制のさらなる強化を図っている。

Section

8-7 IMSグループ

大手民間病院グループの最新動向②

3つのグループの連合体である中央医科グループ（CMS＊）は、国内最大級の病院経営・医療事業グループ。その中心となるIMS（イムス）グループは2024年4月現在、全国135の病院や診療所、介護施設などを運営し、病床数は1万2437床になっています。

■3医療法人グループの連合体

中央医科グループは、1956年に東京医科大学外科教室に在籍していた中村哲夫氏と、弟の隆俊氏、秀夫氏の3兄弟が、東京板橋に病床数5の医院を開設したのが始まりです。

その後、哲夫氏がそのまま板橋中央総合病院を核とするIMSグループを率いるほか、第2人がそれぞれ独立し、隆俊氏が戸田中央メディカルケアグループ（TMG）を、秀夫氏が上尾中央医科グループ（AMG）を率いています。そして、3つのグループの緩やかな連合体として、中央医科グループ（CMS）が形成されており、病院管理システムや医薬品納入等の協同事業などに取り組んでいます。

■IMSグループの中核：板橋中央総合病院

IMSグループは、前記したように1956年、東京都板橋区内で、ベッド5床の板橋中央医院（現・板橋中央総合病院）A館を開設したのが始まりです。長男哲夫氏がそのままIMSを率いて、62年に医療法人の認可を受け、5期にわたる増築工事を経て、68年には病床数200床になりました。その後、2000年までにA～F館、合計579床へと拡大しています。同年には板橋ロイヤルヘルパーステーションを、06年には附属クリニックとして板橋セントラルクリニックを開設しています。13年1月には新たな治療棟（G棟）を新築し、手術室や内視鏡検査室、血管造影室などを増室しています。

Term **CMS**　Central Medical Systemの略、中央医科グループ。IMS、TMG、AMGの3グループの総称である。

■IMSグループの概要

IMSグループとしては、関東のほか北海道や宮城、山形、ハワイなどに、急性期型や回復期・亜急性期型、慢性期型など35の病院と16の老健施設、5つのクリニック・診療所などがあり、現在は中村哲也氏が理事長を務めています。近年の統合事例では、2015年4月に日本郵政株式会社が売却した仙台逓信病院の経営を引き継ぎ、イムス明理会仙台総合病院として新たに設立しています。

グループでは「まず愛し、そして愛される病院」を基本理念とし、次の5つの基本方針を掲げています。

①求められる医療と介護の実践――より早く、より安全に、断らない
②安心を与え何人も平等に医療と介護を受けられる施設
③地域住民、地域医療機関と密着した医療と介護の提供
④医療人としての自覚と技術向上への教育
⑤高度な医療と介護を継続提供するための健全経営

IMSグループの概要

病院数	35
クリニック	5
介護老人保健施設	16
訪問看護ステーション	19
学校	2
人間ドック・健診施設	7
有料老人ホーム・複合型サービス	6
特別養護老人ホーム	2
都市型軽費老人ホーム	1
介護事業	42

1万2437床（2024年4月現在）

●経営統合の例

・医療法人財団明理会　太田福島総合病院（2008年／群馬県）
・医療法人財団明理会　明理会中央総合病院（2009年／東京都）

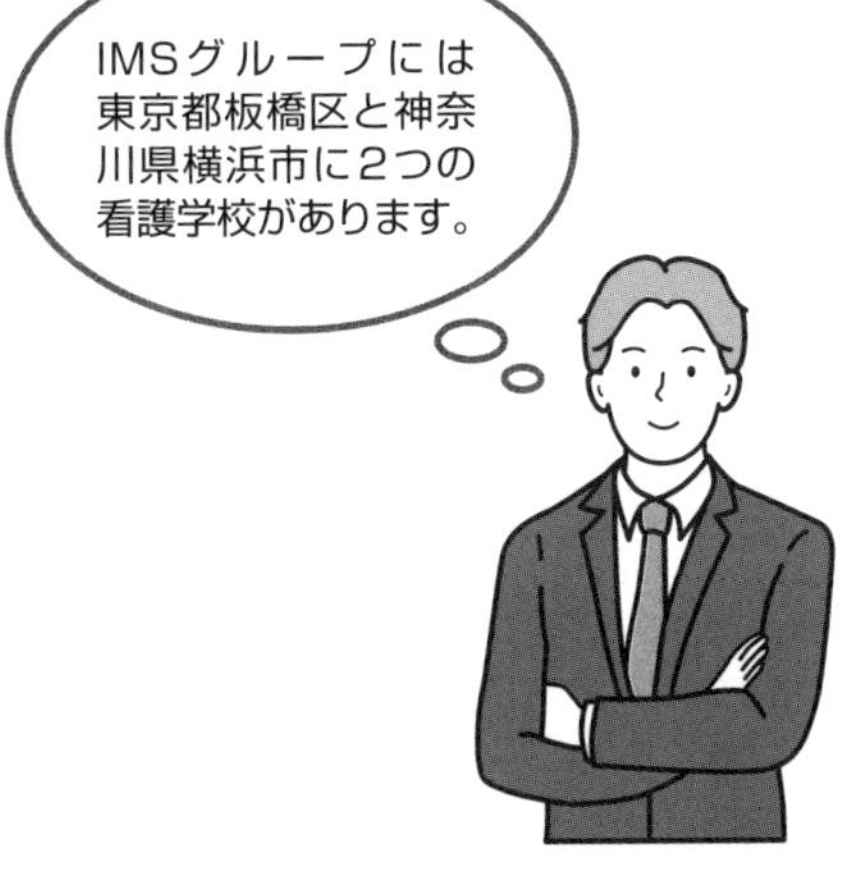
IMSグループには東京都板橋区と神奈川県横浜市に2つの看護学校があります。

出典：同グループホームページなどを参考に作成。

Section

8-8 TMGグループ、AMGグループ

大手民間病院グループの最新動向③

戸田中央メディカルケアグループ（ＴＭＧ、現会長：中村毅氏）は１９６２年、戸田中央総合病院が開設されたのが始まりです。また、上尾中央医科グループ（ＡＭＧ、現会長：中村康彦氏）は64年、上尾市立病院を引き継ぎ「上尾中央医院」として開設されたのが始まりです。

■ＴＭＧグループ

２０２４年４月現在、東京都、神奈川県、千葉県、埼玉県、静岡県の１都４県下に、29の病院と6つの老人保健施設、医院、健診センター、訪問看護ステーションなどの医療関連事業を展開しています。グループ内の医療機関・施設全体では、１１９施設で１万６６０３人の職員が働いています。

その中枢機能を担っているのが戸田中央総合病院です。戸田市には市民病院がないため、戸田中央総合病院が地域の急性期・中核病院の役割を果たしています。近年の統合事例としては、２０１８年にＴＭＧあさか医療センター（旧朝霞台《あさかだい》中央総合病院）を新築移転しています。

■トータル・ヘルスケアグループ

また、志木市立市民病院の譲渡を受け、ＴＭＧ宗岡中央病院として新病院を竣工させて14年４月に開院。引き続き、朝霞台中央総合病院の増床と新築移転工事に着手するとともに、「熱海 海の見える病院」の新規開設や、新座志木中央総合病院の増床と増改築を実施しました。

さらに、17年４月には医療と介護と福祉の複合施設「ＯＮＥ ＦＯＲ ＡＬＬ横浜」を開設するなど、「トータル・ヘルスケアグループ」への進化を目指し、医療・介護・福祉等のサービスを充実させていくことを、グループの新しいビジョンに掲げています。

Point

TMGのDX化　アクションプランとしては、オンライン資格確認システムのネットワークを拡充し、質の高い医療を実施するとともに、医療サービスオンラインDX化に向け、TMGの病院・施設にWi-Fi環境のインフラ整備と電子カルテ導入による利便性の向上、そして災害時対策の充実、院内ネットワークの再構築を掲げている。

■AMGグループ

現在、埼玉県のほか東京都、千葉県、神奈川県、埼玉県、山梨県など1都6県に、28の病院と21の老人保健施設、ほかにクリニックや訪問看護・訪問介護ステーションなどがあります。総事業所数は154を数え、幅広く医療・福祉サービスを提供。総病床数は6309床、職員数は1万9709人となっています。

近年の統合事例としては、2008年に埼玉県の埼玉草加病院を統合しています。

創立当初から診療と経営を分離した運営を行い、スペシャリストの育成に力を入れています。医療においては、学会や専門の研修会などを活発に実施し、事務職においても早くから、事務職認定試験制度などを取り入れてきました。

「地域で一番必要とされる病院・施設になる」「地域で一番働きたい病院・施設になる」というビジョンを掲げています。

TMGとAMGの概要

● TMGグループ

病院数	29
クリニック、健診	16
介護老人保健施設	6
特別養護老人施設	1
訪問看護ステーション	15
その他関連事業所	52

6336床（2024年4月現在）

● AMGグループ

病院	28
クリニック	11
介護老人保健施設	21
老人福祉施設	2
訪問看護ステーション	22
訪問介護ステーション	4
訪問リハビリテーション	1
地域包括支援センター	9
デイサービスセンター	6
居宅介護支援事業所	33
グループホーム	8
ケアハウス	1
サービス付き高齢者向け住宅	2
有料老人ホーム	1
学校	3
認可保育園	2

病院許可病床数　6309床　（2023年4月現在）

出典：各グループのホームページなどを参考に作成。

Section
8-9 南東北病院グループ

大手民間病院グループの最新動向④

南東北病院グループは、福島県・宮城県・青森県を基盤として、病院・診療所・介護老人保健施設・特別養護老人ホーム・身体障害者療護施設など100余りの施設・事業を展開する、医療・福祉の総合グループです。

■脳神経外科とがん陽子線治療の先端病院

南東北病院グループは、渡邉一夫理事長が1981年12月、福島県郡山市に開設した、病床60床の「南東北脳神経外科病院」が始まりです（現・一般財団法人）。

その後、84年に財団法人脳神経疾患研究所を設立し、病院名称は同研究所の附属南東北脳神経外科病院となり、90年には附属南東北病院、98年には現在の附属総合南東北病院に改称されました。

97年には福島市に、医療法人実践会・南東北福島病院を開設し、08年には民間では初めて、がんに対して陽子線治療を行う附属南東北がん陽子線治療センターを開設しています。

■総合東京病院と新百合ヶ丘総合病院

グループの中核である附属総合南東北病院は、現在6棟で構成され、診療科目は34科、病床461床で、外来機能は関連施設の「南東北医療クリニック」と「南東北眼科クリニック」が主に担っています。

また、2010年4月には、それまで東京中野区において中核的な病院としての役割を果たしてきた慈生会病院の経営を引き継ぎ、「東京病院」としてリニューアルオープンし、その後「総合東京病院」へと名前を変えています。さらに、12年には神奈川県川崎市に377床の新百合ヶ丘総合病院をオープンさせています。また、民間初の陽子線治療センターは2年間で800名の患者を診療しました。

Point

南東北BNCT研究センター　病院併設施設として世界で初めて、BNCT（ホウ素中性子捕捉療法）のシステムを導入し、南東北BNCT研究センターを設立している。手術や従来の放射線治療では治療の難しかった、進行がんや再発がん、浸潤性の強いがんといった難治性のがんに有効であることが期待されている。

■首都圏で活発な展開

新百合ヶ丘総合病院のオープンによって、総合南東北病院グループは、7法人で病院数は8カ所となり、病床数は1900床を超えています。

同病院は、がんの早期発見と診断に使うPET-CT（陽電子放射断層撮影装置）、放射線（X線）で病巣を集中照射する国内初導入のサイバーナイフ（定位置放射線治療装置）、手術ロボットといった最先端機器を備えるなど、がん治療施設としては世界最大級です。さらに、災害対応のためのヘリポートも整備して、首都圏での医療体制の一角を担いますが、救急医療における方針は南東北病院グループの理念に沿って、「搬送されるすべての患者に対応する」としています。

また、グループの旗艦病院の総合南東北病院では、民間の病院としては世界初となる、再発がんや進行がんの治療法「ホウ素中性子捕捉療法（**BNCT**＊）」を導入し、2014年度より治験を開始して、18年には低**侵襲**＊ながん治療を開始しています。

2020年3月に薬事承認され、頭頸部がんに対しては同年6月より保険適用されました。

南東北病院グループの概要（2023年3月現在）

グループ法人	7
病院	8
診療所・クリニック	12
介護老人保健施設	8
通所リハビリテーション	13
特別養護老人ホーム	4
デイサービス	14
ケアハウス	2
障害者支援施設	3
訪問看護	8
訪問介護	2
居宅介護支援事業所	13
グループホーム	1
地域包括支援センター	3

出典：同グループホームページなどを参考に作成。

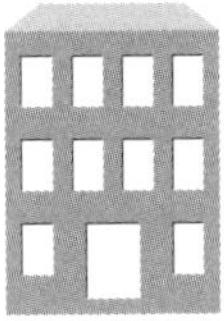

Term
BNCT Boron Neutron Capture Therapyの略。
侵襲 手術や病気による痛み、出血、中毒など、体内へ与える外部からの刺激。

日本の医療機関の歴史

Column

一口に病院・診療所といっても、そこにはさらに様々な種類の医療機関が含まれています。日本で最初の医療機関といわれているのは、聖徳太子によって大阪の四天王寺につくられた、貧窮者や孤児の救済施設を意味する悲田院や施薬院。そして最初の西洋式の病院は、1557年にポルトガルの宣教師ルイス・デ・アルメイダが大分県に開設したもの。西洋医学が初めて導入された場所で、この病院は外科、内科、ハンセン病科を備えていたのだそうです。

日本の医療機関の歴史をみていくと、仏教の鎮護国家思想による政治が行われていた奈良時代、聖武天皇の妃である光明天皇も悲田院や救済施設をたくさん設立しました。その後も律令時代においては、当時の国家である朝廷が医事や医療制度をみるものだったので、朝廷が医師に給与や薬剤を供給し、医師は他の医師の養成も行いました。しかし、鎌倉時代に入ると律令制は崩壊。医師はそれまでの支給がなくなったため、自分たちで薬を調合し、患者を治療することで報酬を得るようになりました。

そして室町以降は、キリスト教の宣教師などが来日して、日本各地に教会をつくりました。そこには病人や貧しい人々を収容するための施設が併設されたのですが、のちに幕府の弾圧でほとんどの施設や西洋医術の病院が破壊されました。

江戸時代には、庶民に対する医療制度は整備されておらず、なりたい人が医者になることができた、まさに自由開業医制だったため、腕のいい医者とやぶ医者がはっきりとした時代でもあります。

明治に入ると、医師法が施行されて体制が整備。医師は免許制になり、公的病院、次いで私立病院が設立されていきます。精神疾患、結核患者を収容する特別病院もつくられました。このように、明治期になってようやく日本の医療は近代化を迎えるのです。

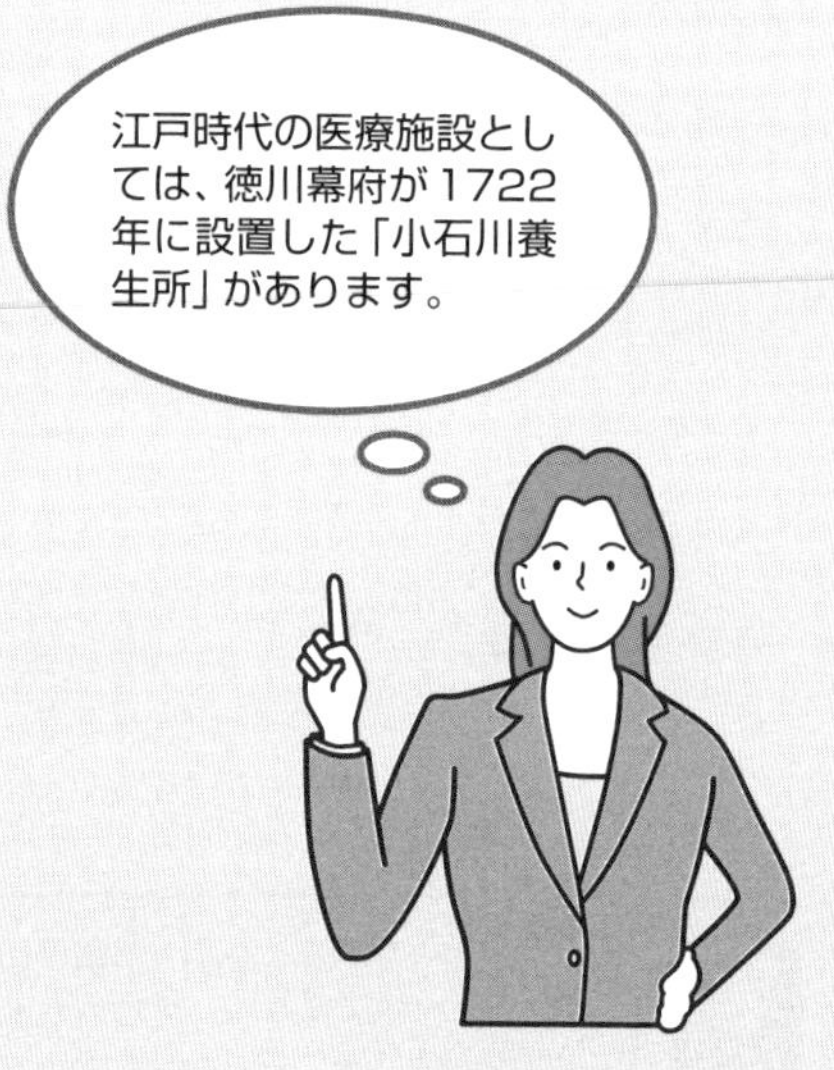
江戸時代の医療施設としては、徳川幕府が1722年に設置した「小石川養生所」があります。

DATA

資料編

病院スタッフに求められる資格

師は「助産又は妊婦、じょく婦若しくは新生児の保健指導」を行うことができます。看護職の業務は範囲が広く、すべての診療の補助行為ができることになっています。

保健師

【試験名】 保健師国家試験
【問合せ先】厚生労働省医政局医事課試験免許室

助産師

【試験名】 助産師国家試験
【問合せ先】厚生労働省医政局医事課試験免許室

看護師

【試験名】 看護師国家試験
【問合せ先】厚生労働省医政局医事課試験免許室

診療放射線技師

診療放射線技師の業務は、人体への放射線の照射、画像診断装置による検査を行うことです。放射線の照射は、医師・歯科医師・診療放射線技師だけが行うことができます。

【試験名】 診療放射線技師国家試験
【問合せ先】厚生労働省医政局医事課試験免許室

臨床検査技師

臨床検査技師が行う検査には、検体検査と生理学的検査があります。検体検査とは、血液、胃液、粘液、尿および便などの検体を使って病状を把握する検査です。生理学的検査は、身体に器具を装着して直接情報を得る検査で、心電図検査、基礎代謝検査、呼吸機能検査、熱画像検査、超音波検査、磁気共鳴画像検査および眼底写真検査などがあります。

【試験名】 臨床検査技師国家試験
【問合せ先】厚生労働省医政局医事課試験免許室

理学療法士（PT：フィジカルセラピスト）

理学療法士は、身体に障害のある者に、治療体操などの運動を行わせたり、電気刺激、マッサージなどの物理的手段を加えたりして、主にその基本的動作能力の回復を図ることを業務内容として

国家資格

医師・歯科医師
保健師・助産師・看護師
診療放射線技師・臨床検査技師
理学療法士・作業療法士
視能訓練士・臨床工学技士・義肢装具士
歯科衛生士・救急救命士・薬剤師
言語聴覚士・管理栄養士
社会福祉士・介護福祉士・精神保健福祉士
鍼灸師

都道府県認定資格

准看護師・臨床心理士
ホームヘルパー・介護支援専門員

医療関係団体資格

病院管理士（全日本病院協会）
診療情報管理士（日本病院会）
日本糖尿病療養指導士
（日本糖尿病療養指導士認定機構）
日本消化器内視鏡技師
（日本消化器内視鏡学会）

医師

医師法の第1条では、「医師は、医療及び保健指導を掌（つかさど）ることによって公衆衛生の向上及び増進に寄与し、もって国民の健康な生活を確保するものとする」と定められています。

【試験名】 医師国家試験
【問合せ先】厚生労働省医政局医事課試験免許室

歯科医師

医師が「医業」を行うのに対し、歯科医師が行うのは「歯科医業」です。具体的には、歯牙および口腔外科に関する医の行為とされています。

【試験名】 歯科医師国家試験
【問合せ先】厚生労働省医政局医事課試験免許室

保健師・助産師・看護師について

これらの職種の業務は「傷病者若しくはじょく婦に対する療養上の世話又は診療の補助を行うこと」です。そのほかに保健師は「保健指導」、助産

救急救命士

救急救命士は、病院に搬送中に患者の状態確認や気道の確保などの、救急救命処置を行います。

【試験名】 救急救命士国家試験

【問い合わせ先】(一財) 日本救急医療財団

薬剤師

1874(明治7)年の「医制」の公布により、薬剤師(当時「薬舗主」)に調剤権が賦与されました。その後、1889(明治22)年に「薬品営業竝薬品取扱規則(薬律)」が公布され、薬剤師の名称と職能が規定されました。1925(大正14)年には、薬剤師の身分法である「(旧)薬剤師法」が公布されました。これは、1943(昭和18)年にいったん「薬事法」に吸収されましたが、1960(昭和35)年には「(現行)薬剤師法」が制定、現在に至っています。

【試験名】 薬剤師国家試験

【問合せ先】厚生労働省医薬局総務課

言語聴覚士(ST:スピーチセラピスト)

言語聴覚士は、音声機能、言語機能または聴覚に障害のある者についてその機能の維持向上を図るため、言語訓練その他の訓練、これに必要な検査および助言、指導その他の援助を行います。また、診療の補助として、嚥下訓練、人工内耳の調整等を行うことができます。従来、「言語療法士」と総称され、いくつかの医療関係団体で「臨床言語士」「医療言語聴覚士」などの名称の資格を取得できましたが、1997年に言語聴覚士法が制定され、国家資格として認められました。

【試験名】 言語聴覚士国家試験

【問合せ先】(公財) 医療研修推進財団

管理栄養士

傷病者に対する療養のため必要な栄養の指導、個人の身体の状況、栄養状態等に応じた高度の専門的知識および技術を要する健康の保持増進のための栄養の指導ならびに特定多数人に対して継続的に食事を供給する施設における利用者の身体の状況、栄養状態、利用の状況などに応じた特別の配慮を必要とする給食管理およびこれらの施設に対する栄養改善上必要な指導等を行います。

【試験名】 管理栄養士国家試験

【問合せ先】厚生労働省健康局健康課栄養指導室

います。

【試験名】 理学療法士国家試験

【問合せ先】厚生労働省医政局健康課栄養指導室

作業療法士(OT:オキュペイショナルセラピスト)

作業療法士は、身体または精神に障害のある者に、手芸工作その他の作業を行わせ、主としてその応用的動作能力や社会的適応能力の回復を図ることを業務内容としています。

【試験名】 作業療法士国家試験

【問合せ先】厚生労働省医政局医事課試験免許室

視能訓練士

視能訓練士は、弱視、斜視等両眼視機能に障害のある者に対する矯正訓練および眼科に係る検査(人体に及ぼす影響が高いものとして厚生労働省令で定める涙道通水通色素検査を除く)を行います。

【試験名】 視能訓練士国家試験

【問合せ先】厚生労働省医政局医事課試験免許室

臨床工学技士

臨床工学技士は、生命維持管理装置の操作および保守点検を行います。生命維持管理装置とは、人の呼吸、循環または代謝の機能の一部を代替し、または補助することが目的とされている装置のことです。

【試験名】 臨床工学技士国家試験

【問合せ先】(公財) 医療機器センター

義肢装具士

義肢装具士は、体の不自由な方(患者)に義肢装具(体の一部となる機械)を適合させる業務を行います。採寸、組み立て、患者との接合部分などの調整を担う専門職です。基本的には病院勤務ではなく、病院から依頼のあったときに専門業者とともに業務を行います。

【試験名】 義肢装具士国家試験

【問合せ先】(公財) テクノエイド協会

歯科衛生士

歯科衛生士は、歯牙および口腔疾患の予防処置、歯科診療の補助および歯科保健指導を行います。

【試験名】 歯科衛生士国家試験

【問合せ先】(一財) 歯科医療振興財団

都道府県認定資格

准看護師

准看護師の業務は「医師や看護師の指示のもとに、療養上の世話または診療の補助を行うこと」です。病院やクリニックで診療補助を行ったり、介護施設などでサポートを行うこともでき、活躍の場は広くなっています。

【試験名】　准看護師試験
【問合せ先】各都道府県によって異なる

臨床心理士

臨床心理士とは、臨床心理学を用いて心理的な問題を取り扱う心のセラピストです。カウンセラーとも呼ばれ、専門的な指導を行っています。

【試験名】　臨床心理士資格審査
【問合せ先】（公財）日本臨床心理士資格認定協会

ホームヘルパー

身体的・精神的に生活の支障がある高齢者や障害者に生活のサポートを行います。

訪問介護員と呼ばれることもあります。

【試験名】　試験はなく、介護職員初任者研修修了者に各都道府県知事の認定証明書が授与される。
【問合せ先】各都道府県、指定都市の福祉担当 等

介護支援専門員（ケアマネジャー）

身体的・精神的に生活の支障がある高齢者や障害者に介護認定のための訪問調査を行うほか、要介護者・要支援者のケアプラン作成や各種介護サービス事業者との連絡調整などを行います。

【試験名】　介護支援専門員実務研修受講試験（合格後、実務研修修了者が各都道府県知事の登録を受けられる）
【問合せ先】各都道府県の介護保険担当課・福祉課

社会福祉士・介護福祉士・精神保健福祉士について

社会福祉士・介護福祉士・精神保健福祉士は、老若男女問わず身体や精神上の障害について専門的知識を活かし、福祉に関する相談に応じ、患者やその家族に対して生活のケアや援助を行います。社会福祉士はメディカルソーシャルワーカーとして、病院や施設などで福祉に関する業務を行い、介護福祉士は主に老人保健施設などの介護分野で活躍しています。また、精神保健福祉士は1997年に誕生した精神ソーシャルワーカー（PSW）の国家資格です。医療では精神科や保健所、精神保健福祉センターなどで医療・保健・福祉の精神的な分野に関する業務を行います。

社会福祉士

【試験名】　社会福祉士国家試験
【問合せ先】（公財）社会福祉振興・試験センター

介護福祉士

【試験名】　介護福祉士国家試験
【問合せ先】（公財）社会福祉振興・試験センター

精神保健福祉士（PSW）

【試験名】　精神保健福祉士国家試験
【問合せ先】（公財）社会福祉振興・試験センター

鍼灸《しんきゅう》師《し》（はり師、きゅう師）

鍼灸師は、昔から伝わる東洋医学の針とお灸を使って施術をします。はり師、きゅう師は同じ人が施術することが多いため、総称して鍼灸師と呼ばれます。はり師は金属の細い針を経穴（ツボ）に刺して刺激をし、血液の流れをよくし、筋肉をほぐします。きゅう師は薬草を燃焼させ、その熱気で体調の回復を図ります。神経痛、リウマチ、五十肩、腰痛症、頸腕症候群などに効果があるとされています。

【試験名】　はり師国家試験、きゅう師国家試験
【問合せ先】（公財）東洋療法研修試験財団

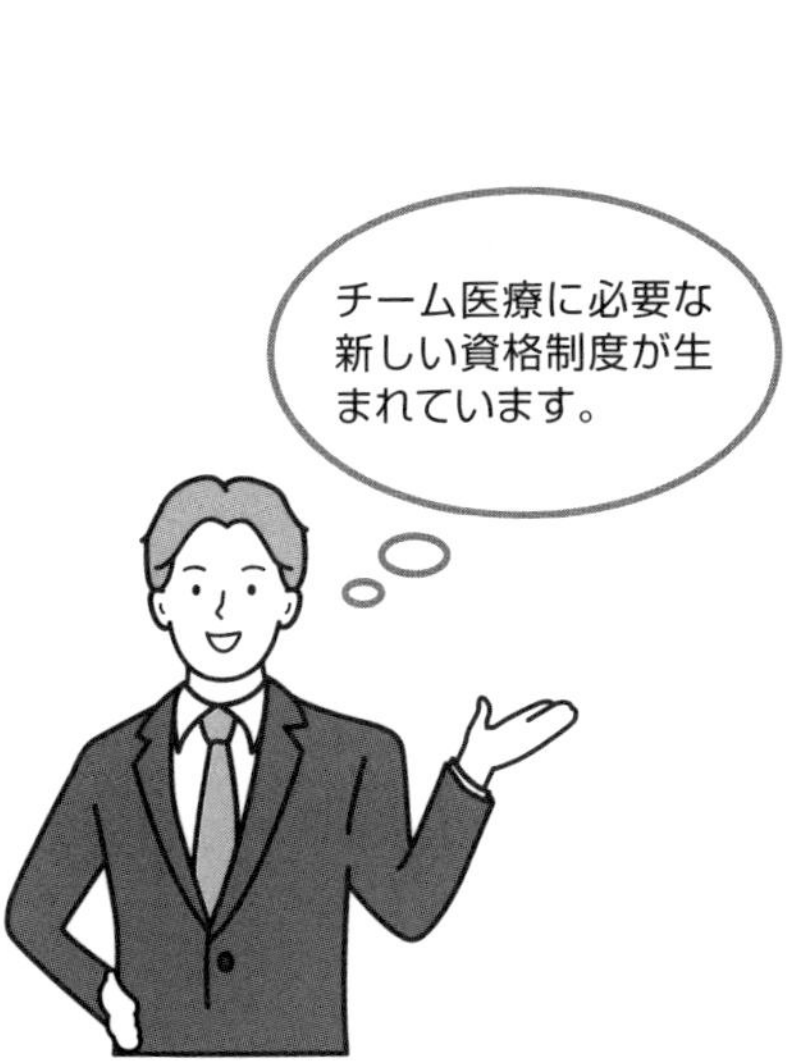
チーム医療に必要な新しい資格制度が生まれています。

医療関係団体資格

病院経営管理士

（社）全日本病院協会が会員病院の事務長を対象にした「病院事務長研修コース」の、研修修了時に行う「認定試験」に合格したものを「病院経営管理士」として認定しています。

資格ではなく、事務長が一定の職務練磨研修を行ったという認定証です。

【試験名】 病院管理士認定試験
【問合せ先】（一社）日本病院会

診療情報管理士

診療情報管理士は、カルテのデータや情報を加工、分析、編集して活用し、医療の質向上を図ります。アメリカでは1932年にM.R.Iとして発足し、現在はR.H.I.A呼ばれています。

【試験名】 診療情報管理士認定試験
【問合せ先】（一社）日本病院会 教育部教育課

日本糖尿病療養指導士

日本糖尿病療養指導士は、糖尿病患者に生活指導を行います。有資格の医療従事者（看護師、管理栄養士、薬剤師、臨床検査技師、理学療法士）に受験資格が与えられます。

【試験名】 日本糖尿病療養指導士認定試験
【問合せ先】（一社）日本糖尿病療養指導士認定機構 受験係

消化器内視鏡技師

消化器内視鏡技師は、内視鏡の点検や器具を使った検査などを行います。試験を受けるための条件として正看護師・准看護師の資格が該当することから、内視鏡関連でキャリアアップを目指す方が増えています。

【試験名】 消化器内視鏡技師認定試験
【問合せ先】（一社）日本消化器内視鏡学会

病院の種別

一般病院 1	主として、日常生活圏域などの比較的狭い地域において地域医療を支える、100 床前後の中小病院を指す。
一般病院 2	主として、2次医療圏などの比較的広い地域において急性期医療を中心に地域医療を支える、200 床以上の基幹的病院を指す。
地域医療支援病院	一般病院と特定機能病院の中間に位置し、地域の診療所や中小病院からの紹介患者および救急患者を主に診療する医療機関。地域の医療機関との間で医療機器の共同利用を行ったり、地域の医療従事者の資質向上のための研修を実施したりすることも義務付けられており、地域医療の中核施設としての役割が求められている。
特定機能病院	大学病院や国立がんセンター、国立循環器病センターなど、国からの条件付きで承認されている高度な医療を提供する病院。
救命救急センター	1977 年に策定された「救急医療対策事業実施要綱」に基づく救急医療体制の1つ。初期救急医療施設および二次救急医療施設の後方病院として、都道府県または都道府県知事の要請を受けた病院が整備・運営する。
救急医療機関	救急医療については、患者の重症度によって、最も軽いものから順に初期、二次、三次の体制で、該当の救急医療機関が対応することになっている。 ①初期救急医療体制： 休日や夜間における外来診療（入院の必要がない）で済む救急患者に対応する。具体的には、休日夜間急患センターや地域の医師会による在宅当番医が初期救急医療機関に該当する。 ②二次救急医療体制： 入院治療を必要とする重症救急患者に対応する。都道府県を数地区に分割したものを2次医療圏と呼ぶが、その圏内の病院の輪番制などにより 24 時間体制をとる。 ③三次救急医療体制： 二次救急医療機関では対応できない重篤の救急患者に対応する。高度な診療機能を持つ 24 時間体制の救命救急センター。
がん診療連携拠点病院	全国どこでも質の高いがん医療を提供することができるよう、全国に整備している。専門的ながん医療の提供や、地域のがん診療の連携協力体制の構築、がん患者に対する相談支援および情報提供などを行っている。 2024（令和 6）年 4 月 1 日現在、全国に 461 カ所（うち、特定領域がん診療連携拠点病院 1 カ所、地域がん診療病院 61 カ所）指定している。
総合周産期母子医療センター	相当規模の母体・胎児集中治療管理室を含む産科病棟および新生児集中治療管理室を含む新生児病棟を備え、常時の母体および新生児搬送受入体制を有し、合併症妊娠、重症妊娠中毒症、切迫早産、胎児異常等、母体または児におけるリスクの高い妊娠に対する医療および高度な新生児医療等の周産期医療を行うことができる医療施設。
小児救急医療拠点病院	休日および夜間における入院を必要とする小児の重症救急患者など、小児救急医療体制の確保が困難な地域において、複数の 2 次医療圏を対象とする広域圏で、入院などを必要とする小児救急患者を受け入れる救急医療施設を、小児救急医療拠点病院として指定している。

災害拠点病院	「災害時における初期救急医療体制の充実強化を図るための医療機関」で、認定条件には「災害発生時に被災地からの傷病者の受入拠点になること」、「災害派遣医療チーム（DMAT）を保有し、派遣体制があり、他の医療機関のDMATや医療チームの支援を受け入れる体制が整っていること」、「災害時に地域の医療機関への支援を行うこと」などがある。
へき地医療拠点病院	2001（平成13）年度にスタートした第9次へき地保健医療計画により、それまでの「へき地中核病院」および「へき地医療支援病院」という2本立ての体制を見直し、代替医師や看護師等の派遣、へき地医療従事者に対する研修、遠隔診療支援等を行い、地域住民の医療を確保することを目的として創設された制度による病院。
臨床研修病院	医師法第16条の2第1項の規定に基づき、医学部を卒業し、医師免許を取得した医師（研修医）が卒業後2年間、基本的な手技や初期研修を身に付けるため籍を置く、厚生労働大臣が指定した病院。研修医であると同時に勤務医としても受け入れることができる。
エイズ治療拠点病院	エイズ対策の推進が緊急の課題となっていた1993（平成5）年7月、に各都道府県知事宛厚生省保健医療局長通知で「速やかな拠点病院の整備・選定」が要請されたことを受けて整備された病院。重症患者に対する総合的・専門的医療の提供、地域内における情報収集と提供、医療従事者の教育、エイズ患者の積極的な受け入れを行っている。
感染症指定医療機関	感染症予防法で規定されている、感染症の患者の医療を行う医療施設。特定感染症指定医療機関と第一種感染症指定医療機関、第二種感染症指定医療機関がある。特定感染症指定医療機関とは、新感染症の所見がある者ならびに一類感染症、二類感染症、新型インフルエンザなど感染症の患者の入院を担当させる医療機関として、厚生労働大臣が指定した病院である。
不採算地区病院	山村、離島などのへき地において医療の確保に取り組んでいる自治体立病院は、その多くが不採算の経営となっている。これらの病院のうち一定の条件に該当する病院については、不採算地区病院として特別交付税が国の財政措置として交付される。 また、種別として「第1種不採算地区病院」と「第2種不採算地区病院」がある。
その他	専門の医療を担う病院として、「リハビリテーション病院」「慢性期病院」「精神科病院」「結核療養所」などの区分がある。また病棟においても、「回復期リハビリテーション病棟」や「地域包括ケア病棟」などの区分がある。

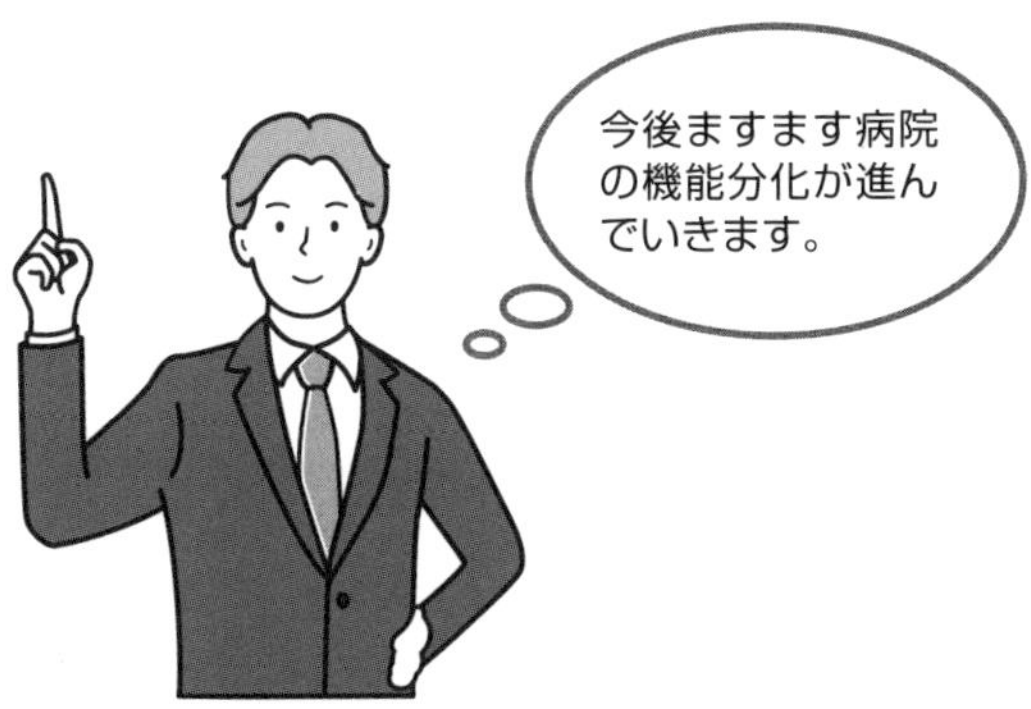
今後ますます病院の機能分化が進んでいきます。

地域医療連携推進法人一覧

2024年4月1日現在、表に示す39法人が地域医療連携推進法人として認定されている。

都道府県	病院名
北海道	南檜山メディカルネットワーク（認定年月日：2020年9月1日）
	上川北部医療連携推進機構（認定年月日：2020年9月1日）
	オホーツク西紋医療ケアネットワーク（認定年月日：2023年9月1日）
	ふらのメディカルアライアンス（認定年月日：2024年3月1日）
青森県	上十三まるごとネット（認定日：2021年3月29日）
秋田県	Aliance for the Future and Sustainable Society（認定年月日:2024年4月1日）
山形県	日本海ヘルスケアネット（認定年月日：2018年4月1日）
	よねざわヘルスケアネット（認定年月日：2023年9月25日）
福島県	医療戦略研究所（認定年月日：2018年4月1日）
	ふくしま浜通り・メディカル・アソシエーション（認定年月日：2019年10月1日）
茨城県	桃の花メディカルネットワーク（認定年月日：2019年11月29日）
	いばらき県北地域医療ネット（認定年月日：2022年8月23日）
栃木県	日光ヘルスケアネット（認定年月日：2019年4月1日）
埼玉県	あげおメディカルアライアンス（認定年月日：2022年3月1日）
千葉県	房総メディカルアライアンス（認定年月日：2018年12月1日）
神奈川県	さがみメディカルパートナーズ（認定年月日：2019年4月1日）
	横浜医療連携ネットワーク（認定年月日：2021年12月22日）
新潟県	にいがた県央医療連携推進機構（認定年月日：2022年9月21日）
岐阜県	県北西部地域医療ネット（認定年月日：2020年4月1日）
	美濃国地域医療リンケージ（認定年月日：2024年4月1日）
静岡県	ふじのくに社会健康医療連合（認定年月日：2021年4月7日）
	静岡県東部メディカルネットワーク（認定年月日：2021年9月9日）
愛知県	尾三会（認定年月日：2017年4月2日）
滋賀県	滋賀高島（認定年月日：2019年4月1日）
	湖南メディカル・コンソーシアム（認定年月日：2020年4月1日）
	東近江メディカルケアネットワーク（認定年月日：2022年4月1日）
大阪府	北河内メディカルネットワーク（認定年月日：2019年6月12日）
	弘道会ヘルスネットワーク（認定年月日：2019年6月12日）
	泉州北部メディカルネットワーク（認定年月日：2021年6月11日）
	淀川ヘルスケアネット（認定年月日：2022年6月21日）
兵庫県	はりま姫路総合医療センター整備推進機構（認定年月日：2017年4月3日※2022年5月31日付け解散）
	川西・猪名川地域ヘルスケアネットワーク（認定年月日：2021年4月1日）
岡山県	岡山救急メディカルネットワーク（認定年月日：2021年3月30日）

島根県	江津メディカルネットワーク（認定年月日：2019 年6月1日）
	雲南市・奥出雲町地域医療ネットワーク（認定年月日：2021 年6月 16 日）
広島県	備北メディカルネットワーク（認定年月日：2017 年4月2日）
高知県	清水令和会（認定年月日：2020 年3月 31 日）
	高知メディカルアライアンス（認定年月日：2020 年 12 月 28 日）
佐賀県	佐賀東部メディカルアライアンス（認定年月日：2021 年1月 29 日）
鹿児島県	アンマ（認定年月日：2017 年4月2日）

都道府県がん診療連携拠点病院一覧表（2024 年4月1日現在）

がん診療連携拠点病院等の種別と施設数		
	都道府県がん診療連携拠点病院	51 施設
	地域がん診療連携拠点病院	344 施設
	地域がん診療連携拠点病院（特例型）	4 施設
	特定領域がん診療連携拠点病院	1 施設
	地域がん診療病院	61 施設
	計	**461 施設**

都道府県	医療機関名
北海道	独立行政法人国立病院機構北海道がんセンター
青森県	青森県立中央病院
岩手県	岩手医科大学附属病院
宮城県	地方独立行政法人宮城県立病院機構宮城県立がんセンター
宮城県	東北大学病院
秋田県	秋田大学医学部附属病院
山形県	山形県立中央病院
福島県	公立大学法人福島県立医科大学附属病院
茨城県	茨城県立中央病院
栃木県	栃木県立がんセンター
群馬県	群馬大学医学部附属病院
埼玉県	地方独立行政法人埼玉県立病院機構埼玉県立がんセンター
千葉県	千葉県がんセンター
東京都	地方独立行政法人東京都立病院機構東京都立駒込病院
東京都	がん研究会有明病院
神奈川県	地方独立行政法人神奈川県立病院機構神奈川県立がんセンター
新潟県	新潟県立がんセンター新潟病院
富山県	富山県立中央病院
石川県	金沢大学附属病院
福井県	福井県立病院

山梨県	地方独立行政法人山梨県立病院機構山梨県立中央病院
長野県	信州大学医学部附属病院
岐阜県	岐阜大学医学部附属病院
静岡県	静岡県立静岡がんセンター
愛知県	愛知県がんセンター
三重県	三重大学医学部附属病院
滋賀県	滋賀県立総合病院
京都府	京都大学医学部附属病院
京都府	京都府立医科大学附属病院
大阪府	地方独立行政法人大阪府立病院機構大阪国際がんセンター
兵庫県	兵庫県立がんセンター
奈良県	奈良県立医科大学附属病院
和歌山県	和歌山県立医科大学附属病院
鳥取県	鳥取大学医学部附属病院
島根県	島根大学医学部附属病院
岡山県	国立大学法人岡山大学病院
広島県	国立大学法人広島大学広島大学病院
山口県	山口大学医学部附属病院
徳島県	徳島大学病院
香川県	香川大学医学部附属病院
愛媛県	独立行政法人国立病院機構四国がんセンター
高知県	高知大学医学部附属病院
福岡県	独立行政法人国立病院機構九州がんセンター
福岡県	九州大学病院
佐賀県	佐賀大学医学部附属病院
長崎県	長崎大学病院
熊本県	熊本大学病院
大分県	大分大学医学部附属病院
宮崎県	宮崎大学医学部附属病院
鹿児島県	鹿児島大学病院
沖縄県	国立大学法人琉球大学琉球大学病院
計	**51 施設**

日本病院団体協議会　加盟団体サイト

日病協（日本病院団体協議会）は、2024年4月現在、下記の15団体で組織され、主として診療報酬に関する要望活動などを行っている。

一般社団法人全国公私病院連盟	https://www.byo-ren.com
公益社団法人全国自治体病院協議会	https://www.jmha.or.jp/jmha/
公益社団法人全日本病院協会※	https://www.ajha.or.jp/
一般社団法人日本医療法人協会※	https://www.ajhc.or.jp/
一般社団法人日本私立医科大学協会	https://www.idaikyo.or.jp/top.html
公益社団法人日本精神科病院協会※	https://www.nisseikyo.or.jp/
一般社団法人日本病院会※	https://www.hospital.or.jp/
独立行政法人国立病院機構	https://nho.hosp.go.jp/
一般社団法人国立大学病院長会議	https://nuhc.jp
一般社団法人日本慢性期医療協会	https://jamcf.jp/
独立行政法人労働者健康安全機構	https://www.johas.go.jp/
独立行政法人地域医療機能推進機構	https://www.jcho.go.jp
一般社団法人地域包括ケア病棟協会	https://chiiki-hp.jp
一般社団法人日本社会医療法人協議会	https://nishakyo.or.jp
一般社団法人日本リハビリテーション病院・施設協会	https://www.rehakyoh.jp

上記のうち、※は四病院団体協議会（通称：四病協）の構成団体である。

医療関連団体

厚生労働省	https://www.mhlw.go.jp/
日本医師会	https://www.med.or.jp/
日本歯科医師会	https://www.jda.or.jp/
公益財団法人日本看護協会	https://www.nurse.or.jp/
公益財団法人日本医療機能評価機構	https://jcqhc.or.jp/
一般社団法人日本医療安全調査機構	https://www.medsafe.or.jp/

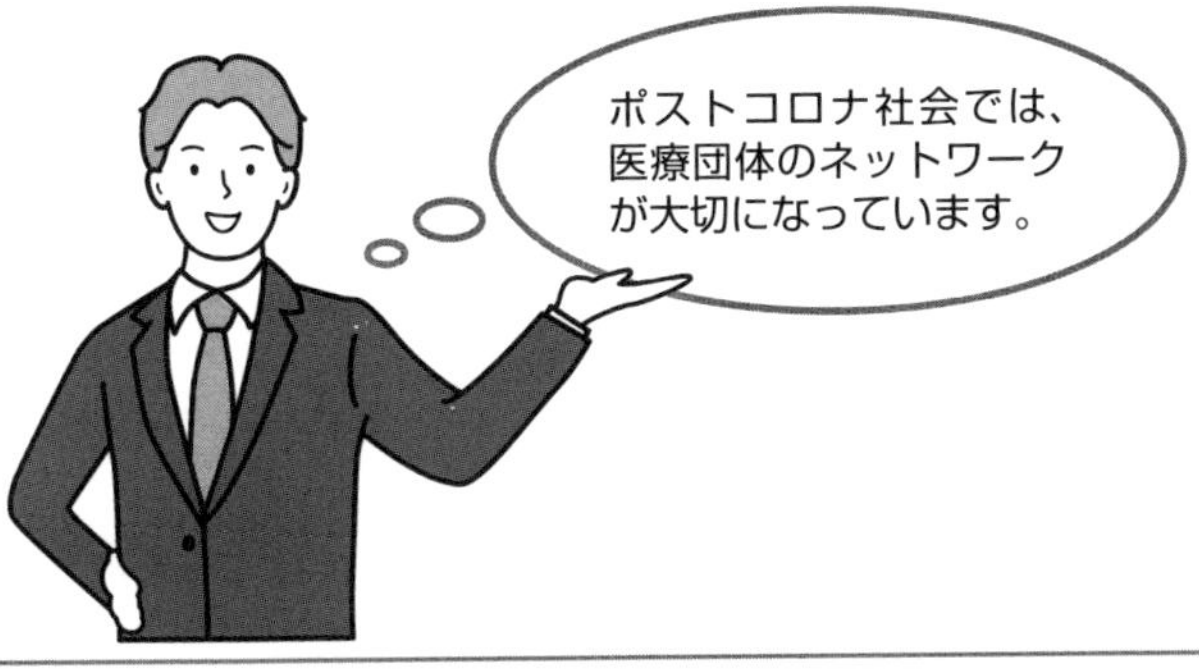
ポストコロナ社会では、
医療団体のネットワーク
が大切になっています。

索引

INDEX

■あ行

■か行

■さ行

■な行

■た行

■は行

■ら行

■わ行

■アルファベット

■ま行

■や行

■数字

●口絵　使用画像クレジット
asagi / emma / sun_po : PIXTA

●著者紹介

中村　恵二（なかむら　けいじ）

1954年山形県生まれ。法政大学経済学部卒業。地方私鉄バス会社に勤務のあと、マーケティング・コンサルタントとして独立。観光や介護などホスピタリティビジネス関連を中心に、広いジャンルでの業界研究に取り組んでいる。主な著書に、『最新旅行業界の動向とカラクリがよ～くわかる本』『最新ホテル業界の動向とカラクリがよ～くわかる本』（いずれも秀和システム刊）などがある。

山口　大樹（やまぐち　たいき）

1980年山形県生まれ。立命館大学法学部法学研究科卒業。ライター。福祉関連、農産加工開発、6次産業化、その他の取材などに取り組んでいる。著書に『最新農業の動向としくみがよ～くわかる本』『最新外食業界の動向とカラクリがよ～くわかる本』（いずれも秀和システム刊）がある。

図解《ず》入門《かいにゅうもん》業界研究《ぎょうかいけんきゅう》
最新《さいしん》病院業界《びょういんぎょうかい》の動向《どうこう》とカラクリがよ～くわかる本《ほん》［第《だい》４版《はん》］

発行日　2024年 7月22日　第1版第1刷

著　者　中村《なかむら》　恵二《けいじ》／山口《やまぐち》　大樹《たいき》

発行者　斉藤　和邦
発行所　株式会社　秀和システム
〒135-0016
東京都江東区東陽2-4-2　新宮ビル2F
Tel 03-6264-3105（販売）Fax 03-6264-3094
印刷所　三松堂印刷株式会社　Printed in Japan

ISBN978-4-7980-7196-1 C0033